吴南京 著

寻因究源 探病纪实

杏影

中国科学技术出版社
·北京·

图书在版编目（CIP）数据

杏影：寻因究源　探病纪实 / 吴南京著 . —北京：中国科学技术出版社，2018.5
ISBN 978-7-5046-7966-6

Ⅰ . ①杏… Ⅱ . ①吴… Ⅲ . ①中医疗法—通俗读物 Ⅳ . ① R242-49

中国版本图书馆 CIP 数据核字 (2018) 第 030498 号

策划编辑	焦健姿　王久红
责任编辑	黄维佳
装帧设计	华图文轩
责任校对	龚利霞
责任印制	马宇晨

出　　版	中国科学技术出版社
发　　行	中国科学技术出版社发行部
地　　址	北京市海淀区中关村南大街 16 号
邮　　编	100081
发行电话	010-62173865
传　　真	010-62173081
网　　址	http：//www.cspbooks.com.cn

开　　本	720mm×1000mm　1/16
字　　数	302 千字
印　　张	15
版、印次	2018 年 5 月第 1 版第 1 次印刷
印刷公司	北京威远印刷有限公司
书　　号	ISBN 978-7-5046-7966-6/R・2216
定　　价	35.00 元

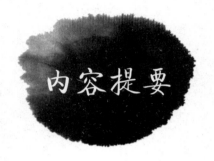

内容提要

　　本书由三十余则中医小故事汇编而成，作者以鲜活的人物、生动的情节、灵动的语言，向读者展示了中医药在治疗疾病，特别在疑难杂症方面，独特的诊病技术和神奇的治疗效果。

　　作者以自身诊治过的真实案例为基础，经过整理、加工转变为普通读者乐于接受的小故事形式，进而阐述发病原因、讲解治疗理念，摒弃了以往中医著作喜用抽象术语来解释中医理论和理法方药的通病，力求以浅显易懂的表达方式推广中医药文化、讲授中医药知识。本书集思想性、哲理性、知识性、趣味性、可读性为一体，适合广大中医爱好者及中医院校学生参考阅读。

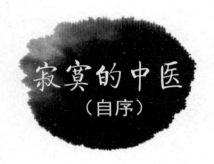

寂寞的中医
（自序）

扁鹊是二千多年前战国时代的名医，很多人都知道扁鹊三兄弟的故事。有一次，有人问扁鹊："听说你家中有兄弟三人，都精于医术，不知哪一位的医术最好呢？"扁鹊回答："我大哥医术最好，我二哥排第二，三兄弟中我医术最差。"对方觉得很奇怪："那么为什么你会最出名呢？"扁鹊说："我大哥，于病情发作之前就进行处理，使周围的人疾病消弭于无形，外人无从知晓，所以只有我们家里面的人才知道他的医术最高。而我二哥，在病情还十分轻微时，就将疾病治愈，在他手上，疾病不能发展成大病、重病，所以周围的乡亲都认为他只能治小病，所以名声只限于本乡。只有我，到了病情比较明显或者比较重的时候，才知道病因，而运用药物、针灸等法治好重病、难治之症，大家都以为我的医术高明，所以我的名声大。"

这个故事告诉我们，健康之要，不是生病了才到处求医，而是要靠平时的点滴保养。

2007年，我来到金华行医，在为病人治疗疾病的过程中，考虑到治病涉及医患双方，我都会客观公正地对病人详细讲述疾病的相关问题。如果时间允许，我还会画出疾病演变和治疗的示意图，使病人更清楚地了解中医是怎样理解和治疗疾病，以争取医患之间最大限度的互动和配合。有些病人因为我治好了他们的病，于是爱上了中医，想学中医，我就买些书，用红笔注解好了送给他们。可是这么做，耗费了我大量的时间和精力。

记得2008年，在我给一位病人认真讲解中医时，一个和我交情较好的老病号来访。等病人走后，老病号对我说："中医（当时金华很多人不知道我的名字，都直接称我为中医），你对每一个病人都这样讲解，哪有这么多精力啊？现在是网络时代，你应该充分利用网络的便利和优势，把要讲的内容写下来发到网络上去，不仅你的病人能看到，其他对中医感兴趣的人也能受益。这样可以大大节省你的时间和精力。"

此后，我只要有空，就在自己的网络空间里写点小文章，主要是一些日常健康知识。后来，有病人来诊询问，我就直接让他去网络空间里阅读，着实省力不少。

两年后，关注我网络空间的人越来越多。今天有人来问个问题，明天有人来讨论某个药，我忙是忙了些，但还有时间答复这些问题。可是，随着询问的人越来越多，我逐渐有些力不从心了。此外，有些病人会因为我没有及时回复或语气不对，而恶言相加地攻击我。鉴于此，2012年冬天，我把网络空间里所有的文章整理成《医道求真》系列书籍后全部删掉了。

2013年，我接受了横店集团创始人徐文荣前辈的工作邀请。之后，我每天都在义诊，开始病人还会说声谢谢，但随着一次次的复诊，便觉得义诊是理所当然的事，连声谢谢都舍不得说了，这使我心灰意冷。2015年冬天，我便不再以这样的方式义诊了。但因为很多病人习惯了免费医疗，我离开横店后还有很多人找来，而且态度还是一样，甚至有种"找你看病本就应该免费"的意味。

也许在这些病人眼中，去小卖部买件商品，看得见摸得着，所以觉得是值钱的。而医生开的处方，不过是一张纸几个字，根本不值钱。看到某人送个馒头给流浪狗吃，就说此人有爱心，而医生免费为病人付出，却觉得这是应该的。医生也是社会人，他既要承担社会责任也要承担家庭责任，行医只是他的职业。有些病人，病急时对医生千依百顺、感恩戴德，病稍有好转态度就开始变淡，待病好了，对医生不但没有感激之情，反而到处说医生的不是。还有一些病人觉得，天下有的是医生，没有张三有李四。医生渐渐成了社会的边缘群体，这就是中医的寂寞，也让我真实体会到扁鹊所说的"六不治"。

我真心希望病人能尊重自己的生命，健康之要在于平时的点滴保养，切不能把健康寄托在医生身上。治病不易，医生的治疗和病人的配合一样重要。

吴南京

丁酉年冬

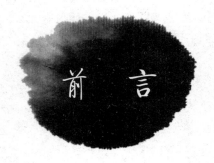

前　言

　　中医是关乎生命的科学，所研究的是人与自然界及社会的相互关系，进而发现自然界对人体健康的影响，并找到有针对性的解决方法。

　　人之有生，在于自然界中合适的温度和湿度。不同季节、不同地域，湿度和温度都不一样，对人的健康影响不一样，所以疾病谱也不一样。但天气变化不是人力所能控制的，谁也无法让地球停止运转，谁也无法改变季节气候的变迁。但人文社会是人为的，居住环境是可以改变的，体内环境也可以通过治疗来改变的。

　　孙思邈在《备急千金要方》中写到，"四时八节，种种施化不同；七十二候，日月运行各别。终其家暑度，方得成年，是谓岁功毕矣。天地尚且如然，在人安可无事？……是故天无不岁不寒暑，人无一日不忧喜。"可见影响健康最主要的因素在于人，天虽不能为，但可以通过纠正体内环境，改变自身不良性格、癖好等，使人体与外界相适应。人为的种种不利于健康的思维和行为，才是影响健康的关键问题。

　　常言说"相由心生"，"相"是指人的言行表相，也就是说，一切外在的言行（表相），都是由内心产生的。不同的社会背景和文化修养会造成不同的言行举止，由此也会对健康造成不同的影响。

　　所以，书中的小故事会从病人的职业、社会地位、时代背景、家庭教育等多角度分析疾病发生的缘由。只有了解了病因，才能有效预防疾病，这也是本书的写作初衷。

　　如果单纯从中医学角度用专业术语来写，对于没有系统学过中医的读者来说，太抽象，一来难以理解，二来就算看书时能理解，也不易记住。所以笔者将治病过程中病人讲述的内容整理成一个个小故事。用小故事的方式表达中医的治疗理念，阐述发病原因，增加书本的可读性和趣味性，帮助读者学习掌握有关知识。

吴南京　于义乌

丁酉年冬

目 录

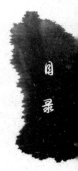

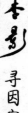

杏影

寻因究源　探病纪实

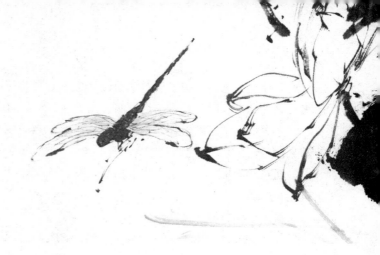

鬼附身

濛城李老板，六十二岁，做木材生意，家产千万。有二女，无子。大女儿叫翠萍，二女儿叫翠仙，均嫁富户。

一年冬天，李老板外出收购木料时受寒发热，在当地卫生院输液治疗数日，体温正常。又过半个月，他再次发热，又在卫生院输液治疗而愈，但发热愈后见腹泻，遂回家休养。

此后李老板的胃一直不舒服，总是觉得饱胀，大便黏滞，不时精神不佳。

一个月后他回到濛城，又因为感冒去医院输液治疗。因护士操作失误，药液渗入肌肉组织，手背肿胀而痛。回家后大女儿翠萍将毛巾浸热水为他局部外敷而肿胀消退。次日再去医院输液治疗，手背又肿胀，如是反复六七次。

二女儿翠仙回家看到父亲肿胀的手背后大怒，去医院骂护士，后转到诊所继续输液治疗。

到了傍晚，李老板高热，说胡话，还尽是些鬼神之事。是夜，李老板的情绪愈加激动，狂躁不安，时而脱衣而歌，时而悲泣不已。

濛城是个小山城，素来见鬼神之事，都是请阴阳法师做法事驱鬼以保平安。

翠萍见父亲如此情况，对翠仙说："还是请法师吧，看来医院是无能为力了。"

翠仙回答说："四都胡公牛师承茅山一脉，方圆一带数他的法术最高，请他定没错。"

姐妹俩请来胡公牛法师为李老板做法事，翠仙丈夫回来，见此大骂二人胡闹。翠仙丈夫是大学毕业，在省城也待过数年，崇尚科学，对于鬼神之事从不相信。

翠仙说："你就知道科学，整天讲科学。给父亲治病的张医生，在省城最好的医院进修过两年。科学上所讲的药，能用的都用过了。胡法师说我父亲这是鬼附身，并且这个鬼是厉鬼，得做三天三夜的法事才能驱除。不是你的父亲你自然不会着急，我当女儿的，怎么能不急呢，管他有用没用，反正这法事是一定要做的。"

濛城医院张医生的技术在当地排第一，的确德高望重，当地百姓都很信任他。连张医生都没法治愈的病，在当地也实在没有其他法子了。

翠仙丈夫见此，想了想对翠仙说："要么这样好了，你和翠萍在家里做法事，我带父亲去地市级医院看看。这样两方面着手，父亲的病应该会好的。"

李老板在地级医院做了全面检查，可是一点问题也查不出来。医生只能用镇静药来治疗，用药时李老板情况稍好些，药效一过，依然狂躁不安，治疗两天亦无寸功。

面对此情形，翠仙丈夫也不由得自言自语地说："科学都解释不了的问题，一定有鬼神作怪。"

医生也准备给病人转院到省城医院治疗。

翠萍丈夫甘大乐也闻讯赶来，见到老丈人如此，对翠仙丈夫说："开常县的练大夫应该能治好。"

医生问甘大乐："练大夫是何许人？"

翠萍丈夫答："一个民间土郎中。五年前，我久泻不止，省城大医院没治好，就是这个练大夫治好的。他专治疑难怪病和一些医院里不接手的重病号，常常能起死回生。"

医生很不开心地说："那你们赶快办出院手续吧，我们医院不允许这样的土郎中来参与治疗的。"

翠萍丈夫带着李老板来到练大夫处，翠仙丈夫见练大夫形体消瘦，衣着旧装，尖尖的下巴留着一小把山羊胡须，两条裤管一高一低，脚上一双塑料拖鞋已断裂将半。于是他悄悄地问姐夫："此人就是你说的练大夫？能治疗怪病和重病？"

翠萍丈夫回答："就是他。"

翠仙丈夫一脸不悦。

练大夫不紧不慢地走向李老板，诊其舌绛脉数，手按腹部，李老板痛得大骂练大夫。

翠萍丈夫问练大夫："有法子治吗？"

练大夫回答说："腹中燥粪作怪，一药而安。你们以为见鬼了？"

翠仙丈夫问："你说一剂药就好了？"

练大夫答："一剂药就好，但这个好，是让病人的神志恢复正常。病人经过这几天的折腾，元气已虚，得花较长的时间来补养身体。"

因医院镇静药药效已过，李老板又狂躁起来。练大夫叫翠萍丈夫和翠仙丈夫把病人绑在门板上，取三棱针刺其两脚背的太冲穴放血，再用毫针刺其双侧合谷、天枢、足三里穴。

穴位针刺后，练大夫开药方：生大黄 30g，枳壳 15g，厚朴 15g，百合 50g，炮附子 5g。方子开出来，马上叫药童去抓药煎药。

练大夫又取了些生大黄研粉，水调糊状，敷于李老板因输液肿胀的手背。

等到练大夫开好药方后，李老板的狂躁已见好转。

药童把药煎好后端了上来，练大夫叫药童先把药放一边，等凉了再喝。

药凉后，见李老板有睡意，翠萍丈夫便叫他把药一次喝完。李老板服药后鼾声大作，已然入睡。

练大夫叫翠萍丈夫解去绑在李老板身上的绳子。

一小时许，李老板醒来大叫肚子痛。练大夫笑笑说："不急，不急，要排燥粪了。"

翠萍丈夫和翠仙丈夫扶李老板起来，赶忙如厕。少许时间，李老板解出五六枚干黑大便，长长地出了一口气，倒头接着又睡。

翠仙丈夫大叫："神了，真是神了。这用科学怎么解释啊？练大夫，你说说看，这是怎么一回事啊？"练大夫自顾和翠萍丈夫聊天，全当没听见翠仙丈夫的叫唤，眼皮都不抬一下。

李老板这一觉一直睡到第二天早上五点多钟，一醒来就大叫口渴。练大夫早已准备好了新鲜的梨汁。

早饭过后，练大夫见李老板原来绛红的舌头已变淡，脉也不再像昨天那样疾数不已，开了个药方：党参20g，生白术20g，枳壳15g，厚朴15g，百合50g，五味子15g，巴戟天10g，当归15g。30剂。另加生梨一个，切片，放药里一起煎。

李老板接过药方，问练大夫："我还要继续吃药？"

翠仙丈夫接过话说："都已经好了，还要吃什么药？"

翠萍丈夫说："昨天练大夫不是说过，一剂药让人安宁，但元气虚了得再补养些时间啊。"

翠仙丈夫说："那我们把药方带回濛城去抓吧，我认识一家药店，药很便宜的。"

李老板翁婿三人交谈间，练大夫一声不响，只顾自己喝茶。三人商量后，给练大夫五百元作为答谢的费用，带着练大夫开的药方开心地走了。

练大夫也不送，收了这五百元钱。

在回濛城的路上，翠仙丈夫说："刚才给练大夫的钱是不是多了点啊？我觉得有三百元就够了。"

翠萍丈夫说："五百总要的吧，人家辛辛苦苦的忙了这么久。"

翠仙丈夫说："他扎几下针又不要钱，就那点药，我看也很便宜的，最多不会超过十元钱，本钱很低的。"

李老板说："五百就五百吧，这次总是要感激练大夫的，人一生说短也很短，说长也很长，说不定下次还要再找练大夫呢。"

见老丈人开口了，翠仙丈夫才不作声。

翠萍和翠仙看到父亲平安回来，开心地接进了家里，又忙叫法师收拾法器。

李老板大病而愈，心情很好，叫法师留下一起吃晚饭，第二天再回去。

当天夜里，翠仙做了个梦，梦见附于父亲身上的厉鬼已离去。次日早上送法师回去时，翠仙包了个红包给法师，对法师千谢万谢。

鬼附身

翠仙丈夫问翠仙："包多少啊？我看红包鼓鼓的。"

翠仙笑了笑说："不多，也就五千元。"

翠仙丈夫说："不是已经给过一万元的费用了吗，怎么还要再给五千？"

翠仙神秘地对丈夫说："你懂什么，这次父亲真的是有厉鬼附身，我昨天晚上做了个梦，梦里见厉鬼走了才给这五千元钱的。"

翠仙丈夫听此，也开怀大笑。

法师带着法器和一万五千元开心地回了家。

杏影 寻因究源 探病纪实

❦ 南京微言 ❧

天上不会掉馅饼，一个年过花甲的人拥有千万家产，都是通过努力得来，赚钱的过程必定耗人精力。

本就体弱之人，再加上两次伤寒输液治疗，阳气伤而内生痰湿，所以病人的胃一直不舒服，总是觉得饱胀，还有大便黏滞、精神不佳等脾虚不运有湿的症状。病人再次感冒时，药液流于肌肉组织中，一时没消散，由是局部有瘀而化热。一旦化热，热与湿合邪为患，热邪上扰心神而见癫狂。

热瘀的病根没除，所以西药的镇静药用一时，起效一时，等到药效一过，又癫狂如故。身体积热太过，必会耗散痰湿，因此几天后，病情由原来的湿阻变成内热伤阴，使大便燥结。

治病之要，急则治标。练大夫用太冲穴刺血以泄内热，见有燥粪又针合谷、足三里、天枢穴以通阳明。

燥粪内结，治以承气汤。但病人阴津已伤，是以变通了承气汤，加百合以清养阴液并能安神，更加少许炮附子以纳阳，使阳下潜不上扰。更加外用生大黄逐散手背局部之瘀结。多管齐下是取效之根本。

服药之法很讲究，热服则药上浮，凉服则药下沉。病人元气亏虚，下元不稳，药凉服以使心火潜于下。

病人一觉醒来，见口渴要喝水，生梨汁清润养阴，称为"天生的甘露泉"，是很好的选择。练大夫选此为其解渴，实为妙品。

大病后，病人元气必伤，后期调补有必要。补养身体的药方中，气阴并补加以运脾理气，使补而不滞。大病之后，元气亏虚，无力运血，少用当归疏通血脉，再加适量巴戟天以纳阳气，可见练大夫用药的老到之处。

至于说到翠仙见厉鬼已去的梦，本就没有什么。常言说"日有所思，夜有所梦"，可悲的是世人总是常信梦，而不信人。

骗 局

沥州是一个地级市，因城中有一条沥江穿城而过而得名。沥州常住人口一百五十万，因地处交通要道，经济向来发达，且当地名医辈出。

陈百年，之前曾任沥州水利局的副局长，时年六十七岁。最让陈局长满意的是他有一个聪明美丽又孝顺的女儿陈小莉，还有一个很乖巧的外孙女张梅。陈小莉是沥州技校的一名舞蹈老师，歌唱得特别好，老公张天放是烟草公司的主任，这位女婿也很孝顺陈局长。

面对这样一个幸福的家庭，陈局长很是舒心。可是近五六个月来，陈局长常感神疲无力，膝关节痛，并且经常咳嗽。陈小莉带父亲到沥州中心医院做检查，医院的呼吸科主任王光明是一个技术很高明的医生，他私下里对陈小莉说："最好做个病理切片，这样放心点。"

陈小莉交际很广，认识很多医生，一听说要做病理切片，吃了一惊。陈小莉问王光明："王主任，你可别吓我，我胆子小。"

王光明说："我是个医生，只是针对病人的情况做一些客观判断，希望结果不是我所想象的。"

陈小莉听到王光明的话，吓得腿都软了。陈局长为官几十年，何等精明，从女儿的眼神里一下就察觉到大事不妙。父女俩相互瞒着对方，神情抑郁地回了家。

过了一周，陈局长的检查结果出来了，确诊是肺癌中期。对陈小莉来说，这样的消息犹如晴天霹雳。为了稳定父亲的情绪，陈小莉叫王光明帮忙造了一张假的检查报告单来骗父亲。

陈百年看到自己的检查报告单，笑笑对陈小莉说："看把你吓的，不就是一个小小的慢阻肺吗，没经过风浪的样子。"陈小莉向父亲扮了个鬼脸，亲昵地说："我一个小小的舞蹈老师，哪比得了您先参军、后工作、再下乡的呢。"

这时，小外孙女张梅拿着一张画跑到陈百年面前："外公，看我画的灰太狼像不像啊？"陈百年接过小姑娘手里的画，爷孙俩说笑起来。

陈小莉见此，赶紧溜出家，直奔沥州中心医院找王光明。陈小莉问："王主任，您看我父亲的病应该怎样治疗啊？我现在真的是六神无主，全凭您给我拿主意了。"

王光明说："你父亲的病真的很麻烦。他的血红蛋白和白细胞都这么低，整个免疫力都支持不了化疗。"

陈小莉又问："那手术呢？"

王光明说："手术也一样啊，免疫力支持不了，做手术也没意义。任何治疗手段都是建立在免疫力的基础上，如果免疫力崩溃了，大仙罗汉下凡也没法子。不过现在造了个假的检查报告单给你父亲，先稳定他的情绪，这点你做得很好。至于说到怎样治疗，我真的无能为力了。"

陈小莉又问王光明："那中医呢，您觉得可行吗？"

王光明说："中医这种东西，是可有可无的，就像神佛一样，信则有，不信则无，心理安慰罢了。"

沥州有好几家治疗癌症的中医专科医院，规模较大的一家是太阳雨集团投资两个多亿办的太阳肿瘤医院。这家医院从外地引进了很多名气很大的专家、教授，采用中西医结合法治疗癌症。还有两家规模较小的中医肿瘤专科医院，但技术水平不行，沥州当地人一般不会去。但这两家小医院因为广告做得大，外地慕名而来的病人络绎不绝，这些年也赚了不少钱。

陈小莉找到了太阳肿瘤医院的院长田得志。田得志立刻打电话请来了院里的几个科主任开会讨论，讨论结果是放疗为主、中医为辅的治疗方案。

陈小莉认识的医生虽多，但是真到了拿主意的时候也犯难。这时，她的一个闺蜜出了个主意，找民间医生刘山东帮忙。这闺蜜曾患崩漏，治了十几年也没治好，后来是刘山东治好的，所以对他很信任。

刘山东是沥州乡下人，三十出头，长着一张娃娃脸。因为他家里开了个小卖部，不常出门，太阳晒得少，脸上皮肤很是白净，看起来只有二十五六岁的样子。刘山东平日里要看店，买了很多中医书籍来学习，坚持了很多年，也治好过不少疑难绝症，在当地小有医名。

陈小莉见到了刘山东，说明了情况，询问父亲的情况应怎么办好。刘山东说："你就拿着这么几张检查报告单，我也说不出一个所以然来，最好把你父亲带来面诊。"

陈小莉说："那不行，我父亲很敏感，一带到你这里来治，他一下就知道患的是重病了。"

陈小莉说得在理，当官的人，生病了总是找当地名医来治，当地名医治不好了，再去省城找名气更大的名医来治。真要去找什么乡下医生，除非是死马当活马医，才会试一下。

刘山东对陈小莉说："要么这样子吧，你再和太阳肿瘤医院的院长联系一下，看能不能再次开会讨论，我以亲戚的身份旁听，再作决定。"

陈小莉回到家，虽说强作镇定，但怎么也瞒不过精明的父亲。虽然父女俩都不点破这事，但一家人的气氛总是那么的压抑。

过了两天，刘山东随着陈小莉一起来到太阳肿瘤医院旁听专家讨论。讨论的结果还是和上次一样。

刘山东问："你们说中医配合治疗，不知道你们的中医治疗方案是怎么样的？"

田得志拿来了一张肺癌处方，刘山东一看药方上的用药，主要是藤梨根、白花蛇舌草、猫爪草、浙贝母、沙参、麦冬、玉竹、百合、鱼腥草、天龙、莪术、陈皮等药，治疗思路以养阴解毒化痰为治。

刘山东问："这就是你们医院治疗肺癌的药方？"

田得志说："不是我们医院治疗肺癌的通用方，而是代表目前中医治疗肺癌的最新成果。这是通过大样本临床治疗得出的规律。"

刘山东问："中医治病讲的是辨证论治，你们拿一个所谓专门药方来治疗癌症，现实吗？"

田得志听了刘山东的话很不悦，问陈小莉："你这位亲戚也是医生吗？"陈小莉答："他懂一些中医知识，但不是医生，只是个开小卖部的。"田得志说："我以为是你请来的大专家来给我们医院指导工作的呢。"陈小莉说："他真的是我一个亲戚，我父亲的病还要靠你们治呢，我哪敢骗你们。"

从太阳肿瘤医院出来，刘山东对陈小莉说："你带我去见下你父亲吧，我一定要看到本人才能下定论的。"

陈小莉把眼睛瞪得大大的，惊讶地问："你想去见我父亲？"

刘山东点头："假如你想让我参与治疗你父亲的病，我就必须要见到你父亲本人。西医的检查报告仅仅是一个参考。你如果觉得不方便就算了，我店里还要忙。"

陈小莉无奈，只好带着刘山东去见父亲。

刘山东知道，这个陈百年虽说是副局长，但实权在他手里，完全是单位里的第一把手。跟着陈小莉到了陈百年家，刘山东见他有少许白发，面色萎暗，但腰杆很是正直，虽说重病在身，还是可以看出他的威严。

刘山东虽说是在乡下开小卖部，但来往客人见多了，初进局长家，一点也不怯场。他大方地对陈百年说："我是中心医院的医生，我们主任叫我过来给您把下脉。"

陈百年很意外地问："王光明不是从不相信中医吗？怎么会叫个中医生来呢？"

刘山东知道陈百年见自己年轻，不相信，继续说道："我过来只负责把下脉，看下舌象，把您的身体情况向我们中医科黄主任汇报，您的病由黄主任亲自负责。"

陈百年点了点头："哦，原来是这样子啊。"

刘山东见陈百年舌淡胖，苔厚腻，舌尖舌边偏红。脉象沉涩弦，重取无力。刘山东问诊知陈百年大便黏滞不畅，咳嗽时有灰白痰，食后胃脘痞胀不舒服，膝关节痛。

刘山东待了个把小时，见陈百年时不时要做下肩膀运动，问他为什么要这样，说是因为背痛。刘山东顺着陈百年的背摸到了痛点，原来是肺俞穴。

刘山东把望闻问切得到的信息记录后，便要告辞。陈小莉送出来，问刘山东："你觉得我父亲的病，是不是可以按太阳肿瘤医院的方案去治疗啊？"

刘山东说："你父亲如果按他们的方案治疗必死无疑。你父亲脾虚湿阻这么明显，还用养阴解毒去治，这是方向性的错误。我想不通为什么大样本治疗得出的方案，把灵活多变的辨证论治变成了套方治病。我的治疗方案是纯中医治疗，不要放疗，因为放疗容易引起放射性炎症。如果得了放射性肺炎，到时更麻烦。反正我的话也说到这里了，要怎样治疗，这主意要你自己来拿，我一个外人实在不好替你作决定。"

陈小莉很好奇地问："你一个开小卖部的，怎么知道这么多啊？"

刘山东说："我虽说开小卖部，但病人却很多，癌症也治过不少，大多都是一些死马当活马医的病人找来试试。"

陈小莉问："那效果怎样？"

刘山东说："我的运气不错。比如沥州交通局的范爱民主任，他得的虽不是肺癌，只是一个哮喘，但已经有三十几年了，加上心脏也不太好，我花了近一年时间给他治疗，现在也基本好了。"

陈小莉惊讶："天啊，怎么会是你治的呢？他可是我的老乡，和我爸爸很熟的，他们当年一起下乡的。"

陈小莉听说范主任的病也是刘山东治好的，心里一下子踏实多了。因为她很清楚范主任的病，已经不知道看过多少名医，反而越看越重，想不到竟然是刘山东给治好的。

第二天，陈小莉给刘山东打电话："我父亲的病决定让你来治，你能给我希望吗？"

刘山东说："我尽力。等下我把药方通过短信发给你，你按我的药方去抓来吃就是了。"

刘山东给陈小莉发了个中药方：生黄芪 100g，苍术 30g，陈皮 20g，厚朴 20g，茯苓 50g，半夏 15g，麻黄 5g，杏仁 15g，鱼腥草 30g，桔梗 10g，芦根 30g，鸡血藤 50g，浙贝母 20g，皂角刺 20g。另外去买狗皮膏，贴在背部痛处。

陈小莉把药煎好给父亲，陈百年问："这药能治疗肺癌，不可能吧？我看里面一点抗癌药都没有啊？"

陈小莉说："您别乱说，您得的是慢阻肺，不是肺癌，自然不要用什么抗癌药了。"

陈百年说："你们别合伙骗我了，我知道自己得的是肺癌，近来我都在查找治疗肺癌的药。别送我去医院受这罪了，我的情况医院治不了的，无非是让我更加痛苦。"

陈小莉说："真的不是肺癌，但听医生说慢阻肺需要精心治疗。所以我才急得到处去打听哪里有好医生。现在找到了，当年和您一起下乡的范爱民，他的哮喘也是中心医院中医科治好的。"

陈百年说："你别再骗我了，我给中心医院的中医科打过电话，他们根本就没有叫人来为我出诊。你上次带来的那个小伙子，是看中医的？还有范爱民的哮喘也是他看好的？如果连老范的哮喘都看得好，这样的技术可真不一般。"

陈小莉没法子，只好打电话给刘山东："刘医生，你能不能叫范主任来我家一趟？"

刘山东知道，自己是一个社会最基层的人，开小卖部和单位主任相比，社会身份相差的确悬殊。如果骗人的话，他必定叫不动范爱民，陈百年自然不会接受治疗。

刘山东打电话给范爱民："范主任您好，我是小刘啊，近来身体情况如何？"

范爱民回答："啊，小刘啊，谢谢你，我的身体很好，没有什么不适。"

刘山东问："那您能帮个忙吗？事情是这样的，您的一个叫陈百年的老朋友，近来检查得了肺癌，他的女儿找我为他治病，想请您和我一道去陈局长家，做做他的工作，别让他有太重的思想负担。"

范爱民说："这个义不容辞，我和老陈是多年朋友了，只是近一年多时间，我儿子在乡下搞农业基地，我也很少在城里，所以不怎么见面，真没想到他得了这毛病。好好好，我傍晚就到，我也想和他好好聊聊天了。"

刘山东和范爱民一起到了陈百年家，一阵寒暄后，转入正题。

范爱民说："老陈啊，你这慢阻肺遇上小刘这下好办了，我这老毛病就是这小伙子治好的。你别看他年轻，治病还真是有两下子。我记得当时喘得气都透不过来，躺不下去，他一剂药我就很舒服的可以躺下睡觉了。"

陈百年听到范爱民这么一说，心情一下子明朗起来。陈小莉在边上偷着乐。

刘山东通过辨证论治，为陈百年治疗了近九个月时间，陈百年像变了个人一样，去医院检查，癌症已消失。

陈小莉带着刘山东来到一家服装店，让刘山东选了两件价值一千多元的衣服，作为这九个月帮她父亲治病的劳务费。

刘山东拿着衣服告辞回家，看到滔滔而去的沥江水，由是感叹生命之不易。

刘山东九个月的努力，换取的是价值两千元的衣服。但刘山东在为病人治疗过程中，所获取的知识却是无价的。可惜精明的陈百年，还没有认识到这知识的无价。

南京微言

癌症是一种慢性病，并不是绝症。早发现早治疗，这是治癌之道。大量的事实证明，放疗、化疗、手术，这西医治疗癌症的三板斧只是治疗癌症的一种应急之法，并不是治疗癌症的全部。

癌症的死，一是治死，一是吓死，一是病重自然死。

乱治误治是目前治疗癌症的最大问题所在，西医一上来就是手术、化疗，人的元气差不多消耗完了，病人急得像没头的苍蝇一样，才去求治于中医。遇到的多数中医，无非也是用所谓大样本得出的正规基础方，机械地套方治疗。中医的生命力在于辨证论治，到了这些大专家们的手里，机械套方治病反而成为正规的标准。

恐则气泄，当人处在一个恐惧的环境里，元气最易消亡。任何治疗手段，都是建立在元气的基础上进行，如果元气消亡，一切治疗都是空谈。所以治

骗局

疗癌症的一个关键问题，就是要让病人的情绪稳定。本案病例的成功，合群欺骗陈百年，让陈百年的情绪一直处于一个稳定的状态中。

医生的水平参差不齐，陈小莉面对大量的名医，能果断选择刘山东，这是很难得的事。让陈小莉选择刘山东来为父亲治病，范爱民的先例自然很重要。最主要的还是刘山东能明确地提出自己的治疗方案，和医院的做法完全不同。有陈百年的官场基础，陈小莉要在沥州之外的名医打听点消息自然也很方便。面对父亲的疾病，陈小莉不可能只在沥州这样一个小小的地级市打听两下就选择刘山东，这是人之常情。

刘山东是幸运的，也是刘山东过人的技术让他有这样的幸运。他的幸运不是因为花这么多精力去赚这价值两千元的衣服，而是让刘山东的技术更上一层。从刘山东的处方可以看出，核心用药，竟然是重用100g的生黄芪，补气以运痰湿和瘀闭，这是最难得的地方。病情湿瘀明显，所以刘山东的治疗一切以治痰湿为核心，坚持九个月的治疗，先后改方三十余次，始终以此为核心。这需要一个医生的强大内心来支持，治疗慢性病的有方守方之要，并不是机械简单地套用某一个偏方或所谓的正规处方，而是坚持一个治疗方向。

所以有方守方，守的是方法、方向，而不是把眼界局限于一个药方之中。方向性的错误才是最要命的错误。

半个老婆

陆宅镇陆诗佳在父母的眼里是一个非常乖的姑娘，十八岁，一米六五的个子，皮肤细腻光洁，五官端正，形体匀称。最难得的是她的学习成绩很好。班级里有不少男同学向她示好，陆诗佳却不予理睬。

陆诗佳的父母是做生意的，家里条件不错，陆诗佳衣食无忧，就这样安静地过着日子。

高三的最后一个学期，父亲在陆诗佳的身上寄予了很大希望，总是不停地说："我们陆家，从没出过大学生，你伯父的两个孩子现在也出来做事。我们整个家族的希望都在你的身上了。"

陆诗佳很懂事，面临高考，学习更加用功，父亲和伯父是看在眼里喜在心里。

五一假期，陆诗佳的两个堂兄陆建雄和陆建伟放假，于是找陆诗佳来玩。

陆诗佳说："再过些时间就要高考了，我现在没空去玩。等我高考结束后再说吧，到时你们两个一定要好好地陪我玩几天。"

陆建雄说："就是因为要高考了，才来带你出去走走啊。你整天关在家里学习，别关出病来。来，咱们出去踏青，放松下。"

陆诗佳的妈妈高盛兰也叫陆诗佳和堂兄们出去走走，以免学习太过反而不好。

陆诗佳又打电话约了两个同学，一起去郊外踏青。

江南的春天，天气多变，刚出去还见太阳高照，谁料走到郊外，就见乌云密布，气温快速下降。

陆诗佳衣服穿得不多，一阵风吹来，不禁打了个寒战。但见大家玩得开心，便没多说，跟着大家继续前进。

走到了一个三岔路口，见地上有很多纸钱，一个同学说："看来前两天还有人出殡，纸钱还这么新的。"

陆建伟比陆诗佳大两岁，是一群人中最调皮的一个，他见路边有一块白纸幡，于是找了根细木棍挑起。纸幡随风飘着，一摇一晃的。他转过头来对大家说："我想当年刘邦的斩蛇起义也不过如此威风吧？如果过会我们在路上再遇上一条白蛇就好了，我也当一回大王。"

陆诗佳从小就怕鬼，只要一听大人讲鬼故事，就会吓得躲在妈妈边上不敢睡觉，到了十五六岁还是一样。见到陆建伟这样子，她大叫："快把它丢了。"陆建雄已经二十六岁了，毕竟年长点，也叫陆建伟把纸幡丢掉。

陆建伟却偏不丢，一个同学说："我听大人说人的灵魂是跟着幡走的，你拿着这纸幡，这死人的鬼魂不是跟着我们走了吗？"陆建伟这才把手中的纸幡丢掉。

一阵风吹来，豆大的雨点紧接着掉了下来。看到前面有一个农民用来堆放杂物的小屋，一群人赶快向前冲。因为考虑到陆诗佳是一个女孩，跑得慢，于是让陆诗佳跑在前面。

可能是跑得急了点，陆诗佳刚到小房子前，脚一滑跌了一跤。离陆诗佳不到一米远，路边一条胳膊大的黄花蛇急忙往草丛里溜，吓得陆诗佳大叫起来，出了一身冷汗。

陆建雄急忙跑上来，扶着陆诗佳躲进了杂物小屋，但身上的衣服已被淋得半湿。

天公不作美，雨一停，大伙只好回家换衣服，陆诗佳已冻得发抖。回到家里换了衣服后，整个人觉得筋疲力尽，一点精神也没有。

傍晚天快黑时，母亲高盛兰叫陆诗佳一起到江边公园走走。

公园建得很美，绿树成荫，树林深处还建了个精致的公厕。陆诗佳想上厕所，高盛兰知道女儿胆小，也一起陪着去。陆诗佳前面走着，高盛兰后面跟着。厕所门口的竹林里，陆诗佳看到了一张鬼脸。吓得大叫："鬼啊！"

高盛兰看去，原来是一张橡胶做的面具。面具的脸雪白，一张大大的嘴巴很红，两个黑洞显得很是阴森。高盛兰说了句："哪家的小孩子，把面具忘记在这里了，天黑起来，真是会吓人的。"说着抓起面具，顺手丢得远远的。

回到家里，陆诗佳怎么也不敢睡，灯开着，看着天花板发呆。高盛兰以为女儿为了应付高考在努力学习，到了深夜起来上厕所时，顺口叫女儿早点睡就自己回房睡觉去了。

早上高盛兰叫陆诗佳吃早饭，叫了两声也没回应，高盛兰自己先吃了去市场做生意。中午回来时，高盛兰看到女儿没有吃早饭，于是推开了女儿的房门，只见女儿呆呆地靠在床头，看着天花板，嘴巴里喃喃自语："有鬼！有鬼！"

看到女儿这样子，高盛兰急忙过去抱着女儿。陆诗佳任母亲抱着，一点反应也没有，只是不停地重复着："有鬼！有鬼！"

高盛兰被吓得一点主意也没有了，赶紧打电话给丈夫陆风。陆风正出差在外，听到女儿有事，也连忙放下手头上的事赶了回来。等到陆风回到家时，孩子已不会像原来那样只会叫"有鬼！有鬼！"但显得很亢奋。

家里已经挤满了人，有的说要送陆诗佳去医院治疗，有的说要做佛事来驱除鬼魂。

正权衡不定时，陆风赶了回来，大家的眼光都望向了他。

陆风决定，一边叫家人做佛事驱鬼魂，一边送孩子到县人民医院。

可是到了县人民医院，医生直接说这样的情况没法处理，叫陆风把孩子送到地级市。

陆宅镇是五湖市东流县的一个镇。这个镇近年来因服装加工而成名，经济条件很好，但总是一个小镇，到五湖市还有七八十公里。

陆风开车离开东流县人民医院，马上去五湖市中心医院。五湖市中心医院的神经内科医生说，陆诗佳得的是忧郁症，应该到青山湖医院治疗。

五湖市因市区里有五个湖而得名，这五个湖属青山湖最大。青山湖的北边有一座小山，常年绿色，所以这片湖就一直被称为青山湖。十五年前，湖边建了五湖市精神病医院。所以在五湖地区，只要一提起青山湖，就代表着精神不正常的精神病，不到万不得已，没有人愿意去青山湖医院的。

陆风问五湖中心医院的医生："我还是想把孩子转到省城去看，你们觉得省城哪家医院好？"

五湖市中心医院的医生告诉陆风："治疗这种病，用来用去也是这些药，只是为了便于管理，才特别建了精神病医院，去省城一样，到省外治疗也一样。"

陆风说："反正都一样，那我还是把孩子放在你们医院里治疗好了。到青山湖医院，听起来实在不太好。这对孩子一辈子的名誉有损。"

医生回答："大家都觉得名誉有损，都放在我们这里治，那成什么了？我说过了，是为了便于管理。我们这里没有这方面病种的病房，实在没办法，您的女儿我们是不会接收的。"

孩子的病总是要治，陆风无可奈何，只得带着陆诗佳来到青山湖医院治疗。

到了青山湖医院，经过一系列检查后，最先上场的是心理科医生金玉珍。金玉珍是医科大学的心理学博士，也是青山湖医院心理学方面最权威的医生，在相关期刊上发表过八十多篇论文。

金玉珍问陆诗佳："请问，有一只公鸡，站在一个三脚架上，下了个蛋。请问，这蛋是下在左边还是右边？"陆诗佳反问金玉珍："我问你，你是你父亲生的还是母亲生的？"金玉珍回答："男人怎么会生孩子，自然是母亲生的。"陆诗佳说："那公鸡又怎么会下蛋呢？"

金玉珍被陆诗佳这么一问，红着个脸，很不好意思。陆诗佳接着说："你还是什么心理学博士，还说我是什么精神病，你才是精神病呢。连鸡蛋是公鸡下的还是母鸡下的都弄不明白。"

金玉珍很好奇地问陆诗佳："你怎么知道我是心理学博士？"陆诗佳说："我进医院时，顺便看了下你们医生的简介，真不知道你的论文是怎么写出来的。"金玉珍听了大怒："我的论文怎么写，这是我的事，轮不到你来指教。"

金玉珍起身拿着带来的文件夹，悻悻离去。

陆风看到陆诗佳这样子，很开心地对高盛兰说："你看，孩子好了，把心理学博士都问跑了。我们还是带诗佳回去吧。"

高盛兰说："再等等，我总觉得还是不对。反正都来了，也不在乎这一时三刻的。如果真的正常了，我们回去只要说是被中心医院误诊就是了。"陆风知道处理这些事情，高盛兰比自己要内行，于是他不作声，在一旁静观变化。

金玉珍走后，一时间没有医生过来，陆风和高盛兰陪着陆诗佳等着。没想到陆诗佳突然说："何泰，我想你，你快来陪我。我怕，我怕，有鬼要害我。"

陆风夫妻看到女儿这样，又没了主意。过了一会，其他医生来看陆诗佳，高盛兰让陆风陪着女儿，自己跑到外面去打电话，询问陆诗佳口中的何泰是什么人。

高盛兰问了陆诗佳的几个同学，终于知道陆诗佳一直暗恋比她高两级的一个男同学。据陆诗佳的同学说，陆诗佳刚上高中时，就被这个男同学吻了，这个男同学就叫何泰。但具体发生过什么，她也不是很清楚。反正有时听到陆诗佳与何泰通电话时，一直称对方为老公。但此时何泰在外省上大学，女儿又怎么会和他联系呢？高盛兰万万想不到自己一直认为很乖巧的女儿竟会是这个样子。

了解清楚了情况，高盛兰返回门诊。只听丈夫和医生在交谈，陆诗佳则拉着陆风的胳膊，一直叫着何泰。

办好住院手续后，医生给陆诗佳注射了镇静药，陆诗佳渐渐入睡。

见女儿睡着后，高盛兰对陆风说："是不是叫何泰回来看下女儿，安慰安慰她。"陆风说："人家孩子正在上学，怎么可能为了她回来呢，真是天真。"

半个老婆

　　高盛兰说："我们又不会让他白跑，可以给他钱啊，给个十万八万的都不是问题。如果对方嫌少，给个二十万总够了吧？"陆风回答说："钱很重要，但有很多事，比钱更重要。你想下，别人真的能为了这些钱放弃学业？"高盛兰说："诗佳好了，他可以再去上学的啊，又不耽误他什么的。"

　　高盛兰用陆诗佳的手机，打通了何泰的电话，何泰在电话里说："阿姨，我只是亲过您女儿，其他什么事都没有发生，求您放过我吧，我现在在大学里有女朋友了。我平时和诗佳电话里叫什么老公老婆，只是逗她玩玩的，是她要当真我也没办法。求您别再来打扰我了，我很珍惜现在的女朋友。"何泰说完挂了电话，高盛兰再打就打不进去了。

　　高盛兰把何泰大骂一通，陆风只好在边上不断地劝说。

　　住院半个月，陆诗佳用过镇静药后情绪会变得稳定些，但药效一过，还是一样的亢奋。青山湖医院的医生一点办法也没有，只得再加大镇静药的用量。

　　一天，高盛兰见女儿突然捂着右腹部，忙问主治医生这是为什么，主治医生说这是药物反应，陆诗佳用的药对肝脏有一定的损害作用。

　　高盛兰听到这，叫了起来："你们这帮医生，为什么用药前不和我商量下。你们这样做，不是草菅人命吗？我女儿这边的病没治好，肝先被你们治坏了。到时我女儿生命有危险，我问谁去？"

　　主治医生说："全国都是这样治的啊，治疗忧郁症的药都有损害肝细胞的副作用。肝区会不会痛，这要看个体差异。你觉得我们治得不对，你让女儿出院就是了。"

　　高盛兰见女儿住院近一个月来，情况一直不好，再这样下去，也不是个办法，只好结账出院。

　　回到家里，家人已经为陆诗佳做了很多次法事了，请来的法师一个又一个，可就是解决不了问题。高盛兰只好带着女儿四处求医，可是看了几十个医生还是一样。转眼到了第二年的三月，女儿的情况还是没有好转。高盛兰也很疲惫了，只好把女儿放在家里让人照看，自己带着一张女儿的胃镜单子到处去问。

　　一天，高盛兰到了五湖市。她听说五湖市有一家叫三合堂的名医馆，刚来了个不到三十岁的年轻中医，为人喜怒无常，但治好过不少重病怪病。

　　高盛兰找到了这个年轻中医，从口袋里取出胃镜单子。这年轻中医接过胃镜单子看了看，对高盛兰说："你女儿情绪很亢奋，现在是阳历三月，但正月才刚过一会，还很冷。你女儿应该只要穿一件衬衫就够了，她很怕热的。但她应该又拉肚子，月经应该几个月没来了吧？"

　　高盛兰听这年轻中医这么一说，呆得嘴巴也合不上，过了一会才反应过来。对年轻中医说："您真是活菩萨了，就凭这一张胃镜单子就能知道我女儿的情况，您一定有办法救我女儿的。只要您能救我女儿，不论多少钱，我都给。"

年轻医生面无表情，淡淡地说："钱不钱的事先不用说，病人病急了什么诺言都会说，也没见谁会来兑现承诺。但一个医者，见病人总是要治的，我帮你女儿治好，你请我吃几餐就行了。"

高盛兰赶紧打电话，叫陆风把女儿送到三合堂名医馆来。

两小时后，陆风带来了陆诗佳。年轻中医见陆诗佳身着一件白色衬衫，形体浮肿，面部几颗很大的痤疮，舌淡胖多津，脉浮稍数，重按则无。

年轻中医暗想：这病人真是麻烦，寒热错杂，但还是以阳亏湿阻为见症。治疗得运脾温阳，用药在于辛甘化阳和辛开苦降结合为治。神志亢奋，是虚阳上浮。但胃口不好，重镇之类的金石之药又不适用。主要还得祛痰湿，痰湿祛，虚阳自然下潜。

陆风又从包里取出一大打检查报告单和药方。年轻中医见前医所用的治疗无非是金石重镇药和酸敛安神药为主，也有的用些清热解毒的中药。

高盛兰说："我女儿原来胃口还好的，后来找中医治来治去，治得吃东西就要吐，胃口很差。"

年轻中医只是认真地看着药方，心里分析着，嘴巴嗯嗯发声以回应高盛兰的话。

高盛兰见年轻中医不作声，心里有些着急，对年轻中医说："我女儿的病，不是那么好治的，自从青山湖医院出院后，我就一直在找中医治疗。给我女儿看过的中医不下三十个，都是一些大名医，我真的有些灰心了。"

年轻中医说："我既然敢接手治你女儿，就必定会给你一个交代。天下没有我楚天放不敢治的病。"

高盛兰说："你叫楚天放啊？我来了半天还不知道你叫什么名字，真是糊涂。"

楚天放说："很正常，你一心为女儿的病情，这是人之常情啊。"

于是楚天放开了中药方：党参30g，生白术30g，茯苓30g，生甘草20g，炙甘草20g，干姜30g，炮附子30g，黄连15g，黄芩15g，生姜50g，半夏30g。

高盛兰抓好中药回家，到了下午，又打电话给楚天放："楚医生，诗佳说你就是何泰，要你哄她才肯喝药。"

楚天放只得叫高盛兰带着陆诗佳到他坐诊的地方来。陆诗佳一定要叫楚天放和她一起喝药，要楚天放喝一口，陆诗佳才会喝一口。

这药真不好喝，又甜、又苦、又辣。楚天放自己先喝一口，再把药递给陆诗佳喝。陆诗佳喝一口后，又递给楚天放喝。这样，两人你一口我一口的喝，总算是把一碗药给喝下去了。

陆诗佳在楚天放身边喝药，显得很是开心。高盛兰见状，像看到救星一样，带着女儿回家前，叫楚天放下班后一定要去她家吃饭。

到了高盛兰家，楚天放见房子很大，装修得很豪华，便问道："你不是陆宅人吗？生意主要还是在五湖啊？"

高盛兰说："五湖有一家公司，主要业务在省城。而诗佳在陆宅上学，这个学期，在五湖找到了所学校上学，但学籍还是在陆宅的。诗佳就要高考了，我真担心她的学业。"

饭后，楚天放在高盛兰家待了会，起身要告辞。可是陆诗佳怎么也舍不得让楚天放走，楚天放只好留下来，一直等到陆诗佳入睡后才回去。

第二天，高盛兰又带着陆诗佳过来喂药，可是今天陆诗佳一定要让楚天放抱着喂才会喝药。楚天放只好抱着陆诗佳，一人一口的轮着喝药。边上的病人看到楚天放这样子，显得很是惊奇。

有一个病人说："天下哪有这样的医生，还公开把病人抱在怀里，真受不了。"高盛兰说："这是我女儿，我让楚医生抱我女儿的。"病人回答说："世风日下，真是无语了，治病治成这样子。"

但这有什么办法呢，楚天放也不想这么做，为了安慰陆诗佳，他也是不得已而为之。身为一个医生，对接手治疗的病人，总要负责的。

三天后，陆诗佳已不再像原来那样只要穿一件衬衫了，脸上的痤疮也退去，大便成形，胃口和精神都很不错，就是还会时不时地惊悸。楚天放按原来的思路接着治疗，陆诗佳的身体渐渐好起来。半个月后，陆诗佳的情况已较稳定，可以去上学了。但一放学，她先来见一面楚天放，要不就没心思读书。

高盛兰对楚天放说："楚医生，这如何是好，你帮我女儿从一个精神世界里拉出来，现在又进入了你的精神世界里来。"楚天放说："没事，她现在很听我话，我只要告诉她，如果不好好读书，我就不理她。她就会好好上学的。"

果真，陆诗佳怕楚天放不理她，带着高盛兰煎好的药到学校去喝，天天都很用心上学，考上了省城的大学。

自从陆诗佳上了大学，楚天放也和陆家渐渐少了联系。

南京微言

"惊则气乱""恐则气泄"，神志之乱，直损五脏。

陆诗佳素来胆小，怕鬼神之类的东西，又因为面临高考，学习压力大，大耗心血，体质本就较虚。她见到路上的纸钱和纸幡，心里有些害怕，加上阴雨天，人的情绪压抑，所以遇到蛇之前一直恐惧着。当她遇上了蛇，受惊而气乱，被雨淋则受寒伤阳，使人的阳气为之困顿。到了夜里，阳气下潜，在公厕门口再次受惊吓。由是本就虚弱的身体一下子更是难以承受，加上晚上没睡，身体马上虚垮了。

阳气困于下，脑失养，惊而气又乱。到了医院里嘴巴喊着要见初恋情人，这时陆诗佳的神志是有些恢复的。人总是在自己最爱的人身边才感觉到最安全，所以陆诗佳一直渴望恋人能在边上，这才有安全感。可惜小姑娘未能如愿，又让她的精神陷于恐惧之中。

人是一个形神一体的有机整体，体健则神旺，体弱则神疲。体弱气乱之人，一定要进行调补，再以适合的方式进行安慰，以调理气机。青山湖医院的心理医生套用书本理论机械治疗的做法，对陆诗佳根本没有半点效果，镇静药也只会让人的阳气更加困顿于下。

后来陆诗佳的妈妈所找的中医，治疗用药过于寒凉，徒损脾胃，因此食后则吐。

楚天放治疗陆诗佳时，其阳气已完全外浮，才会见诸多寒热错杂的症状。

上下不和，五脏俱乱，治疗之要在于守中运中。甘药入中，是以楚天放重用党参甘草以固守之，再针对上热下寒之势，治以清上温下。

这个病案，我早期的学生陈法总看后，觉得治疗角度很有意思，一直想不通。后来我对他说明"气机上下逆乱，治疗在于守中用中"的道理，方才明白。

但药物只是调体，神志上的治疗也很关键。《黄帝内经》中说"先其所因，伏其所主"，神志的治疗方式不见得机械地应用心理学上的常用方法就能解决问题，一定要找出病人心理上的根本原因。所以心理安慰不一定要用所谓的专业治疗，而是要针对病因治疗。楚天放当上了陆诗佳的"男朋友"后，陆诗佳找到了一直渴望得到的安全感，其心理才得到真正的治疗。

我觉得一个医生为了把病治好，在不做伤天害理的事的前提下，可以方法多样化。只是现在很多病人，因为种种原因，很少能实施最理想的治疗方法。

风水大师

开和是江南的一个地级市，下辖八县市，经济基础很好。

开和的首富叫朱国富，据说有几百亿的身价。这次朱国富病了，并且病得很重。作为地区首富，朱国富一病倒，不要说他的属下乱成一团，就连开和市委也很关心，到处打听哪里有高人。遗憾的是朱国富看了很多中西医的名医，能请到的都请来看过了，也没有治好。不仅如此，他还找了很多风水大师、得道高僧、世外高人也无济于事。

半年多时间过去了，朱国富的病还没有得到有效的治疗。

这时开和市卫生局的上官飞云向朱国富的儿子朱晓阳推荐了一个民间中医生

胡雄。

上官飞云是开和市卫生局卫生监督所所长，对于开和市的医生可谓了如指掌。他出面给朱晓阳推荐的胡雄医生，是一个外来的乡下人，传言很多，有的说他技术很神，有的说他就是一个糊涂虫。因为这个胡雄经常把很简单的账目算错，总是少收病人的钱，有时还会忘记收费。所以，在开和市很多人都称胡雄是糊涂中医。不到万不得已，官员和富豪是根本不敢去找这个糊涂医生看病的。

朱晓阳问及胡雄的情况，上官飞云也如实地告知。

朱晓阳说："还是算了吧，你要知道我平时请的要么是名医，要么是圈内找来的高人。"

上官飞云说："我知道，关于胡雄的外界传言的确不怎么样，但据我所知，只要是他接手过的病人，疗效都很好，几乎没有失手的。只是此人喜怒无常，还不知道他愿不愿意来治。"

朱晓阳不解："一个民间土郎中还这么牛？"

上官飞云说："传言中的确是这样，所以不是万不得已，我也不敢向你推荐这样的人。"

朱晓阳无奈："那就叫他来试试吧，看看到底有几斤几两。"

上官飞云找到了胡雄，胡雄先说道："你把这位朱老板的创业史，尽可能详细地告诉我。"

上官飞云告诉胡雄："这个朱老板可是我们开和市的一个传奇人物，现年六十多岁。从他三十几岁开始创业，大的决策从没失算。通过他三十年的努力，把原来一个小作坊，变成了现在年产值几百个亿的大财团。他是创业者，所以要承担的事情特别多，现在上了年纪，精力和体力也吃不太消了。特别是这两年，听说生了几场病，到处找医生。去年一病倒，企业的精神支柱没有了，一下子人心浮动，所以大家都在着急。这样的病人，你如果治好了，这辈子就吃喝不愁了。"

胡雄淡淡地说："是吗？如果我胡某人这辈子能吃喝不愁，那我可得多多感谢你。"

上官飞云继续说："这样级别的人，哪是一般医生能遇得上的。你要知道，他平时请的都是些什么级别的名医啊？"

胡雄不屑："他请过的名医，好像也是拿国家工资在过日子啊，不见得就指着这位朱老板养着吧？"

上官飞云劝道："以前那些名医帮朱老板治的是一些小毛病，但这次不一样了，你如果这次真的能帮朱老板治好，他还不感谢你？"

胡雄说："感谢我的人很多，你看我抽的烟和喝的酒，全是病人为感谢我拿来的。我以前没认识朱老板也不见得就饿死街头啊？"

上官飞云请不动胡雄，只好打电话告诉朱晓阳。朱晓阳没想到还有他请不动的医生，悻悻地对上官飞云说："算了，我就不信世上少了他，我父亲的病就没人能治得好。"

又半年过去了，朱国富的病还是没有半点的好转，比原先还加重起来。

省城一个官员也给朱晓阳推荐胡雄，朱晓阳好奇地问："这个胡雄真的这么牛？"

省城官员点头："我严重失眠二十五年，就是这个胡雄不到一个月时间就帮我治好了。"朱晓阳听到省城官员的话，决定亲自上门来请胡雄去给父亲治病。

朱晓阳到了胡雄的诊所，只见诊所规模很小，只有一间门面。诊所里药品堆放得并不整齐，所用的桌椅很陈旧，加上诊所中药柜涂的是黑色油漆，一进诊所，就有一种说不出来的压抑感。边上有一个年轻人自顾看书，对进来的人并不理睬，连眼皮都不抬一下。

朱晓阳一声不吭地退了出去，回到车上就给上官飞云打电话，求证是否就是这小破诊所。上官飞云肯定地回答了他，就是这家诊所。朱晓阳又下车走了进来，问边上看书的年轻人："你好，请问这里有一位叫胡雄的医生吗？"年轻人抬头看了下朱晓阳，淡淡地回答："胡医生出去了，有什么事吗？"

朱晓阳递上了名片，客气地说："我父亲病了，想请胡医生出诊。你能不能打个电话给他啊？"年轻人说："对不起，我没有胡医生的电话号码。你下次来吧，或许能遇见。"

朱晓阳走了出去，刚到门口，上官飞云就到了。上官飞云一见到诊所里的年轻人便说："胡大侠啊，还好我来得及时，我就知道你这鬼脾气，一定又在骗朱老板了。"

原来这年轻人就是胡雄，他看到上官飞云来了，没法再骗下去，装糊涂地说："哪个朱老板啊？"上官飞云指了指朱晓阳："他的名片上不是印着总经理吗？"朱晓阳忙说："什么总经理，还不是给人打工，打工仔而已。"

上官飞云介绍："他就是我们开和市首富朱国富朱老板的独生子，现在他父亲是老板，难道眼前的朱总经理不是以后的老板接班人吗？"

朱晓阳接过话："有什么话，我们路上边说边聊，救人救急啊。"转过头来对上官飞云说："上官兄，你也陪同胡医生一起去吧？"

在车里，朱晓阳告诉胡雄，朱国富近两年来，一点精神也没有，总是说人活着没有什么意义。晚上失眠，胃口不好，关节也痛。到医院里检查，只是说有"三高"，其他一切都正常，医院里诊为神经衰弱，开了些药也没有什么效果，一直找不到合适的治疗方法。找过的中医，都说是心脾两虚，吃了很多中药也收效甚微。请了些周易大师来排床位，玉石镇宅，求神问卦也无寸功。

胡雄说："你父亲这不是什么大毛病啊，急什么急呢。"

朱晓阳说："我怎么会不急。这两年，我父亲很少理事，企业里人心惶惶，已经有不少股东开始浮动了。"

胡雄笑笑说："那你是为了救你的企业，而不是为了你父亲的病啊。"

朱晓阳脸色不悦，上官飞云咳嗽了下，胡雄闭口不说话，车子很安静地向前开。

不到半小时，车开到了一个别墅区，上官飞云说："胡医生，这个别墅区，就是朱老板自己开发的小楼盘，这别墅区里住的全是他们企业里各分公司的老总和企业高管。"

别墅区里很宁静，不时有几声鸟叫。

车子开进了一个大园子，园子的左边是一个游泳池，右边是一座很大的房子。

胡雄从没看到过这么大的别墅，但显得很是淡然。

进了别墅，见一个大客厅里摆放着几个大规格的红木沙发和茶几。沙发上坐着一个年近七旬、身材稍胖的老先生。

朱晓阳给双方相互做了介绍，原来这老先生就是他父亲，开和市首富朱国富。

朱国富很和蔼，看不出一点架子，看到胡雄和上官飞云进来，立刻从沙发上站起来去倒水。上官飞云急忙跑上去，对朱国富说："朱总，您太客气了，泡茶这事我们自己来就行。"朱国富说："到我家里，就是我的客人，哪里有客人泡茶的道理。"

胡雄坐在边上，对朱国富说："朱总，我要喝绿茶，茶叶多放点。"朱国富说："还是年轻人好，做事直接爽气。我很久没有听到这么中听的话了。"

胡雄自行取出了香烟，朱国富眼睛很亮，转头对朱晓阳说："晓阳，给小胡开个烟灰缸。"朱晓阳说："你这里不是从没有人抽过烟的吗？"

朱国富笑着说："小胡是医生，医生自己都抽烟，说明了他这烟对我没有伤害的。再说对一个会抽烟的人来说，不让他抽烟，等下怎么给我治病呢。"

朱晓阳拿来了一个一次性纸杯，倒了小半杯水，放在胡雄面前权当烟灰缸。朱国富也端着茶走了过来。

朱国富在胡雄边上坐了下来，胡雄见他面色淡暗，两颧偏红，眉头微微紧锁，嘴唇闭得紧紧的，显得很坚毅。他身着米色挟着淡蓝直条的夹克，一副退休小学老师的模样。

胡雄递过香烟，朱国富说："这东西，以前会要的，后来医生叫我别抽，我就戒掉了，还是你来吧。"胡雄说："香烟是好东西，纯阳之性，最能提升人的阳气。你抽吧，没事的。"朱国富接过香烟，转头对儿子说："我抽了啊？"胡雄说："就一根。"

胡雄和朱国富两人抽烟喝茶，一下子就聊开了。朱国富谈了很多他自己当年创业时的故事，不知不觉已将是中午。胡雄说："老朱啊，家里有什么好酒啊，中午我不走了，在你家吃了。"朱国富说："应该的，你这么辛苦的来为我看病，应该请你吃饭。好酒我家里有，等下你自己去选就是了。"

不一会，朱国富去上厕所，上官飞云说："胡医生，你在朱总面前怎么能这样表现呢？他可是我们德高望重的长辈。"朱晓阳说："没事，我父亲已经很久没有像今天这么开心过了，这样谈谈心也好。"

朱国富回来，胡雄说："老朱啊，我这人很吵的，以后我来你家里翻箱倒柜找东西吃，你可别来骂我啊？你今天先带我去看看你的每一个房间，再带我去参观下整个房子。我要把你这个房子的里里外外都看个清楚，以方便下次来找你玩。"

朱国富热情地领着胡雄参观了整个房子。房子边上的绿化很好，就是显得很是冷清，林荫小路有不少青苔。

朱国富说："小胡啊，你是这几年和我最能聊得来的人了。我家里平时很少有人会来玩的，就我一人在家里看看书，修剪下花花草草。晓阳时不时地会过来一下，但他太忙了，现在整个企业都是他在管理。"

胡雄说："那你家还有保姆啊？"

朱国富说："保姆一干完活就不知道跑哪里去了。再说了，就算是在旁边，也没话可说。最可气的是晓阳他妈，总说我这几年变得不近人情，常自己出去玩。而我又走不开，只好困在这里了。"

饭后，胡雄拍了拍肚子说："我现在是酒饭都足了，要给你好好调身体了，让你生龙活虎，变得年轻十岁。"

胡雄见朱国富舌淡暗，苔稍腻，舌根部的苔很厚，舌尖偏红些，脉象沉细稍涩数。胡雄对朱国富说："你这不是病，只是脾胃不太好。我开个中药方调下脾胃，再把你家里的风水调下就好了。"

一听胡雄说风水，朱国富有些不悦地说："风水这东西，全是骗人的。我也请过很多风水大师，还不是一个样。"

胡雄说："这要看风水大师的气场。同样的东西，同样的摆设，不同的人来弄，就会产生不同的效果。就像你集团下面也有一家生产布料的企业，生产面料的企业中国有那么多家，可为什么你就能做得好呢？所以这要看是什么人来做。你的气场比别人强，你就能做起来。"

朱国富听到胡雄这么解释，也很认可。

胡雄给朱国富开中药方：黄芪 30g，党参 30g，苍术 30g，陈皮 15g，厚朴 15g，茯苓 50g，当归 15g，丹参 30g，百合 30g，菟丝子 30g，巴戟天 20g，泽泻 10g，葛根 20g。

胡雄对朱国富说："这是一个专门针对你身体调理脾胃的药方，脾胃好了，吃进去的食物能有效地得到消化吸收，身体才能好过来。另外，你去叫个脚底按摩师来，每天给你做按摩。按摩前先用肉桂粉把脚泡热，脚泡了再做脚底按摩。"

朱国富问胡雄："那你说到的风水，要怎么弄啊？"

胡雄说："你把你家客厅里的植物换掉。这些绿色植物太绿了，弄些红色的来。你想想，房子是朝正南方的，南方主阳，配红色才能生阳，绿色把阳气都压住了。另外，你这客厅楼梯口，最好弄一大块红木做的屏风挡一挡，上楼时都从屏风后面走。从风水学上来说，房子要通风，但不能通透。你这房子太透了，现在是秋天，冷风从北面的门进来，直透大门，这样不行的。"

朱国富很开心地对胡雄说："真想不到你这小鬼头还懂风水，太难得了。"转过头去对上官飞云说："你们两个晚饭吃了再走，我自己有红木家具厂的，我现在就打电话叫他们把屏风送过来。事不宜迟，把这几盘盆景也换了。"

不到两小时，屏风和红色植物送到，摆放好之后。朱国富说："这个屏风一放，就是客厅变小了，总觉得有点挤的感觉。"胡雄说："就是要挤点才能养人气，你是一个快七十岁的人了，阳气比以前要弱得多。木主升发，放在这里，刚好可以对抗寒风的肃杀之气。加上红色植物在南边，阳气自然升发起来，这样你的身体也就渐渐的好过来了。现在你不太习惯，觉得有点挤，不到三天，你习惯了就不会觉得挤了。"

晚饭后，朱晓阳送上官飞云和胡雄回市区。在车里，上官飞云对胡雄说："胡医生，你这个糊涂医生，做事别太过啊。你白天这样骗朱总，我看了都为你捏一把汗。"

胡雄说："我白天这是叫心理治疗，你想一下，朱总平时太寂寞了。一个老人面对这么一大幢房子，会有怎样的心理。虽说他家里也时常会有些人走动，但一个个见到朱总都是唯唯诺诺，哪能像我这样和他可以开心地聊天。你别看晓阳兄是朱总的儿子，但这样的父子关系，不见得就能比穷人的父子关系亲密。因为晓阳太忙了，企业里的事忙得他很少有机会去看望父亲。父子之间见面也是谈企业里的事，对于朱总来说，也是一种打击。"

朱晓阳默默听着，不作声。

次日，朱晓阳来电话告诉胡雄，朱国富昨天服药后，夜里安睡，今天精神也好多了。但朱国富想和胡雄聊天，叫胡雄有空去陪他。刚好胡雄有几个病人要看，等病人离开，到朱国富家已经是中午。

胡雄问朱国富："客厅加了个屏风，会不会觉得挤？"朱国富答："今天已经开始有些习惯了。"朱国富像小孩子一样，问胡雄："真是奇怪，以前请来的一些风水大师，他们弄完也是白弄。昨天你叫我在客厅里摆个屏风，今天上午我特意待在客厅里，一步也不出去，却觉得心里踏实，不像以前那样会心慌了。"

胡雄笑笑回答说："你一个成功的企业家，家里来客人虽说较少，但总会有些人来走动的。客厅是一个家庭的门面，为了体现你的成功，把客厅弄得很宽敞，沙发茶几也很大，看起来是端庄，但这样不养人。房子是靠人气来养的，你现在上了年纪，气自然不能和以往相比，相对来说要虚些，养这么大的一个房子，你身体吃得消吗？现在在客厅里加摆了一个屏风，让客厅的空间看起来小一些，你所消耗的气自然就少了。另外，南面还摆放了些红色的喜庆植物，阳气一旺起来，你的心就不慌了。"

李影 寻因究源 探病纪实

朱国富说："有理，有理。真想不到你这年轻人，对风水学还这么精通。太难得了。"

朱国富的身体一天天好起来。过了两个月，朱国富对胡雄说："小胡，你技术这么好，而我现在年龄也日渐老去。老人啊，是很多病的，我想留你在身边，为我的身体把把关。你觉得如何？至于待遇方面，你开口好了，反正我一定不会让你吃亏的。你如果要房子车子，这都好解决。"

对于朱国富这样一个大富豪来说，这些东西真的是好解决。但没想到胡雄却说："我当惯了自由自在的小郎中，还是守着那小小的诊所好了。对于你的身体方面，只要用得上我，我一定会来。"

朱国富见胡雄拒绝，很是失落。

这时朱晓阳和上官飞云走了进来，朱国富对上官飞云说："上官大人，你和小胡熟些，你劝劝他，叫他留在我身边，为我的身体把关。"

上官飞云对胡雄说："胡医生啊，朱总是很看得起你的。你要知道，有多少医生想留在他身边都很难。朱总开口请你留下，你应该珍惜这样的机会啊。"

胡雄见上官飞云也开口，只好说："我现在也定不了，你也知道我这人自由惯了，等我回去考虑下吧。"

过了几天，朱晓阳打胡雄的电话，提示是关机。开车到胡雄的诊所去找胡雄，只见店面已经转让给别人开小卖部了。

胡雄不知去向。

朱晓阳打电话给上官飞云，上官飞云也联系不上胡雄。

南京微言

朱国富是一个成功的企业家，几十年的打拼成就了今天的企业帝国。但朱国富在打拼的过程中也大伤精力，加上年事已高，精力、体力自然会下降。老年人的健康在于静养，而朱国富却停不下来，还要为他的企业不断地操心。原来请来了这么多的西医和中医，西医诊断为精神衰弱，中医诊断为心脾两虚。单纯从医学角度上来看，都是正确的。为什么治疗用药却没效果呢？主要是没有考虑到朱国富的生活居住环境。

不论朱国富年轻创业时多么的勇猛，可现在已经年老。一个身心俱疲的老人，时常孤独的一个人待在家里，面对一个大房子、大客厅，心里空空的，自然会很不踏实。

世人对于一个成功者，总是去仰望，朱国富的成功，导致了他和其他人的距离很远。别人见到朱国富，总是向上仰望，这样让朱国富的心更加孤独。所谓高处不胜寒！

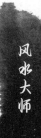

风水大师

胡雄对朱国富的治疗，从中医学角度讲，中药的治疗主要是针对一个老人的身体进行调补，药很对症，但这也仅仅是一个方面。更主要的是胡雄能以平等的眼光去对待一个成功者，能把朱国富当成一个纯粹的病人进行治疗。他和朱国富打成一片，距离自然就拉近，所以第一次见面后，朱国富就很喜欢胡雄。因为胡雄让他舒服，让他温暖。

另外，胡雄所谓的"风水治疗"，在宽敞的客厅里，摆放一个屏风，无非是为了减少客厅的体积，让朱国富的心里有一种踏实感，根本没有北边房门进来的冷风肃杀之说。

五色入五脏，红入心。人见到红色的东西，会兴奋起来，朱国富处于这样的一个环境里，人自然会随之而兴奋。

神为何物

叶店是河东市信丰镇下辖的一个自然村，有一千两百多人口。几年前，村长家开了小卖部后，这里就成了村里人茶余饭后的集散中心。

小雨天，叶店村村长家的小卖部里挤满了人。四个人在打扑克，边上三人围观；还有几个妇女坐在一边织毛衣，手里不断地编织着，嘴里不停地聊这聊那，还时不时地看下挂在墙上的电视机；两三个小孩子跑来跑去，不时地发出尖叫声。场面显得颇为热闹，但村长家哪有不热闹的呢？

只听见一个妇女说："你们听说了没，叶崇礼这次病得很重啊。说是中风，在河东中心医院急救呢。"

另一个妇女接过话题说："这事还要你来告诉？送他去城里急救的车，就是我小叔子开的。今天早上天还没亮就来叫门了，真想不到，昨天还好好的一个人，今天怎么就中风了，还要去急救。"

又一个妇女插嘴："这就是叫'人在做，天在看'，叶崇礼这几十年，我们村里不知多少人被他打过啊？真是报应。"

这时走进来一个男子，训斥道："你怎么嘴巴这么多啊，他以前打谁关你什么事了。真受不了你们这帮妇女，一点屁事就整天说来说去。"

几个妇女吓得不敢吭声。

原来发话的男子就是叶店村的村长，叫叶文选，这小卖部就是他开的。叶文选和叶崇礼是本家，从排行上来说，叶文选称叶崇礼为叔叔。叶文选的父亲叶方明只有兄弟一个，到叶文选这一代，还是只有一个兄弟。叶崇礼家有兄弟五个，所以在叶文选小的时候，曾吃过叶崇礼家的亏。后来改革开放了，叶文选时常做些小本生意，日子一天天好起来。而叶崇礼家兄弟几个不太团结，又不善于经营，只会种地，所以近些年来，叶崇礼家都一直尊着叶文选。叶文选当村长后，叶崇礼家更是努力支持。

叶文选做事很得体，虽说以前曾受过叶崇礼家的气，但这次叶崇礼生病，叶文选一听说就跟着车进城了，等到叶崇礼在医院里安顿好才回来。

大家见叶文选回来，七嘴八舌地问叶崇礼的情况。

叶崇礼手术很成功，住院半个月便出院回家休养。叶崇礼一到家，叶文选带着水果、饮料等礼物马上去看望。

叶崇礼的儿子叶强斌，看到叶文选的到来，显得很是激动。对叶文选说："父亲这条命是捡回来了，就是右半身不能动，下半辈子可能要在轮椅上度过了。"叶文选听了也很难受，因为叶崇礼才五十五岁，如果要在轮椅上度过这么长时间，不仅是叶崇礼一个人难受，就是整家人都会活得很累。

叶文选说："你父亲的病，医学上称为中风后遗症，西医是没有什么好办法，只有看中医。"叶强斌说："就是怕我父亲不愿意接受中医治疗。"

叶文选不解："怎么了，你父亲对中医有排斥啊？"叶强斌说："以前也不会的，后来信了耶稣就变得对中医很排斥，总是说中医是妖术。他说西医是耶稣的医学，除了西医以外，其他的全是妖术，不能信。五年前，他高血压头痛，看了个中医，中医说我父亲肝火太旺，加上平时脾气差，又爱喝酒。叫我父亲戒酒，再吃些补肾平肝的中药就会好。治了一个多月时间，头不痛了也就不去注意。大前年我们一家人信了耶稣，他就开始排斥中医，反对佛教。真想不通，原来我们家信佛教好好的，为什么又要改成信耶稣。"

对于宗教信仰的问题，这是个人的自由选择，叶文选不好说什么，可是叶崇礼这样的反对中医，只得对叶强斌说："你尽可能多劝劝他。告诉他，中医只是一种治病的学问，不是什么宗教。这是完全不同的两个概念。"

叶强斌劝了很久，父亲总算是接受了中医治疗，第二天就去城里请了一个治疗中风很有名的老中医来。

老中医看了下叶崇礼的舌头后，去给叶崇礼诊脉，突然叶崇礼看到这老中医手上戴着一串小叶紫檀的珠子。叶崇礼一下子不知哪来的力气坐了起来，对着老中医大骂："魔鬼，你这魔鬼，快快给我滚开！"

老中医见此只好离去。

从此叶崇礼再也不接受任何中医治疗了。

但叶崇礼的右半边身体越来越痛，大便也要五六天一次，脾气变得越来越古怪，还时不时地喊头痛。

叶崇礼家本来经济条件就不好，上次住院的钱都是借来的，如果再这样下去，

神为何物

病情发作，真不知道到哪里去借钱了。叶强斌愁得不知道怎么办才好。

叶文选又来了，叶强斌如遇上救星一样，急忙询问有什么法子对付。

叶文选说："我认识有一个叫周志光的中医师，技术很好，他可是省内的大名医，发表过很多论文和专著。或许他能治得了你父亲的病。"

叶文选请来了周志光，只见周志光六十来岁的年龄，一米七五左右的个子，身材匀称，穿着笔挺的西装，胡子刮得很干净，头发梳得雪亮，很有派头。

其实周志光是省城一家医院的中医科主任，叶文选一个朋友的胃病是他看好的，这次是来河东中医院讲课。

周志光一进叶崇礼家门，就闻到那种病人身上发出的腐臭味，不由自主地捂着鼻子，冲着叶崇礼看了两眼就走了出来。

叶文选递上了笔纸，周志光开药方：生黄芪 50g，当归 15g，地龙 9g，葛根 30g，苍术 15g，香附 15g，石菖蒲 9g，桃仁 12g，红花 12g，天南星 6g。

叶强斌抓来了中药，把药煎好后，叶崇礼怎么也不喝。叶强斌说："这可是我们省城的大名医开的方，吃了一定会好的。"叶崇礼说："只要是中药，我就不喝，管他是谁开的方。"叶强斌说："这样的大专家出诊一次很难得的，我都是托关系，又花了很多钱才请来为你看病的啊。你这样，钱不是白花了吗？"

叶崇礼一听儿子说这药是花了很多钱才得到的，马上很配合地大口喝掉。叶强斌看到父亲把中药喝了，叫母亲留下照顾父亲，自己安心地去干活了。

到了晚上，叶崇礼大喊头痛，右半边身体也比原来要痛得多。叶文选听说也过来看望，见到叶崇礼这样子，开心地说："名医就是名医，一剂药下去就这么大的反应。"叶强斌着急："这是好事？"叶文选说："当然是好事了，你想下，你父亲本来就是因为脑袋瓜里的血管堵住才会中风的。手术是把一部分的淤堵拿掉了，但还有很多没拿光，所以半边身体才不会动。周教授这药吃下去，一定是把原来淤堵的血脉打通，现在是通的过程，所以你父亲自然会痛了。"

边上的人听到叶文选这么分析，一个个都觉得很有理。

可没想到，叶崇礼吃了三剂药，头胀痛一天天加剧，右半边身体的筋骨也越来越痛，只得赶紧送到河东中心医院诊治。

河东中心医院的医生见到这样的情况，只能用止痛药，但身体的整体情况一点也不见好转。请来中医科医生来会诊，也没有什么法子。

这个周日，叶强斌去教堂做礼拜，和一大群信众认真地唱歌，但人群中一个青年东张西望，一会儿又走到门口去溜达。

叶强斌走过去对青年说："对神要尊重的，你这个态度，主会怪罪于你。"青年说："如果主是这么小气的人，那他也配做神？神为什么能受天下人拜，就是因为他的肚量比人要大。你们整天拜来拜去的，你们的主给你们什么了？"

叶强斌毕竟是年轻人，不会像他父亲那样的偏见，听青年说得有理，接过话说："其实也只是一种信仰。我父亲在吃饭前也要说饭是主赐予的，我听了也觉得好笑，自己不去干活，哪来饭吃。但前辈们这样子，我们做晚辈也不好说什么。"

突见这青年取出手上的一串珠子，念了声："阿弥陀佛。"

叶强斌很是惊讶，问青年："你是信佛的人，怎么能来教堂里做礼拜呢？你这样子，主不欢迎你，佛主也不开心的。"

青年大笑："什么主，什么佛，还不是人心。心里有主就是主，心里有佛就是佛。我口袋里还有一本《黄庭经》呢，这有什么了？我是一个道观也进，寺庙也进，礼拜也做的人。哈哈哈哈。"

叶强斌说："我也很久没有来做礼拜了，这次是因为父亲生重病，在医院住院，我就过来做下礼拜，求主是否能帮助。"青年说："主哪能帮你什么，还不是靠医学才能把病治好。我略懂些草药，你能否把你父亲的情况和我说说，也许我可以帮得上你。"

叶强斌把父亲的情况粗略地讲了一下。

青年说："你父亲这种情况，现在要用中医来治了。西医已经没有什么法子，阿司匹林也解决不了问题。一定要让你父亲的大便通了才行，这是目前治疗的最佳方式。"

叶强斌说："可我父亲很排斥中医，他不要看中医的，所以我一点法子没有，还是让主可怜可怜他吧。"青年说："人生在于进取，而不是靠什么主来可怜，你父亲不吃中药，就要转变他的观念。"

叶强斌问："那你能陪我去下医院，劝劝我父亲吗？"青年说："可以。"

叶强斌带着青年到了医院，见叶崇礼躺在病床上，神志还是清醒的，但面部潮红，眼睛布满了血丝。青年诊脉，见脉象沉弦浊而有劲，问过叶强斌，知道叶崇礼大便干结，三四天一排。

青年叫叶崇礼伸舌头看一下，叶崇礼就是不伸。见此，青年对叶崇礼说："我原来是从不信任何宗教的，现在想找一个比较可取的宗教来信，但难以选择，所以今天是去教堂里看别人做礼拜才认识你儿子。"

一听到青年说想找个宗教来信，并且还去看别人做礼拜，叶崇礼的精神一下来了，对青年说："天下最好的宗教，就是信主，主能给我们一切。"

青年说："讲得很有理，那我就决定信主了，但天地都有残缺，世上任何事物都一样不可能是完美的。主是造天地万物的主，所以主是完美的。只是他在造万物时，可能因为造得太快了些，所以世上的万物就形成了残缺。就像我们生病了，主就创造了医学来救我们。现在的西医，不就是主创造的吗？"

叶崇礼很开心地说："有理，有理。我们世上的万物都是有残缺的，主是完美的。"叶崇礼说着用能活动的那只手，在胸前画十字。

神为何物

青年说:"因为西医是主创造的,所以也有残缺,于是借取中医来弥补。"

叶崇礼一听到中医,显得很兴奋,对青年说:"那是妖术。"青年也附和:"叔叔讲得有理,中医是妖术,但妖术用正了,也是正道啊。要看用妖术的人出于什么样的目的。正人用妖术也是正道,正道被妖人用,也是妖术。你的病原来很严重,后来做手术,命保住了,但遗留下来的问题,就得用这妖术来解决。"

叶崇礼说:"我不要吃中药,我吃过了,没有用。"青年说:"我刚才说过了,这妖术要看是什么人用。你把舌头伸出让我看一下,看我能不能把你这问题解决掉。"

叶崇礼伸出了舌头,只见舌淡胖,舌边瘀青,但舌面又见黄厚腻的舌苔。

青年开方:生大黄 20g,桃仁 15g,地龙 20g,怀牛膝 30g,炮附子 5g,泽泻 20g,丹参 30g,茯苓 50g,厚朴 20g,全瓜蒌 30g。药方下面写上了联系的手机号码。

青年对叶崇礼说:"这药方吃一剂试试看,如果信不过,你们先拿给医院的中医科医生看下再做定夺。有什么事的话,打我电话就是了。"

青年走后,叶强斌把中药方给医院中医科的医生过目,医院中医科的医生说:"这药方千万要注意,五克附子还好,先久煎两小时也不是什么大问题。大黄可是虎狼之药,一用就二十克,我听都没听过。"

面对中医科医生的回答,叶强斌和母亲商量:"你看,这事怎么办才好啊?看来这真是一剂猛药,弄不好,我父亲就走了。"

叶母虽说脾气温和,但向来很有主见,她对叶强斌说"没事的,对方敢开这样的药方,就说明他心里有底。就算真的吃坏了,他不是留下手机号码吗?你过会打个电话给他,就故意问他这药应该怎么煎,怎么服用。只要确定是他本人,就不怕他还会跑到天边去。"

叶强斌按母亲的话去办,没想到对方在电话里说:"你是不是听别的中医说这药方药量太重不敢吃啊?如果怕的话,把药方丢掉就是了,你也没有给我付过一分钱的诊费,对你来说也不亏。"说完对方就挂掉了电话。

叶母问叶强斌:"是他本人接的电话?"叶强斌说:"是的,是他本人接的。"叶母说:"那吃,不要怕。"

叶强斌自行到外面的中药店里抓来中药给父亲喝,药后不到两小时,叶崇礼排了些干硬的大便,头胀痛和右侧的筋骨疼痛随之而好转。见药如此神效,叶强斌马上要求医院办出院手续,又去抓了五剂带回家服用。

叶崇礼回家吃了五剂中药后,头胀痛和右侧身体的筋骨痛已经完全缓解,一家人以为是神药,又到信丰镇的药店里抓了五剂药来吃。可这五剂药吃完后,发生了另外一个情况,就是原来有力气的一侧身体变得没力气了,人精神很差,筋疲力尽。

叶母心很细,见此对叶强斌说:"看来你父亲的药吃得太过头了,赶快给上次开方的人打个电话,只有他才有办法给你父亲医治。"

叶强斌给上次开方的青年打电话，希望去他家出诊，没想到青年说很忙，没有空去出诊。这样一来，叶强斌很着急，但又不知道怎么办才好。母亲来了，对叶强斌说："现在的医生，哪个不要钱啊，你叫他出诊就出诊，怎么可能呢。你再去电话，问他要多少钱，如果我们能够承受的话，就请他来看下。如果对方开价太高，我们再做打算。另外你再问下对方的姓名，上次他给你父亲开药方只留下一个电话号码，名字也没有留下，这样没名没姓的问来问去也不好。"

叶强斌是一个二十几岁的乡下小青年，平时除了干些农活，根本就没有见过什么世面，在母亲的指引之下，又给上次开方的青年打电话，询问出诊的价钱以及对方姓名的事。对方还是一样的说很忙，也没有说要多少钱的问题，说到名字时，对方马上挂了电话。

过了一会，叶强斌的手机收到青年发来的短信：上次省城来的医生，他开的药方应该可以吃。这时服那药，会有效果的。

叶强斌像抓到了救命稻草一样，乖乖听话地把上次留下的药给父亲吃掉。这几剂药吃后，叶崇礼的力气明显地好转过来，但右侧身体还是不能动，只是不疼痛了。

一家人见叶崇礼的生命无大碍，觉得中风的病人本就是瘫痪的，也不再给上次开方的青年打电话了。

半年后，叶崇礼不小心从椅子上跌了下来，把左侧臀跌得很痛，叶强斌觉得这小伤也没有必要去市区里治疗。就把叶崇礼送到信丰镇卫生院治疗，卫生院没有专门的骨伤科，只能在外科治疗。外科医生配了瓶红花油、两个止痛膏和一些止痛药。

过了两天，叶崇礼伤处发疹，痒得晚上难以入睡。因为叶店村到信丰镇只有两公里远，来回也很方便，叶强斌又送父亲去信丰卫生院治疗。卫生院配了一支皮康霜外涂。

痒好了，但伤处还是痛，叶强斌又送父亲去卫生院医治，问卫生院的外科医生："医生啊，这可不是办法啊。膏药外贴会痒，外用药涂了止痒，但还是很疼痛。我父亲右半边本就不能动，现在左边还这样子，如何是好啊。"

卫生院的外科医生说："那你去中医科看下吧，看看中医有没有办法。"

叶强斌推着轮椅把父亲推到了中医科看，只见一个青年，身着便装，站在窗口凝视着窗外。

叶强斌觉得这个背景似曾相识，开口问："你好，请问中医科的医生在吗？"

这青年转过身来，叶强斌和叶崇礼大吃一惊，这不正是半年前给叶崇礼开中药方的人吗。父子俩呆呆地看着这青年，青年问："有什么事吗？"

叶强斌说："我父亲原来中风，近来跌倒了，外科医生叫我们来找中医科治疗。"

青年走了过来，给叶崇礼把脉，见脉象沉弱无力，重按又见涩象。诊舌，见舌淡胖，舌边瘀青，舌面多津。青年说："没事，吃点药，再弄点药粉外涂就好了。"

叶强斌问："你是不是半年前给我父亲开方的医生啊？"青年回答："记不起来了，我天天都面对病人，哪里记得这么多事。"

叶强斌把半年前发生的事讲述了一遍，青年才想起那回事，便问道："你这半年来为什么不来电话呢？那时应该一直治下去。如果那时能接着治疗，你父亲现在应该可以自己走了。"

叶崇礼说："我们农村人一直觉得中风的人就是一辈子瘫在轮椅上的，哪想到可以治得走起路来。"

青年说："现在还来得及，就是恢复要慢些，以后的活动会比半年前治疗差多了。但生活应该可以自理。"

青年医生开方：生黄芪100g，苍术30g，厚朴20g，陈皮20g，川续断30g，骨碎补30g，延胡索20g，土鳖虫20g，鸡血藤50g，地龙20g，菟丝子30g，威灵仙30g。五剂。药方后面署名郑太。

外用方：生大黄15g，生栀子15g，白芷15g，冰片5g。

叶强斌接过药方后，问青年："你叫郑太，郑医生？"青年点头："是的，反正这里离你们信丰也很近，这次一定要按时治疗了。"

五剂药一吃完，再加上外用药的治疗，叶崇礼的伤痛全好了，人的精神也比原来明显的好了起来，开心地对妻子说："看来我这下半辈子不用在轮椅上度过了。"

叶文选听到消息也很为叶崇礼开心，陪着叶崇礼一起到卫生院。

等郑太给叶崇礼复诊后，叶文选对郑太说："以前我们村里有几个不孕症的妇女经你治疗都怀上了，还有一些妇科炎症也都是你治好的，我一直以为你是一个妇科医生，真没想到你还会治疗中风瘫痪。"说着，叶文选拿出了一个用纸包着的东西，对郑太说："我们乡下人，没有什么东西好送的，这是一块锦旗，请你接收。"

刚好有一个护士走过，护士对叶文选说："我们郑医生不要锦旗的，你如果想感谢他，请他吃一餐吧。最好还是去你们家里吃，但菜一定要自己亲手烧的，烧得好吃不好吃也无所谓，但一定要亲自烧。"

郑太说："锦旗我已经有不少了，都在家里放着，这种东西挂在墙上说明不了什么，无非是一些无能之辈拿来充门面。我想喝你们信丰人自己家里做的葡萄土酒，这个我喜欢。但这次不是喝的时候，下次等叶大叔能自己起来走路了，我一定来吃。这餐饭，一定要叶大叔亲自烧，要不我就不吃了。"

三个月后，叶崇礼能自己一瘸一拐地走路了，郑太受邀来到叶崇礼家吃饭，喝了三大碗家酿的葡萄土酒。叶崇礼再也不提什么信不信耶稣的事，只是拼命给郑太往碗里夹菜。

这葡萄土酒太甜了，害得郑太第二天吃了三包午时茶颗粒。

中风应急治疗先分闭证和脱证。闭证是指气血上逆于脑，造成脑络郁闭不通，治疗之要在于清火降逆、活血化痰；而脱证指的是人的元气大亏，生命功能急速下降，如二便失禁、汗出不止等气虚不固的表现，治疗上在于大补元气。

但病人的命保住后，多见肢体不能活动，此时的治疗得细细辨别。虽说闭症是气血上逆为患，但根本在于下元不固，所以治疗上总在于固补元气为主。但不论是闭证还是脱证，多见痰瘀互结。气血上逆引起脑出血，出血必留瘀，瘀血内阻则水湿行而生痰湿，痰瘀互结又多会见化热，造成痰热瘀血结闭。本案例病人就是明显的痰热瘀血结闭，周志光泥于王清任的"补阳还五汤"，病人服药后痰热更甚，所以不效；而郑太之治则直接通腑逐痰瘀，使郁结之痰瘀速去，有形之邪祛除，热随之而去，所以病情马上见好转。

逐邪之治，虽说效果显著，但同时亦是大损元气。病人再服攻下逐邪之剂，反更伤元气，所以无效。治疗应大补元气为上，这是治疗上的一些应对方式，所以再服原来周志光所诊留下的补气活血之剂，又微见效果。半年后，病人再见郑太，郑太以重剂黄芪补三焦元气，才见大效。但中风后要马上针对治疗，对肢体的康复最理想。时间过了半年，治疗效果就差了，但总算使病人能脱离轮椅，这是不幸中之大幸。

031

天 堂

"菰蒲无边水茫茫，荷花夜开风露香。渐见灯明出远寺，更待月黑看湖光。"这是宋代诗人苏轼描写人间天堂的诗句。义城县，也是一个历来都很富庶的地方，田恬媛就出生在这天堂一样的地方。

田恬媛的父亲田荣光是城建局局长，田荣光家里兄弟五人，他排行老五。五兄弟个个有出息，家族里无一白丁，并且都有子嗣。五兄弟觉得这是祖辈留下的福报，商量后决定大修祖坟。

祖坟大修后，田荣光家又添一女婴，白白胖胖，五官俊秀，样子甚是可爱，举家欢喜，老大田荣祥觉得这是田家大事，亲自给女孩起名田恬媛，小名叫甜甜。

田恬媛很争气，从小机灵好学，从小学一直到大学，学习成绩都很好。人也越长越漂亮，大学毕业后已是美如出水芙蓉。

此时国家改革开放已经十年，银行业越来越受社会的关注，田荣光决定把田恬媛安排到银行工作，并且一进单位就担任信贷科科长。参加工作不到半年，来田荣光家里给女儿提亲的人，差点把门槛都踏破，选来选去，最后父女定下了公安局王副局长的二儿子王和平。

时间流逝，转眼到了二十一世纪，义城由原来不足二十万的人口，增长到了一百多万。因为商业发达，外来人口也很多，义城县整个人口活动量达到了近三百万。田荣光五兄弟相继退休，老大老三也已作古。下一代的十三个堂兄妹，虽说没有上一代人的社会地位这么显赫，但也是过得衣食无忧、富庶有余。

田恬媛因生孩子时月子没坐好，后来又流产了三四次，体质下降。随着年龄的增长，近五六年来一直患腰痛，好几次痛得不能起来。到义城中心医院检查，是腰间盘突出压迫神经，但治来治去就是没有理想的效果。她经人介绍去省城治疗也没有治好。前年，北方来了个中医引导大师，挂一个号就要一万多元，治了近两个月，病情反而不断地加重。

夏天，田恬媛的儿子王杰考上了重点大学，家中请来亲朋好友一起庆祝，多喝了几杯。第二天一醒来，她就感觉腰腿痛得不能动，只得请假在家里休息。

王和平把田恬媛扶起，弄好了早餐自己去上班了，田恬媛靠在床头边玩着平板电脑，查阅有关治疗腰痛的资料。

突然，她发现了一篇关于治疗腰痛病的文章，作者署名王思乐。田恬媛通过网络找到了王思乐的联系方式，没想到电话一拨通，王思乐竟很耐心地给她讲解了有关腰间盘突出的相关知识，对腰间盘的发病原因、治疗方法、治疗误区、日常保养等都进行了详细的讲解。

最后田恬媛提出叫王思乐开个中药方治病时，王思乐回答："中医讲的是望闻问切四诊合参，和你聊了这么多，我对你的身体情况虽说有一个大体的了解，但对你的气色、脉象、舌象等情况一点也不了解，我真的开不了药方。"

田恬媛说："我这些年看过很多医生，不论中医还是西医的都看过，因为自己的毛病，也买了不少医学的书来看，也很清楚中医要求望闻问切。但我现在走路都走不了，实在没有别的法子，才请你帮我开个中药方。你通过手机短信把中药方发给我，我转发给爱人，让他下班把药带回家来就是。"王思乐说："那我试试吧。中医讲的是理法方药，你的腰痛因月子里引起，后来又有几次流产没有得到很好的保养，肾气大亏。治疗的根本在于固肾壮骨，但你这次的腰痛是风寒引发，得先把风寒祛除再图病本。"

田恬媛说："我没有着凉啊，这大夏天的，哪有机会着凉？"

王思乐说："着凉不见得说一定要有发热流涕的症状出来才算。你儿子考上大学，你多喝了几杯葡萄酒，酒后毛孔就会随之打开，而你喝酒的环境不可能不用空调。你本来身体体质就弱，酒后毛孔开泄，寒气就随着毛孔进入体内了。"

田恬媛说："书上说受寒会见恶寒，但我没有恶寒的表现啊？"王思乐说："你是没见恶寒，但你的腰是重痛。你刚才不是说腰重得不能动，整个身体都重得不能动的感觉吗？重主湿，有一分重就有一分湿，越重越湿。你现在身体都重得不能动，可见湿多重啊？你要知道，人一身的湿气全靠肾气的气化作用来代谢。你久病肾虚，一受寒，气化不利，内湿就生。你现在月经已过半个月，阳气不足，白体不化，子宫内膜没有完全融消，才会引起痛经、月经淋漓难净等症状。所以针对你身体的治疗，目前最主要的是快速把身体内的寒湿之邪排掉，寒湿祛了，再作打算。"

田恬媛听王思乐讲得有理，也不再多问。王思乐开中药方：生白术150g，茯苓50g，独活50g，狗脊30g，麻黄5g，桂枝20g，鸡血藤50g。一剂。

田恬媛看到王思乐发来的短信，疑问："就一剂药？一剂药就会好过来啊？"王思乐说："这药是急治标的药，药很猛，吃多了你身体吃不消的，先抓一剂来吃吃看。"

傍晚王和平抓了一剂药回来，田恬媛药服后，一晚泻了三次，第二天起来，全身轻松，觉得这是神药，一剂药就让她这么舒服，又去中药店里抓了五剂来吃。可没想到五剂药吃完后，人变得有气没力，心烦失眠。田恬媛打电话给王思乐："王大夫，向你汇报下，吃了你这药腰痛是好了，就是人变得心烦失眠，人也没有力气。"

王思乐说："一剂药不会让你失眠的，你应该是觉得这药效果不错，多吃了几剂吧？要不，你也不会等到今天才给我电话的啊。"田恬媛说："是啊，你这药真是神了，那天晚上吃一剂，第二天腰就不痛了。到了单位，大家都觉得很神。我想多吃几剂，把这毛病治好，后来又吃了五剂。"

王思乐说："虽说你肾虚湿阻，但肾虚是本，湿阻是标。治标太过，会伤本的，你的身体要治好，最好还是过来面诊，进行全面的调理。"田恬媛说："你可是我的本家啊，我爱人也是姓王的，你在哪里，双休日叫我爱人带你来看下。"

王思乐说："我是义城乡下的，叫水塘乡，知道不？"田恬媛吃惊地说："天啊，我爱人也是那里人，只是他从小就出生在市区里，平时没有什么事，我们也不会回去。"

到了周末，王和平带着田恬媛找到了王思乐。只见王思乐是一个三十来岁的年轻人，呆坐在一间草药店里，草药堆放杂乱无章。

田恬媛简直不敢相信自己的眼睛，真的不敢想象眼前这个年轻人就是在电话里为她治病的人。因为看到王思乐的草药店样子，她很怕王思乐药店里的药品质量不好，直截了当地对王思乐说："我今天过来是叫你帮我开药方的，我是公费医疗，回城里可以报销。不知道你能不能帮我开？"

王思乐说："这没什么的，药费也值不了几个钱，我帮你开方就是了。"见田恬媛舌淡暗而胖，舌苔滑腻，舌边齿痕明显。诊脉，见脉象沉细弱而涩数。考虑月经将至，虽说失眠，也不过是前几天药过燥，治病的总体还得考虑月经周期的问题。

王思乐开方：党参30g，生黄芪30g，生白术30g，陈皮20g，茯苓30g，菟丝子 30g，覆盆子 30g，狗脊 30g，川续断 30g，杜仲 30g，巴戟天 30g，泽泻 15g，益母草 30g，当归 20g，丹参 30g，鸡血藤 30g。

一周后，田恬媛来复诊，田恬媛身体一切安好，逢月经第三天。王思乐换方：党参 30g，生黄芪 30g，生白术 30g，陈皮 20g，茯苓 30g，菟丝子 30g，覆盆子 30g，狗脊 30g，川续断 30g，杜仲 30g，枸杞子 30g，泽泻 15g，益母草 15g，当归 15g，丹参 15g，桑叶 30g。

又过了一周，田恬媛又来复诊，王思乐换方：党参 30g，生黄芪 50g，生白术 30g，陈皮 20g，茯苓 30g，菟丝子 30g，覆盆子 30g，狗脊 30g，川续断 30g，杜仲 30g，巴戟天 30g，泽泻 15g，益母草 30g，当归 20g，丹参 30g，鸡血藤 30g。十五剂。

半个月后，田恬媛带来了一个四十来岁的男子一起复诊，介绍说："这是我们银行分行行长。姓杜，木土杜，名叫海龙。我的身体是好了，这次是带杜行长来看的。"

这杜海龙一表人才，虽说比田恬媛小四五岁，但是看起来却要小十来岁。王思乐问："杜行长，身体有什么不舒服吗？"

杜行长见王思乐问话，回答说："职业病，坐得多，电脑用得多，颈椎不太好，易感冒，空调房间里稍不注意就着凉。近一个月来，因为工作上有些事，忙了些，睡不太好。主要是不入睡，有时会心烦。"

王思乐见杜海龙舌淡红，但舌尖和舌边偏红。舌根苔较厚腻。脉象弦而稍数。王思乐开方：党参 30g，生白术 30g，陈皮 20g，茯苓 50g，菟丝子 30g，覆盆子 30g，狗脊 30g，川续断 30g，杜仲 30g，巴戟天 30g，泽泻 15g，百合 50g，当归 20g，丹参 30g，鸡血藤 30g，葛根 30g。

田恬媛因病一直留心于中医，每一次对王思乐的药方也都是很认真地在学习，可这第三次来看到王思乐用的都是那几味药，忍不住问王思乐："王大夫，这就是你给杜行长开的治疗颈椎病和失眠的药方？"

王思乐说："是的啊，怎么了？"

田恬媛说："你给我开了几次药方都差不多。想不到你给杜行长开的药方也差不多。"

王思乐说："怎么会差不多呢，差别可大着呢。"

杜海龙接过话说："能人，真是能人，一方通吃天下。能有这样水平的医生太少了。"

王思乐把药方递给杜海龙，说："我这里不能公费，你把药方带回城里去抓药吧，城里你们可以公费治疗的。"杜海龙说："我们要尊重医生的劳动成果啊，你不收诊费，这几个药钱总要给你的。再说了，一个医生全靠名誉立足，你的药应该比城里药店用得好啊。"

王思乐说："我这里你也看到了，大多是自己采的药草，有些采不到的才会去买。"

杜海龙说："草药好啊，城里药店的中药，种植加工怎样我们全不知道，还是用你这里的土草药吧。"

秋去冬来，田恬媛觉得冬天到来，应该再调调身体，便带了五六个朋友又找王思乐开药方。王思乐见田恬媛几个月没看到，反而变得年轻起来，两颧的斑点也大多退淡了。

王思乐笑笑问："杜行长上次来了就没再来过，不知道他的失眠治得怎样？"

田恬媛说："杜行长能混，上个月就调到地级市的总行去当行长了。你上次开的方很好，只吃一剂就很好睡，还叫我给你带个话，表示感谢。"

王思乐说："谢不谢的也没有必要，我只是关心下自己接手的病人。我要学习，就要不断地总结。"田恬媛说："那是，那是，一个医生如果没有足够的病人来治疗，光是纸上谈兵，只会写论文，也是一个庸医。"

听到田恬媛说到只会写论文的庸医，她边上的这些朋友，马上谈论开来，把省内的一些大名医骂了个遍。

王思乐说："你们这是何苦呢？天下哪个医生不想把病人的病治好？是你们对医生的希望太高了些吧。试想下，一个名医，平时都是很忙的。特别是一些上了年龄的老人家，他也是人，不是神仙。一个上午几十号病人看下来，到最后都是累得筋疲力尽的，这时人自然会出错误诊的啊。你们应该换位思考下，想下你们银行里的人，一天忙下来，最后是不是也易出错啊？"

几个人听到王思乐这么说才住口，王思乐为她们一个一个的诊治开方。等王思乐把几个人的药方开好后，田恬媛伸过手，把所有的药方一收到手，转头对她们说："王大夫人很好的，我来这么长时间，一直都是免费开方。他这里不能公费，我们把药方带到城里去抓药吧。"

边上有个病人说："那诊费总要算点去吧，这样多不好意思。"王思乐对病人笑笑说："第一次不好意思，多开几次就习惯了。"田恬媛说："是啊，真没什么的，王大夫人真的很好，他从不计较这些的。"

两个月后，田恬媛给王思乐打电话，准备带朋友去看病，王思乐告诉她草药店不开了，已经去省城行医了。

从此田恬媛和王思乐没再联系。

时间过得飞快，不知不觉五年过去了，田恬媛的儿子王杰大学毕业都参加工作一年，并且还生了个儿子。田恬媛当了奶奶，孙子给她带来了喜乐，也给她带来了劳累，田恬媛的腰又开始痛了，厉害的时候痛得不能走路。

田恬媛悻悻地对王和平说："真是火，离退休还有好几年，如果按我们女人生理年龄来退休就好了。我现在都绝经一年半了，工作上也应该退休一年半了啊。"王和平说："唉，我们都是老人了。平平安安地过了这么几十年，现在别人看我们过得很光鲜，哪想到你一直为腰痛折磨，而我这几年的心脏也不好，血压一直下不来。"

田恬媛说:"你那时血压刚有点不对,找那个王思乐医生看应该会看好的,没想到病情发展这么快,你的心脏会变得这么大,还说要换心脏。每个人都只有一颗心脏,又有谁的心脏给你啊。不过也真是的,王思乐不就一个乡下土郎中,我还介绍病人给他治,这是给他提供更多的学习总结机会,一点也不懂得感激。"王和平说:"知足吧,当年他能为你治这么久的病,一分钱也没收,你这人怎么能这样说话呢?"

田恬媛说:"我就这么一个人,又怎么了?你为什么当年要娶我呢?你早知道我是这么一个人,早就可以离开我了。"

王和平的脾气真是好,和田恬媛结婚近三十年,从没发过脾气。反而是田恬媛在外面斯斯文文,在家里却总是发脾气。王和平见田恬媛来劲了,赶紧去给孙子拿奶粉,走一边去。

这天,杜海龙到义城检查工作,田恬媛强行去上班。王和平说:"你是老员工了,杜行长又不是不知道你的腰不好。"田恬媛说:"你懂什么,杜行长调到省城当行长去了。"王和平说:"真想不到这家伙升得真是快,十年前他还是你们小小支行的行长,现在都调到省城去了。"田恬媛说:"杜行长是很有实力的一个人,这点我们要承认的。"

杜海龙看到田恬媛一瘸一拐的来,客气地对田恬媛说:"你这是何苦呢,我们是老同事了。来个电话说下就行了啊。听说你都当奶奶了,我没来得及给你孙子带东西,改日我一定叫人送来。"顿了会,杜海龙问田恬媛:"你的腰以前不是那个叫王思乐的中医帮治好的吗?他应该会有法子治好你的腰啊。"田恬媛说:"他离开义城了,听说他现在很忙,所以一直都没有联系了。"杜海龙说:"听说他在省城,混得倒不错。这小子,技术不错,也是个能人,是应该出来走走了。"

田恬媛说:"不就一小郎中,什么能人不能人的。我这辈子死也不要他来治,我就不信这个邪了,这么大一个中国,少了他王思乐,我还会痛死。真的痛死没人会治,我也情愿痛死。"杜海龙知道这个老部下的为人和脾气,小姐脾气一上来,谁都拿她没招,于是心平气和地说:"我打个电话给他,看他有没有空。有空的话来义城一趟,帮你把这腰治治好,你现在步入老年行列了,得把身体养好。"

杜海龙拨通了王思乐的电话:"王大夫,还记得我吗?"王思乐答:"对不起,记不起来了,有什么事吗?"

杜海龙说:"我是你以前义城的病人,叫杜海龙,在银行工作的,你应该还有些印象吧?"王思乐说:"真对不起,我病人多,实在记不起来了,有什么事吗?"

杜海龙说:"是这样的,以前你有一个叫田恬媛的腰痛病人,那时经你治疗好过来了。今年因为当上了奶奶,前些时间因为小孩子生病,事情一多劳累过度,腰痛又发作。如果你回义城的话,是否方便帮忙再看下?"王思乐说:"我在省城,叫她有空过来看就是了。就是来前告知下,我怕有时会出诊不在。"

见王思乐这么讲,杜海龙对田恬媛说:"你还是抽空跑省城一趟,让他看下吧,他有法子治你病的。"田恬媛说："天下最无医德的人就是他了，你要知道我给他在网络上留言留了多少次啊，人家现在是理都不理我，傲得要命。"

边上有一个刚进单位不久的小年轻接过话说："王思乐医生又没欠你什么，如果说到欠，是你以前欠他这么多次的诊费，人家为什么要一辈子为你免费服务啊？这都什么时代了。生病了去找医生是天经地义的事，真看不来你们这些自我感觉良好的人。天天请假，拿的工资比我们这些没日没夜干的还要多，知足吧。"

小年轻说完，头也不回地走了。

杜海龙安慰了田恬媛几句，也走开了。

杜海龙这些年升得快，但身体亏得也快，不仅颈椎大不如前，就是身体其他关节也退化了。腹泻、胃胀、失眠等疾病一直困扰着他。去年到京城开会，他看了一个老中医，老中医就交代他最好找个中医进行较长时间的调理。这一年时间来，虽说时不时请些医生来看病，但病痛一直得不到解决。这时，王思乐就在省城，何不请他来当自己的保健医生呢？

杜海龙回到省城，打电话请王思乐吃饭，但王思乐说出诊去了。后来又打了两次电话约吃饭，都是一样的回答。后来他向朋友仔细打听，才知道王思乐已经从商，行医治病只是他的业余爱好。于是杜海龙打电话给王思乐说："你不是还出诊的啊，这好办，那出诊的费用是怎么算的？"王思乐说："我现在已从商，平均一天的收入是五万，你觉得应该怎么算好呢？"说完挂了电话。

杜海龙在工作上一路顺风顺水，现已当上了省城的行长，平时只要一个电话，医生马上上门服务，到医院里也是一路绿灯。怎么也想不到，主动请个土郎中吃饭还请不到。

田恬媛还是一样拖着疲惫的身体到处求医，她自己是死也不会再找王思乐治病，就是不知道当她儿子或孙子病危时能否低下她高傲的头。

❧ 南京微言 ❧

腰颈痛之病，是痹病。

腰颈，可以理解为一连串的关节。但这个关节串和四肢的关节病不一样，因为腰颈里内藏着督脉，统一身之阳。所以治疗腰颈病，得以补肾壮督为根本。

田恬媛找王思乐治病，一诊时因寒湿闭阻太过，此时标证明显，治疗当急散寒湿之邪。但寒湿祛散大半后，治疗上得以固养精气为本，此才是正理，但田恬媛因觉得此方神效，自行再服，是以导致燥湿太过而耗精，所幸及时找王思乐复诊。

从王思乐后面几个处方来看，不仅考虑到腰的问题，还时时照顾到月经周

天堂

期的变化，处方上也进行了细微的调整。比如逢月经第三天时，活血药的用量就要少，且加了桑叶、枸杞子两味药以养阴精，此为顺应阴长期；再过一周，此时将近排卵期，于是加大黄芪的用量，以促进阳气的生发。此种治疗是很宝贵的，时下很多医生治病是见病治病，面对一个女性病人，从不去考虑病人的生理周期变化，造成原来的疾病还没治好，月经先失调，病越治越多。

杜海龙颈椎不好，虽说颈部和腰病都是脊柱，但因为部位不一样，所以治疗上得考虑到升清阳，促使阳气的上升，才能解决颈部的疾病。我们从脊柱上所分布的穴位上来看，分布于腰部多用于治疗肾虚，而颈部多用于散寒。所以王思乐针对杜海龙的病用了葛根。《伤寒杂病论》中讲到葛根汤针对的症状有颈部不舒的情况，造成后世很多医生就觉得葛根是一味治疗颈部疾病的专药，起手就是葛根等风药再加活血化瘀药来治疗。病人初治效果还可，但后来越治效果越差，有的则是越治越重。这自然是没有考虑到颈部藏匿着督脉，治疗的核心还得以固养肾精壮督为主，哪怕是用葛根和活血化瘀药，也得在补肾壮督的基础上进行。田恬媛是一个外行人，只看到用几味药的问题，所以才会觉得处方都差不多，但这些差别，变化已经很大了。

至于说到医患关系的问题，这是一个社会问题。田恬媛觉得，王思乐完全可以为她在网络上开药方，因为以前也曾有医生用这样的方式为她治疗。网络上开方治病，我以前也时常会做，只要问得很详细，对病情的把握自觉还可以。但后来发现一个更麻烦的问题，就是病人会觉得不外是通过网络上发个信息，从而助长了病人对医生更加轻视的态度。渐渐的我也就不再去理会了。

千里马

刘珂，是一个乖巧美丽的姑娘，学习成绩很好，人也很善良。可就是这么一个美丽善良的姑娘，却一直被月经不调的小毛病所困扰。自从她十四岁月经初潮起，就一直没有准过，要么一来几个月不停，要么几个月不来，到处求医而无果。

这一年刘珂24岁，大学毕业考进了良光市的省高级法院，可月经的问题就是让她开心不起来，因为她听说这样的月经情况很易导致不孕。

良光市是省会城市，名医如云，刘珂一路治过来，最后到了大德堂名医馆。

名医馆里每天都有三四十个名医坐诊，刘珂转了一圈，退到导医台询问。刘珂把自己的情况粗略地向导医介绍了下，询问找哪个医生最合适。导医告诉刘珂，找孟德志老中医治疗。

刘珂找到孟德志的诊间，见一个六十余岁的老先生，五短身材，油光满面。大大的脑袋上镶嵌着一双又小又圆的眼睛，脸上的表情似笑非笑，衣着也很不讲究，一看就是地摊上买来的差布料衣服，看起来很是滑稽。

他边上一个病人也没有，自顾自地喝茶抽烟。

刘珂暗想："总听别人说医生名气越大越有钱，这个孟德志，看起来应该技术不太好。要不，怎么别的医生都这么多病人在等着治，唯独这里这么冷清，衣服也穿得这么差。管他呢，反正都来了，进去问下再说吧。"

刘珂走进诊间坐下，孟德志问："小姑娘，有什么事吗？"刘珂说明了自己的情况。孟德志看到刘珂满脸的痘痘，笑笑说："小孩子脸皮薄，所以才会这样子啊。"

这一下，刘珂被孟德志弄昏了头，怎么也想不通自己的毛病会和脸皮薄有关系，以前看过这么多名医，没有一个说是脸皮薄引起的。刘珂很好奇地问："孟医生，你说我这毛病是和我的脸皮薄有关系？"孟德志点头："是啊，要不怎么你脸上会这么多的痘痘，而我的脸上没有。原因就是你的脸皮薄，我的脸皮厚，所以我的脸上长不出痘痘来。"

刘珂听孟德志这么讲，知道是在开玩笑，气氛为之轻松。孟德志给刘珂诊脉，见脉象沉弱无力几伏于骨，细寻之又见涩数样。舌红有芒刺，舌苔厚腻。孟德志很认真，把诊断所得到的舌脉信息都详细地写在处方上。询问刘珂后，知道刘珂这次月经已经来了一个多月还没干净。

孟德志边问边记录，处方上写了食后胃脘痞胀，夜里心烦失眠，腰酸痛。孟德志说："没事，你这只是肾气亏虚，补上来就好了。体虚没有速效之法，得补一个较长的过程。"刘珂说："很多医生都说我是肾虚，要补肾，可是补来补去还是一样啊。"孟德志说："病诊断对了，治疗方向正确了，药选不对也一样的治不了病啊。再说治疗一个成年女性病人，一定要考虑月经周期阴阳两气的变动，如果不根据阴阳变动进行针对性地调整，片面的补肾又怎么能补得进去呢？"

刘珂觉得这个孟德志和以前看过的中医讲的不太一样，于是从包里取出了以前吃过的中药方。孟德志接过中药方，看了几张后，指着其中的一张药方对刘珂说："你看，你看。这张处方就不对了嘛，大量的生地黄、墨旱莲养阴来治，你是阴阳两虚，单纯的养阴怎么行呢。中医学讲阴生阳化，养阴一定要考虑到阳化的问题。并且你舌苔一直厚腻，这是脾虚有湿，不运脾化湿，这样的养阴，又怎么养得了呢。唉！"边说边摇头，刘珂看到孟德志的大脑袋在不停地摇动，忍不住笑起来。

看到刘珂笑，孟德志严肃地说："这是治病，半点也马虎不得，笑什么？有什么好笑的？"刘珂不敢再笑，看着孟德志开药方：生黄芪80g，苍术30g，陈皮20g，菟丝子30g，覆盆子30g，狗脊30g，杜仲30g，仙鹤草100g，马齿苋30g，黄芩20g，益母草20g，荆芥20g。孟德志开好药方后，对刘珂说："这药量很大，草药又这么多，你煎不来的，要放这里煎，两个小时后就可以取了。"

刘珂去收费处付好药费后，突然想起诊费没给，又跑回去找孟德志付诊费。孟德志说："诊费是医馆统一收的，但我一般都要另外再收些，因为我的诊费贵，所以病人很少。这次就算了，下次再说吧。"

过了两天，刘珂月经止住了，急得又跑去找孟德志。孟德志问："你是不是担心和以前一样，一剂药吃下去，血止了，过些时间出血更凶啊？"刘珂点头："是的啊，你怎么知道的？"孟德志说："以前给你治病的医生，大队的凉血止血药来用，这样治，血是止住了，但出血必有留瘀。用药过寒，体内的瘀血更严重，过些时间，瘀结在体内的血就会化热，所以过些时间出血就会更严重了。这就是你为什么反复治了十来年也没治好的原因，你这几剂药放心吃，过些天过来换个方，把体内的瘀血消掉，再把身体补上来就行了。好办的。"

一周后，刘珂去复诊，孟德志见刘珂的脉象稍有些浮出来，开心得像小孩子一样，对刘珂说："好好好，你的体质比我想象得要好，看来不出三个月就可以帮你治好了。"刘珂说："我很注意的，治病治了这么多年，我也治出点经验来了。我知道出血时间长了，会引发炎症，所以不能吃上火的食物，要不会引起炎症加重。也不能吃寒凉的食物，吃了寒凉的食物会肚子痛。所以我就把平常吃到的食物都在电脑上找出来，列了一个表格，只要月经到第五天还没干净，我吃东西就选择平性的，并且水果也不吃。"

孟德志点了点头，给刘珂开方：生黄芪 50g，党参 30g，苍术 30g，陈皮 20g，菟丝子 30g，覆盆子 30g，狗脊 30g，杜仲 30g，马齿苋 30g，黄芩 20g，益母草 30g，荆芥 10g。

又过一周，孟德志给刘珂换方：生黄芪 50g，党参 30g，苍术 30g，陈皮 20g，菟丝子 30g，覆盆子 30g，狗脊 30g，杜仲 30g，马齿苋 30g，当归 20g，益母草 30g，荆芥 10g。

刘珂见孟德志所开的药方用药都差不多，就只有一两味药之差别，很是好奇，便问道："孟医生，你这是第三次给我开方了，我觉得你用药都是差不多的啊？"孟德志说："怎么会差不多呢，第一次是重用仙鹤草和黄芪，主要作用是固气以止血，稍加点益母草以调血；第二次你的血已止四五天，所以把仙鹤草去掉，再加些党参养营，马齿苋和黄芩还不能去，以免伏热再生；第三次用药加当归，就是为了把你体内的瘀血化掉啊，但血遇寒则凝，你吃了半个月中药，舌头上的芒刺都退去了，所以要把黄芩去掉，以免太寒。"

刘珂生病生怕了，很认真地把孟德志所讲的内容一一记录下来。此时，刚好孟德志有电话进来，听到孟德志说："徐院长，别这样客气了，晚饭就不要一起吃了，我晚上还有安排的。反正你们法院这几把手都和我很熟，以后有的是机会聚。"

孟德志打完电话后，刘珂很吃惊地问："你说的这个徐院长，就是省高院的徐院

李影 寻因究源 探病纪实

长？"孟德志说："是啊，你认识他？"刘珂说："我刚进单位，哪有机会认识他啊。我只是觉得奇怪，你一个医生，怎么会认识他。"孟德志说："法院院长也是人，也会生病的，在我们医生眼里，一条命而已。小姑娘，你是不是觉得一个成功的医生，要衣着光鲜、派头很大的样子，才是进出高层场合的人？"

刘珂红着脸说："我以前一直这么认为的，我看你这样子，的确不太像是这样级别的医生。"孟德志哈哈大笑，对刘珂说："我在这医馆坐诊快三年了，和各大衙门之间的人走动没有一个人知道，刚才是一不小心被你偷听去了。当然，如果你不是省高院的人，也不知道刚才来电话的人是谁。记住了，给我保密。"刘珂说："我刚才什么都没听见。"两人对视一笑。

刘珂的身体恢复得很好，这两个多月，每周都来找孟德志复诊。每次来复诊，一老一小都会聊很多，但刘珂从来没有问过孟德志给那些场面上的人治病的事。

一次，孟德志问刘珂："你这小姑娘很有意思啊？"刘珂说："我怎么有意思了？"孟德志说："现在这个浮躁的社会，很多小姑娘一进单位就急着一心向上爬，用尽一切手段。你明明知道我在省城各衙门都有人认识，富豪认识也不少，为什么就从不叫我带你认识下呢？"

刘珂说："我还小，知道自己不是这块料，你带我去见了他们也没用。所以还是不问的好，做人要有自知之明的。"孟德志很开心，对刘珂说："太难得了，太难得了。现在有很多年轻人，觉得社会对他不公平，总是觉得某某靠他人上位。世上哪有这么多好靠的事？明明是一头小毛驴，总觉得自己是千里马，没有伯乐发现他。试问下，真正的千里马是有特征的，这可不是小毛驴可以比得了的。可悲的就是这些人，不会从自身上找原因，只会怪这社会的不公平。总觉得自己都很聪明了，这里窜那里窜，可就是找不到路子。"

刘珂说："孟老师，那你是千里马了，衙门里的那些人是你的伯乐？"孟德志说："我不是千里马，我也只是一头小毛驴，所以我就只懂得埋头苦干。衙门里的那些人也不是我的伯乐，他们只是找他们需要的，刚好我有罢了。一个医者，身份纯粹些的好。跳蚤一样，看起来很风光很聪明，这里跳那里跳，不见得就会有好果子。小姑娘，我告诉你一句话，坚守自己分内的事就行了。存在就是道理，不要去管别人过得怎样，你先想下自己过得怎样。"

冬天到了，刘珂带着一个年轻人一起来开膏方，这年轻人三十几岁的样子，穿戴整洁，运作机灵，一看就是很强干的那种人。刘珂介绍说："孟老师，这是我男朋友，叫史光明，是中文系毕业的，现在在一家私企当老板秘书。"孟德志笑笑说："很好，很好，年轻有为。"刘珂说："你上次说我的身体最好冬天吃个膏巩固下元气，他今天刚好有空，开车送我过来。"

孟德志给刘珂开好膏方后，史光明有事先走。孟德志对刘珂说："你们刚认识不

千里马

久吧？"刘珂说："今天是第二次见面，同事介绍的。我觉得自己的年龄也不小了，先接触着。"孟德志说："如果是这样，我劝你最好离他远点，这人无德，心胸狭隘。读几天书，会写几篇文章就觉得自己很了不起，看谁都不顺眼。另外还趋炎附势，急功近利。这样的人，不出三年，必得大病。你要记住，无德的人身体不会好的。"

刘珂问孟德志："孟老师，你怎么会这么说呢？"孟德志说："他一见我，就皱起眉头，可见你没有对他说过我的底细。因为他不知道我的底细，看我这样子，觉得无非是一个土郎中，没有什么利用价值，就不太想理会，所以才会借口说有事先走。一个这样功利的人，必定很好胜，很要强。但就是因为他的好强加上他的功利，这样的人心胸必定是很狭隘的。你想下，中医学讲的是思则气结、怒则气上、悲则气耗。他一边是心气高傲，觉得自己很牛，另一边又觉得自己不得志才会这样子。"

刘珂说："不会吧，我听说他老板对他很不错的。"孟德志说："私企老板不是傻子，无非是目前他身上刚好有这老板需要的东西。用完了，这样的人老板是不会留在身边的。你这人，反而值得重用。"刘珂很不解地问孟德志："我很笨的，什么都不懂。"孟德志说："就是因为你自认为自己什么都不懂，才会踏实做事，才会坚守自己的岗位。一个会坚守自己岗位的人，没有领导不欣赏的。"

过了三年，史光明病重住院。刘珂来找孟德志："孟老师，当年你说史光明三年后必得大病，真的被你说中了。我听同事说，他在原来的企业拉帮结派，人事处理得很不好，老板就把他开除了。被开除后，他又去找了几个工作，都做不好，心情一直郁闷着。这次病倒，都住院一个多月了。真是非常感谢，当年你说完后，我们就没再见过面了。"

孟德志说："你很听我的话嘛。"刘珂说："我是一个外地人，在良光市，我就觉得你是我的亲人了。"孟德志只说道："人都是会变的，没人会例外。"

南京微言

古人说，先有伯乐，才有千里马。但不论怎么说，养马为了骑、养狗用来看门、养牛为了耕地……伯乐养马是为了骑，并不是见此马可怜而给予草料。为了些许草料就去取媚于伯乐的马，也不是什么好马，看到别的马草料比自己多而心里不平衡，这种不算马，充其量只能算是小毛驴罢了。医生治病也是一样，不是因为病人看医生可怜送钱给医生花，而是为了自己的需要才会找医生看病。不论这个病人的官位多高，或富可敌国，但只要是找医生看病，目的就是为了自己的病才去找医生，作为一个医生也一定要明白这个道理。

千里马驮着伯乐到处跑，伯乐所给予的只是一些草料，明白此理，我想

李影 寻因究源 探病纪实

很多人应该明白千里马之苦。医生行医，努力干活，能收取点微薄的收入就已不错。很多时候是吃力不讨好，因为病人总觉得医生开个方只是举手之劳。举手之劳也是劳啊，不会说举手不要力气。有些人说某某人钱多，给几万元花花也是九牛一毛，只要是毛，都不是天上掉下来的，也是从牛身上长出来的。会有这样想法的人，本就不是马，还不平衡地想着自己是什么千里马。我以为，真正的千里马，以伯乐的能力是发现不了的。因为真正的千里马，草原才是他的家，他需要自由，不会为了些许草料而来到人间。

孟德志是一头小毛驴，因为他还为了些许草料在努力，但他能参悟天道平衡之理，能正视生命的平等关系，坚守中医之道而出入九流之间。刘珂大学刚毕业时的纯真，在大社会里经历三年，也变成另外一个人，都是社会人，又哪里能独善其身呢？

自诩多才，朋友无数，没有筹码交换时，哪怕是认识天下精英也是空。大家都说马云很厉害，但认识他了又能怎样，能带来什么？人的生命是平等的，但人的社会阶层是绝对不平等的，每上升一个层面，都要付出巨大的代价。

病由心生，与其心理不平衡，看不习惯这个社会，弄得自己五脏失衡得大病，不如自强不息，提高自己的社会价值才是硬道理。

家传秘方

何国光是大山里的一个地道农民，在地里辛勤劳作，养育着一男一女。儿子叫何进武，女儿叫何淑仙。

常言说穷人的孩子懂事早，何国光的两个孩子，特别的懂事，从小就努力读书，双双考上了重点大学。大学毕业后，何进武去了省电视台当主持人；女儿何淑仙则进了一家外企。

子女的成材，是何国光最大的骄傲。自子女参加工作后，家中的经济条件好起来，何国光就再也没有下过地了。过了两年，子女都成家，何国光也搬到省城和儿子住在一起。

但一直劳作惯了的人，进了城身体开始出毛病。何国光总是觉得胸口闷闷的心里发慌，并不时咳嗽。何进武看到父亲这样子，想带他去医院里检查。何国光则觉得这是不适应环境引起的，并不在意。但经过儿子多次催促，不得已跟着来到省级大医院里做了全身检查，花了几千元钱，也没有查出什么毛病来。

何国光心疼钱，对儿子说："进武啊，你就是不听话，我早就对你说了，我这只是不适应城市的生活。你还是让我和你妈回乡下去吧，家里有地可以种，活动活动筋骨也很好。我们俩待在城市里，一是加重了你的负担，二是我们也很无聊。我们在城里一个熟人都没有，想找个人聊天也找不到，天天坐在沙发上看电视，身体都看坏了。"

何进武对父亲说："你们现在不能回去，萍萍正怀孕，我平时忙于工作，她要有人照顾的。"萍萍是何进武的爱人，已有六个月的身孕。何国光听到儿子这么讲，觉得此时回去也的确不应该，于是就留了下来。

萍萍很孝顺，听说公公胸闷，也觉得乡下人来到城里不适应，只要有空就陪着公公婆婆聊天。

时间一天天过去，何进武的儿子都一岁多了，但何国光的胸闷一点也不见好转，并且背部也痛了起来，平时人总觉得没力气。何进武觉得家里有了小孩以后，热闹了不少，父亲和母亲天天带着孩子玩，也很开心，如果真是情绪不好，也不应该胸闷了，再说，进城都两年多了，也应该适应了啊，于是又要带着父亲去医院里检查身体。

何国光第一次检查身体花了几千元，却没检查出什么毛病，觉得没必要浪费钱。这一次，不论何进武怎么劝他也不去检查。何进武没办法，想想第一次检查也没有查出什么毛病，刚好单位里有些事，也就由着父亲。

秋天转凉，何国光感冒了，严重咳嗽，发热，气喘不能平卧，何进武急忙带父亲去医院治疗。

这下不得了，医院一检查，告诉何进武："你父亲得的是肺癌，并且是晚期，你们家人要做好心理准备。"

真是晴天一个霹雳，何进武一下懵了，以前父亲只是说胸闷，并且已经检查过一次，一切正常的，怎么这次感冒了检查就说是肺癌呢？

何进武对医生说："医生，你说话要负责任的，我父亲是一个农民，身体一直很好的。一年半前刚好检查过一次，还一切安好。今天怎么说是患肺癌，并且是晚期呢？你又没有做过病理切片进行确诊，怎么能这么武断地说是肺癌呢？"

医生解释道："我是省内的呼吸病专家，虽不敢说自己的技术怎么牛，但是对于一个晚期肺癌病人，还是一眼就可以看出来的。当然，你说的也有道理，确诊的结果后天就能出来。但以我的个人经验来说，可以保证你父亲患的是肺癌。"

医院的这个专家叫沈大正，是省内公认呼吸病最权威的专家，他敢讲打包票的话，看来父亲真的是凶多吉少。何进武神情黯然，一时说不出话来。

沈大正看到何进武这样子，对何进武说："病都生了，你也没有必要太过着急，你这样的表情会把你父亲吓到的。你要知道，病人最受不了的就是这样的刺激。你过会告诉他，就说是大叶性肺炎，得住院治疗些时间才行。"

过了两天，检查结果印证了沈大正的判断。何进武对沈大正说："沈主任，您是这方面的专家，您觉得应该怎么办才好呢？"沈大正说："你父亲目前炎症较重，胸腔积液也很多，最要紧的就是把这炎症和积液控制住再说，如果连这一步都做不到，后面的治疗也是空谈。我会把医院肿瘤科的专家请来一起会诊，你放心。但我担心的是腋下淋巴是否有癌细胞，如果腋下都有癌细胞的话，真的是非常难办了。"

几天后，医院确诊何国光的肺癌已经扩散到腋下淋巴细胞，医院里的治疗方案是化疗。沈大正对何进武说："以你父亲现在的情况没法接受手术治疗，也没法做放疗，目前唯一可行的就是化疗。只是你父亲的血象不太好，血红蛋白很低，怕吃不消化疗。经过几天的治疗，炎症和积液是控制住了，接下来最主要的是要把血红蛋白提上来，否则接不上化疗，也没办法。"何进武在电视里主持节目时风光无限，但对于父亲的疾病却一点法子也没有，到了医院里，也只好一切都听医生的安排。

医生给何国光用了促红细胞生长的注射液，过了二十来天，觉得可以开始化疗了。一个疗程下来，何国光本就很虚弱的身体变得更加虚弱，胃口也很不好，一家人急得团团转。

何进武对沈大正说："沈主任，我知道您不是肿瘤专家，但是您肯定比我懂，您个人认为有没有必要叫中医介入配合治疗呢？我听人家说中医对于调理身体方面还是有专长的。"

沈大正说："我是不排斥中医的，平时自己西医处理不了的毛病也会叫中医师来会诊。但现在你父亲的主治医生是肿瘤科的，我也不太方便出面来说。再说医院中医科主任柳红山刚好被评上国家级名老中医的称号，人也牛得很，就怕不配合。"

何进武只好去找肿瘤科商量，没想到肿瘤科的医生对中医很排斥，肿瘤科主任傅青龙对何进武说："中医，中医有什么用？如果中医可以治病，为什么现在主流治病手段还是西医。中医在我的眼里不过是心理安慰罢了。"何进武说："那是否可以叫中医介入进来安慰下呢，我父亲以前在山村里生活，生命全靠这些草药来安慰的。"傅青龙听何进武这么讲，理也不理，自顾走开。

何进武无奈，只好又去中医科找柳红山。柳红山一听何进武讲述父亲的病情后，大骂何进武："你们这帮庸人，懂个屁，西医治疗癌症，治一个死一个。西医除了化疗、放疗、手术这三板斧，还有什么招？这三板斧一用下去，人的元气都消耗光了，病人还能活？"

中医和西医的医生各执一词，何进武一下子进退两难。沈大正出主意说："傅青龙和我们医院的院长关系很好，而柳红山和卫生局的一个副局长关系很不错。你是否可以把我们院长和卫生局的关系做通，这是你的事了，我只能帮帮你到这份儿上了。"

何进武通过朋友，终于把中西医结合到一起给父亲治疗，心口的石头总算落地。

柳红山会诊后，给何国光开中药处方：党参 12g，太子参 15g，白术 12g，陈皮 9g，茯苓 15g，半枝莲 30g，猫爪草 30g，浙贝母 15g，藤梨根 30g，白花蛇舌草

30g，沙参 15g，丹参 15g，牡丹皮 15g，泽兰 15g，莪术 9g，穿山甲 6g，天冬、麦冬各 12g，谷芽、麦芽各 15g，天龙 3g。配合西医治疗。

何国光已住院一个多月，傅青龙对何进武说："你父亲的病情目前已经稳定，但需要以后每个月来医院化疗一次。连做五六个疗程，看情况再做定夺。"何进武不解："再做定夺？"傅青龙说："癌症这种病，又有谁敢有把握，我们已经尽力了。再说你父亲的情况看起来还好，做了一次化疗，也只是出现了呕吐，头发还没有掉。炎症和胸腔积液也控制住，目前只能这样了。"

何国光出院后没几天，发现儿媳妇萍萍总是偷偷地上网。何国光看在眼里，但又不好对儿子说什么。一天，他听到何进武和萍萍悄悄地谈论什么，何国光觉得家人好像有什么事瞒着自己一样，于是就细心地留意着。有一次，趁萍萍给孩子洗澡，何国光翻看了何进武的公文包，看到了自己的病案资料。何国光没作声，平静地把资料放回到了公文包里。

第二天，何淑仙来看望父亲，晚上一家人在客厅聊天时，何国光说："其实我知道自己得了什么病，癌症并没什么可怕的。人都有一死，你们也不要再为我的病去浪费钱了，得了癌症都是死的。"

大家都很吃惊，瞪大眼睛看着何国光。何进武反应快些，马上对何国光说："看你说到哪里去了，你上次得的是大叶性肺炎，医院里误诊了，我刚要拿着检查报告找医院理论去呢。"何国光说："不要瞒我了，这些时间我看萍萍上网总是不让我知道，你们有时讲一些话也总是有意避开我。人这一生啊，能活几岁是老天爷早就定好的。我辛苦一辈子，看你们兄妹俩都很有出息，对我也很孝顺，我已经心满意足了。化疗也别再去化了，我知道上次在医院里给我用的药是化疗药，要不不会这么难受的。你们还是把钱省下来培养孩子吧。"

见何国光把话都说开了，并且对生死也看得很淡，一家人也就放开话题。原来萍萍天天神秘上网，就是为了查找治疗癌症的中医师。

何国光听说要看中医，也反对说："别麻烦了，中医也治不了的。上次医院里柳医生开的中药，吃了也没有任何效果。出院后，带了这么多中药出来，我天天吃。这些天，我有时也会去书店里走走，发现柳医生给我开的药方，里面大多是寒凉的药。我的胃本就不太好，这么寒的药吃了哪里好得了。我看你们一个个心思都很沉重，我也就一直不说出来罢了。"

何进武说："柳医生是咱们省名老中医，还是很权威的。我也拿着柳医生的药方去求证过别的中医名家，都说柳医生开的药方不错，很对症。并且，柳医生的治疗思路是调理脾胃为核心，再用养阴解毒和活血的思路治疗，这可是目前中医治疗癌症最权威的思路。"何国光摆手："什么权威不权威，还不是用中药在小白鼠身上做实验，要么用中药做一些实验。你要知道，人和老鼠是不同的，这样的研究来治疗癌症，你觉得现实吗？"

何进武真的想不到父亲会说出这样的话来，一个农民，小学毕业的人，对中医会有这样的看法，他一时无言以对。萍萍接过话说："只要是病，总有药可以医的，大医院里的专家治不好您的病，总会有一些精通治疗癌症的民间高人啊。这些天我天天在网络上搜索，找到了好几家治疗癌症的专科医院。"

何国光说："什么专科不专科，不过是广告做得多些。你要知道，我虽说是农村里出来的人，但农村里的事和城市里是一样的。以前也有些人挑着草药来村里治病，这样的走方郎中我可见过不少，还没见过几个有水平的。现在社会变了，网络发达了，不就是把以前挑担子的思路，换在网络上做广告吗？"

何进武当了五六年的主持人，电视台里的记者也时常讲一些关于这方面的知识，对于一些中草药治疗癌症的骗局也知道不少，所以才叫萍萍一直细心查找，以免自己上当受骗。因为父亲的病，何进武也和单位的记者通过气，看看哪里有真正治疗癌症的民间中医，方便父亲治疗。

过了两个月，何进武听说省城来了个中医大师，专门治疗癌症。这大师还精通周易和导引，对佛学也很有研究，省城很多人都找他把脉，就是费用高了些，开一个处方就要十五万。何进武通过朋友介绍，偷偷看了下大师的治疗水平。见大师给癌症病人开方，也和柳红山同一思路。何进武看到这样子，问大师为什么这么治，大师回答："我的中医和别人不一样的，这只是我针对癌症的治疗方，另外还有我的家传秘方。真正要把癌症治好，要把我的家传秘方一起用上才行。"

何进武问："那么加上您的家传秘方，一共要多少钱啊？"大师说："加上家传秘方价钱一样，上天有好生之德，这家传秘方是拿来救人的，不是拿来赚钱的。当然了，如果对于一些比较麻烦的癌症，我还要配合发功把肿瘤变小，甚至渐渐消失。"何进武觉得这大师说得太玄乎了，不太可信，起身想告辞。大师见此说："看你一片孝心，就把我的家传秘方送给你吧。"

大师取出笔纸写了家传秘方：红枣大粒八粒，小粒十粒（共用十八粒），白花蛇舌草二两，铁树一叶，半枝莲一两。四味药共为一剂，可煎二次，第一次煎用水量十二斤，煎煮二小时；第二次八斤，煎煮二小时，将煎好的药汤倒在一起，日夜当茶服用。

何进武吃惊地问大师："一天要喝这么多的水下去，人吃得消啊？"大师说："人之所以会生癌，是因为气血不通畅。人的血管本是通的，现在不通了，就要疏通啊。就像河里有垃圾堆着，流不动了，要放水来冲的。我就是要让病人喝这么多的水下去，这样才能把淤阻冲开，癌症才会好。"

何进武觉得这大师讲得很有理，他的理论和医院里的完全不一样。出于对大师的感谢，从包里取了三万元送给大师，开心地带着药方去抓。

可万万没想到的是，何国光吃了一天药后，到了晚上肚子胀得要命，小便也没有。何国光说："可能是我的病太严重了吧，喝了这么多药水下去还没尿出来，晚上连夜煎药，再吃一剂。"何进武说："不行啊，药量太大了，人吃不消的。"何国光说："你想下，我们喝啤酒时，不是啤酒喝得越多，尿越多吗？这大师的家传秘方要这么个喝药方法，一定有理的。的确是要喝足量的药水，才能把淤阻冲开，癌症会从根本上得到治疗。"

何国光又连夜喝了一剂，到次日早上，还是没有尿出来，反而吐了。何进武见此，急忙打电话给沈大正。沈大正对何进武说："你这人平时看着挺机灵，怎么会这么傻呢。你父亲再这样下去，会危及生命的。这种情况以中医来说是关格危症了，快送你父亲来医院，再晚一步就要死人了。"

何进武吓得急忙送父亲去医院，还好何国光的尿导出来，总算渡过了生命的难关。但从此何国光的身体情况急速下降，整天没有一点精神，胃口也非常差，又到处去找中医师调理脾胃。找到了一个省城有名的治疗脾胃病专家，脾胃病专家开方：党参 15g，白术 15g，厚朴 9g，茯苓 15g，干姜 12g，吴茱萸 3g，泽泻 9g，当归 12g。

何进武把中药方拿给柳红山看，柳红山大骂："这家伙名气也够大的，怎么会开这样的方呢？要知道癌症可是热病啊，他放这么多的干姜和吴茱萸来治，那还得了，会吃死人的。"何进武觉得柳红山是省内癌症方面的名老中医，而脾胃病专家只是针对脾胃病方面的治疗，讲话的权威性要大得多。何进武一听柳红山这么讲，只好请柳红山开方，柳红山还是和原来一样的补气养阴、活血解毒的思路来治。

过了不久，萍萍对何进武说："我听人说，有一种家传秘方，就是用鲜马铃薯压榨成汁来喝，可以治疗癌症，效果很好，很多癌症病人都吃好了。后来我从网络上也看了下，得到求证。你想想，马铃薯我们平时都可以当饭吃的，这东西绝对安全。"对于一个普通食品的鲜汁，的确吃了也不会有什么副作用，于是何进武又去弄来了鲜马铃薯汁给父亲吃。

何国光吃后，天天腹泻。何淑仙见此很开心地说："看来还是这个东西好，又安全，还能排毒。我几年前脸上长痘痘，吃了些排毒的药，也拉肚子的。父亲的癌症不就是因为有毒吗，拉了就好了。"一家人都觉得很有理，于是天天压榨鲜马铃薯的汁给何国光吃。

何国光同时吃鲜马铃薯汁和柳红山的中药，治了两个月，还是一点效果也没有，人反而越来越没劲。情况一天不如一天，一家人愁眉不展，急得团团转。

这时单位有一个记者告诉何进武："青阳市有一个土郎中技术很好，治疗了很多疑难重症，或许他可以帮上点忙。"青阳是一个地级市，到省城也就两小时的路，记者带着何进武去找这个土郎中。

杏影 寻因究源 探病纪实

车子从青阳市的繁华街道，拐进了一条小弄堂，再前进不到五十米，看到一家标着"章春风草药馆"的地方。何进武停好车后，走进了草药馆，见这土郎中已年近八十，戴着一副老花镜，懒洋洋地半靠在那里看书。土郎中看到何进武，眼皮懒洋洋地抬了下，理也不理他们。何进武对章春风讲述了父亲的病情，想请章春风出诊一趟。

　　章春风坐了起来，喝了口茶，对何进武说："你看我都八十来岁的人了，你父亲才五十五岁，要来也是他来见我啊。我老了，跑不动了。真的叫我出诊，也不是说去看下你父亲，我开个方就走人。这样的出诊是治不了病的，我得留在你那里住个几天观察下。这也很不方便啊？"何进武说："您可以住在我家附近的宾馆，至于诊费的事，一定不会少的。"

　　章春风说："再说了，我也不能包治百病啊，你花钱请我去，我也不能包治包好。你还是另请高明吧？"何进武说："我一进门就知道您是一个真正能治病的医生了，所以我是真心诚意的请您去为我父亲治病的，恳求您救我父亲一命。我父亲以前在山村里种田养我长大，真的很不易。现在我有饭吃了，他老人家可以过上好日子了，就这么走掉，我真是心不安。"

　　章春风见何进武很诚心，就答应出诊。到了高速服务区，章春风上厕所时，记者好奇地问何进武："你怎么知道这个土郎中有真水平啊？"何进武说："我一进门时，他这个草药馆里没有看到一面锦旗，这不是怪事吗？你想想看，一般的草药店里，看到的全是锦旗，这些是骗人的道具，锦旗越多，说明这人的技术水平越不好。"记者问："这也未必吧？"何进武说："一个真正有水平的人，是不需要这些门面的道具。我刚才仔细留意了下，这个章医生不是没有锦旗，而是圈着丢在一个角落里。你想一下，病人送给他锦旗而不挂出来，不就是他不需要这些道具的佐证吗？等下你看下他的衣着，衣服穿的是名牌，一看就是上千元一件的，但裤子和鞋子一看就是地摊货。还有他那个包也是名牌。这样的装扮，很特别吧？"记者说："他这个年龄的人，应该很节约的，名牌衣服和包应该是病人送的，裤子和鞋子是自己买的。"两人相对大笑。过一会，章春风如厕归来，记者注意到他的衣着果真如何进武讲的一样。

　　见到了何国光，章春风认真地给何国光诊脉开方，诊脉开方时，显得非常有精神，和初见时的懒洋洋相比，完全变了个人。

　　何国光神疲无力，形体偏胖，面色淡暗，下肢浮肿，纳呆，胃痞，便溏，夜尿频，胸闷咳嗽，痰多，痰色白而黏。舌淡暗胖，多津，舌边齿痕。脉沉涩弦，稍数。拟：运脾和中，调血化痰。用药：生黄芪50g，苍术30g，厚朴30g，茯苓50g，干姜15g，浙贝母20g，麻黄5g，芦根30g，黄芩20g，炒山药30g，补骨脂30g，鸡血藤50g。五剂。

　　章春风对何国光说："我留下五天，你先吃完这五剂药后我换个药方再回去。"

章春风待在何进武家里陪何国光聊天，何进武拿着药方去抓药。抓药前又去见了下柳红山，叫柳红山审下这药方。柳红山说："这样的药方可以治疗癌症，我的头可以断。药方里一味抗癌药都没有，能治癌症？"何进武又把药方通过手机发送给几个医生审，回复都是一样。

省城所有的医生都认为这个药方不能治疗癌症，这下何进武又犯难了，辛辛苦苦把章春风请来为父亲治病，没想到是这样的结果。这时萍萍打电话来，对何进武说："我觉得你还是应该赌一把，父亲的病省城这么多名医治这么久都没治好，说明这些医生的能力也就这样。这个章春风，我托人打听过了，他真的很厉害。反正试下吧。"

萍萍一直很贤惠，对公公婆婆也很孝顺，平时做事也很细心。何进武听到妻子这么讲，决定一试。

五天后，何国光像变了一个人，神气明显地好转，胃也不胀了，饭量明显增加，咳嗽也缓解了很多，原来五六次的夜尿减少到两三次。

何进武一家人开心得不得了，对章春风千谢万谢。

章春风对何进武说："不要谢我，要谢就谢你们自己。你们这一家人都很好，你父亲纯朴而精明；你母亲贤惠而任劳；你的妻子就更没得说了。你也是一个孝子，我会来出诊，也是因为你的孝心才来。反正这药方吃对路，就让你父亲按这药方再吃十剂。"何进武说："那十天以后呢？"章春风说："十天后，把原方的厚朴减掉十克，再吃一个月。到时再说吧。"

何国光觉得章春风并未提到治疗癌症的事，便问道："章医生，那我的癌症呢？"章春风说："什么癌不癌，癌症只是一个慢性病，又不是什么绝症。任何病必有病因，也就是说任何病都有它的生存环境。身体内在的环境不对了，就会生癌，弄好了身体自然会好的。我不能保证把你体内的癌细胞消掉，但是能让你活得很舒服，活得很久。癌症也存在，命也活得好好的，这就是中医的留病保命法。"

留病保命的治疗方式，何进武从没听过，但觉得也很有道理。何进武把章春风送到草药馆时，问章春风需要多少诊费，章春风说："求医治病，一分钱不付，这是说不过去的，我留在这小小的草药馆里，一天也有些收入。我出去五天，你一天算我两百元钱，开方的诊费一百元，一共一千一百元。你觉得怎样？"

何进武回到家里，萍萍感叹地对何进武说："真是人不可貌相，没想到这个相貌平平的老头子，真的能让父亲身体好转过来，这样的人可不多得，以后要好好地尊敬人家。"何进武也感叹说："是啊，我一个在省内也算小有名气的主持人，自问在省城还有些人脉。可在关键时候这些人脉又有什么用呢？"

何进武后来又请章春风来为父亲诊治了几次，何国光的身体一天天好起来，但去医院里检查，癌症一样的存在，真如章春风讲的那样，可以留病保命。五年过去了，何国光还一样活得好好的。

李影 寻因究源 探病纪实

一天，何进武走进一家名医馆里买药，见傅青龙也在那里坐诊。何进武很好奇，去看了下傅青龙的医生简介，只见傅青龙这个一直排斥中医的人，已变成一个中医的癌症专家。前来就诊的病人很多，号都挂不上。

何进武回家对萍萍说起了傅青龙变成了名中医，家人都大笑。

南京微言

癌症实难治。

从总体来说，癌症总不外身体很虚，局部毒瘀不解。但由于癌症所生长的部位不同，导致了对身体的影响也不尽相同。加上病人身体虚弱，由此变症百出，所以非常难治，病死率非常高。本案柳医生所用的治疗方式，是目前官方中医所通用的治疗方式，有时对于缓解症状也能起到一定的作用，但整体效果并不如意。于是很多人就打起了治疗癌症来赚钱的主意，各种偏方秘方层出不穷，治癌专家到处都是，一片混乱。

但治疗癌症，必要以保护元气为根本。人之有命，全赖一气，元气都没了，也无从谈治疗。章春风的治疗，用补气运脾为根本，针对癌症之患在肺部，酌加一些化痰活血药，取保命留病之法。对于癌症晚期的病人来说，确是较理想的治疗方法。偏方、秘方治疗变化多端的癌症，这实不可取，中医的灵魂是辨证论治，而不是机械的套方套药来治疗。

我治疗癌症颇多，大多是经过手术、放化疗后的病人，一方面是元气极度亏虚，一方面是病情严重，攻补都不得力，左右为难，很多病人治治就死了。但也有一些元气较强的病人，治疗的整体效果还可以。我主要以培补脾胃为根本，视情况而酌配固肾之品，再针对癌症部位进行针对性治疗。大肠癌，用以理气通腑；胃癌用以通腑降逆；肝癌用以疏肝调神；肺癌用以宣肃肺气排痰。不论何种癌症总离不开活血化瘀，但活血药不能猛。因为癌症病人的身体都很虚弱，过用活血化瘀，反更伤元气，有时还会引起出血发生危症。清热解毒药不能过用，过用反伤中焦元气，后天之本一败，百药难施，实不利于治癌。

至于从小白鼠上做治疗癌症的药物试验，有些药的确用在老鼠的身上效果不错，但用在人的身体上却没有效果。这在于人和老鼠不一样。人是有情感的，思想一变，情绪一变，身体的内分泌就马上发生变化，这是其一。用于老鼠身上试验的大多是单一味药试验，而用于人体治疗时，却是用十几二十味复方，有的甚至用三五十味药的大处方治疗。药有个性之长，方有合群之妙。单一味药和一个复方是完全不同的概念。

家传秘方

太极高手

老根头名叫雷大军，是苏河省武术协会会长，自十三岁时开始练习太极拳，距今已有五十二个年头。他为人正派，处事公道，是苏河省内德高望重的武林前辈。他为人随和，从不摆架子，近十来年，前辈放弃了宝剑，而用一根檀木短拐代剑练习，所以同行们都称他为老根头，由是很多人都不知道他的真实姓名。

永城是苏河省的省会城市，因城中的永江横过而得名。永江边上有一个很大的绿化公园，只要天不下雨，老根头总是一大早就在那里练拳。

老根头教拳为业，几十年如一日的带徒习武，所以身体一直很强健，六十多岁的人，还能单手举起上百斤的石锁，打起拳来更是虎虎生风，一套陈式太极拳打下来，气不喘，面不红。动作灵活自如，各种翻转比一般习武的年轻人还要好。边上的老人看到老根头牛一样的体质，都很羡慕他："老根头，如果我的身体有你一半强健就好了。"

可是今年冬天老根头病了，病得很重，住院半个多月还没好，出院后又经中医治疗了两个多月，身体元气还没有恢复。性格倔强的老根头，虽说身体还没有完全康复，还是和往常一样早起去江边练拳，总觉得最后这点病邪可以通过打拳给打出去。万万没想到的是，他打了几天拳，却变得一点精神也没有，不但怕冷，稍用点力就会手脚发抖。不得已，老根头只好停练，待在家里休养，对老伴感叹："拳怕少壮，一点也没错，看来我是真的老了。"

老根头的老伴也是一位武林高手，但由于女人有胎带经产的特殊生理性，所以一直很注意保养，身体也向来很好。老伴对老根头说："你这人就是倔，属驴的。"老根头听了对着老伴傻笑。

老根头在家里休养了二十来天，情况也不见好。转眼就要过年了，不得已他又去找中医治疗，治了十来天，效果不明显，想想反正快过年了，也就先停了下来。

这一年正月之前就立春了，整个正月都是阴雨不断，正月十五一过，老根头又去看中医。在看中医等号时，有一个熟人看到老根头也来看病，很是好奇，便问道："老根头，你这么一个武林高手也会生病啊？真是想不通。"

老根头很爱面子，被对方这样一说，脸一下子红了起来。这时边上有一个三十来岁的年轻人接话："练武的人怎么就不会生病了呢，皇帝身边那么多御医伺候着，还不是照样生病。"老根头看到年轻人为自己解围，很是感激，于是两个人就坐下闲聊了起来。

原来，这个年轻人叫宋明理，是一个中医师，乡下人，听说省城名医多，就到名医馆里偷偷考查观望，看看这些名医的真实水平如何，以便于以后拜师学习。

老根头听到宋明理直言相告此行目的，很是喜欢，便说道："现在的年轻人啊，会说真话的太少了。想不到你这么鬼，还跑到别人屁股后面偷学的。你到省城来，看到了这么多名医，有没有发现好医生啊？"宋明理说："到目前为止还没有，再看看吧。"

老根头想，以宋明理专业的眼光来找中医师，应该比自己要强，但他还没有找到自己可拜师的人，说明此人的中医水平应该比这些名医要高些，不如请他来试试，如果说得不准，再去找名医治不就成了。于是老根头就问宋明理："小宋，你看看我有什么不对的吗？"

宋明理看了看老根头，说道："你面色这么暗，嘴唇这么紫，这是明显的瘀血闭阻。但我看你肩膀很宽，但看起来有些僵硬感说明了你的手劲很大。你坐在这里，腰挺得这么直，两脚放得很是舒展。这样的坐姿有点像军人的样子。"

老根头不吭声，只是静静地听着。宋明理诊老根头的脉时，见脉象弦劲有力，三部脉都弹指而动。见老根头的舌象淡暗而偏胖，舌面一层水样苔。宋明理摇头："你不是军人，你是一个练武的，现在有很严重的寒湿闭阻在体内。"

老根头大吃一惊，问宋明理："你刚才说我是军人，怎么现在又说我是一个习武的呢？"宋明理说："你的坐姿是有点像个职业军人，但你现在都这个年龄，如果混得好，应该是一个将军，但你没有将军的那种派头。我见过几个像你这个年龄的将军，军人身上的味道没有丢掉，但却没有你身上的这种硬朗。如果你是一个军人，退伍这么多年，有些军人的味道也早就消失。所以你是一个专业练武的人，这硬朗是长年累月练拳养成的，一般人身上没有这样的气质。"

老根头问宋明理："你既然知道我是习武的，那你说说我是练内家拳，还是外家拳？"宋明理说："你不内不外，半内半外。你是处于内外之间的这种，有点像形意，但有形意的刚烈，又没有形意的那种柔劲结合，你坐着也微微地含胸，说明你也在练气，只是你的气还没练到家，更偏于外。你的拳更像是陈式太极一类，刚中带些柔劲，只是你的柔劲没练好，所以肩膀才会这么僵。虽说体内有严重的寒湿，但对于一个真正练功有素的人来说，他的肩膀和脖子也是可以看到松柔之象，而你身上看不到。"

老根头惊呆了，简直不敢相信自己的耳朵，这么一个乡下年轻人，能一眼看穿自己。老根头的确如宋明理所说，偏于刚烈，少了柔劲。原来老根头早年开始练杨式太极拳，可他天生好动，觉得这拳太过柔绵，打得很不过瘾。后来他又练了几年螳螂拳和八极拳等风格刚烈的拳种。虽说杨式太极拳也一直在练，但整个拳的风格都变了。直到二十五岁，老根头遇上了最后一个师父，教了他形意拳和陈式太极拳，才把原来练习的杨式太极融了些进来。只是他那时还年轻，为了生计，也少去揣摩拳理。当时的师父教拳很严格，叫老根头练习陈式太极从步法和桩功入门，特别是走步时，头上还要顶一碗水，以保证身体的中正。久而久之，所以老根头的腰就一直都保持得很直很正。

见宋明理能把自己看得这么清楚，老根头请宋明理到自己家里聊天。

到了老根头家里，见不到八十平方的套房里，摆满了老根头夫妻这几十年在武术界获得的奖杯，以及刀枪剑棍等武术器械。东西虽多，但摆放得很是整齐，一点也不显得杂乱。

老根头和宋明理坐下后，老根头问："小宋，你说我这身体是怎么一回事啊？我习武几十年，从不生病。没想到这次一病就病得这么重。"宋明理说："冰冻三尺，非一日之寒。习武是这样，生病也是这样的。《黄帝内经》里讲'正气内存，邪不可干'，你虽说一直习武，动则生阳，但同时也在耗阳。生命在于运动是没错，但我觉得这只是说对了一半，另外一半是'生命在于静养'。片面的运动，使阳气不断地上亢，阴气会不足，最后是由阳损阴的阴阳两虚。你打拳多年，也就是说运动太过，加上你现在是一个年过花甲的老人了，五脏气血都不足，还这样不断运动下去，自然不行。"

老根头点头："其实这几年，我也知道自己上了年纪，运动量是相对少多了。听你这么一说，是有道理，但静养又应该怎么养呢？"宋明理说："静有两方面，一方面是心情的宁静，另一方面是身体要多休息。我想你平时应该都在永江边的公园里打拳吧？"老根头说："是的啊，江边因为有江风吹着，空气好。"宋明理说："夏天吹吹江风是好的，可是冬天吹江风就吃不消了。你本就气血不足，加上冬天去江边打拳。打拳时毛孔开泄，稍不注意，冷风就随着毛孔进入体内了。冬天万物闭藏，本就是要养阴以涵阳，才能顺应来年春天的升发。而你却不断消耗，不去保藏阳气。"

老根头取出了以往治疗的记录，宋明理见他在医院里住院时用了大量的抗生素，并且输液治疗，后面的医生虽说也有用了些补气调脾的药，但出院之初的中药方，却是用了大量的清热解毒药。

宋明理问老根头："你生病当时是不是发热咳嗽的？"老根头说："是啊，当时医院说我得了肺炎，所以住院半个月。"

宋明理分析，老人受寒，寒邪闭表，如果初起可用麻杏石甘汤加些鱼腥草之类为治，可却用了大量的抗生素更伤阳气。出院后，应该以补气运中化痰，酌加一两味清解之药就可，可治疗时又过用清热解毒。最近的药方，虽用了补气温阳为治，但湿邪严重，湿不祛则阳气不能外通，也不是正治，治疗得化湿合以温阳为治才是正理。

宋明理开方：生黄芪60g，苍术30g，厚朴20g，茯苓50g，干姜20g，炮附子20g，鸡血藤50g，麻黄5g，黄芩15g。药方后面写上了电话号码。

宋明理把药方递给老根头说："你先把这药方去抓个三剂来吃下，如果效果还好，就再多吃几天。药方下面是我的电话号码，有什么事来电话。这药方有些药下得有点重，你不要怕，一定要按原方去抓来吃。我知道你们省城人有公费医疗，如果按公费的方式来治病，十之七八都治不好。你就自费去抓来吃好了，如果有些药药店不给抓，你可以把药方重抄一份，把药量减半，多抓几剂，抓回来后，再把两剂药合起来煎。"

不一会，老根头的儿子雷虎回来，看到宋明理的药方，很疑惑地问："你这药方能吃吗？炮附子一放就是二十克，黄芪一放就是六十克。还有鸡血藤也是一用就五十克，见都没见过这样的药方。炮附子，我导师平时都只用三五克，还要先煎一小时。对于黄芪，我导师最大量也只用到三十克，鸡血藤只用到十五克。还有茯苓，你看你看，一动就是五十克，这样的药方不会吃死人？"

宋明理问雷虎："你懂医？"雷虎很高傲地说："我怎么不懂，我是苏河省中医药大学的，今年刚考上博士，主修《伤寒论》。"宋明理说："那太好了，你是修《伤寒论》的，那我这个药方，你觉得是什么方？"雷虎很鄙夷地说："一个杂方，还什么方。"

老根头看到儿子这样无理，有些生气，对雷虎说："不得无理，小宋可是一眼就可以看到我病根的人。你总是说你的导师怎样好，他治我治了这么多次，还不是越治越重？"雷虎说："你要知道'病来如山倒，病去如抽丝'，上了年纪的人，哪有这么快就会好过来的。你上次得的是大叶性肺炎，能救回来就很不错了。这种江湖郎中，一看就是来骗吃骗喝的人，开这么个杂方。"

宋明理站了起来，对老根头说："前辈，我以前也是习武的，觉得我们都是武林一脉，才主动为你开方治疗。如果你觉得我是个江湖骗子，把药方丢掉就是了。"宋明理转身想走。

雷虎生气地说："你这就想走吗？跑到我家里来骗钱。你先别走，我要报警，先把你抓起来再说。"雷虎说着拿起了手机就想拨电话。

这下宋明理也火来了，宋明理说："好，我不走了，我待在这里，你先去把药抓来，我亲自煎，同时煎两剂药，我先喝一剂，看我会不会死，我死了活该。如果我没死，再让你父亲喝。你觉得怎样？"

常言说省城小男人难弄，真是一点也没错。雷虎看到宋明理这架势，一下子也不知道怎么是好。宋明理坐了下来，对老根头说："我不会走的，我今天一定要把你治一下再说。叫你儿子去抓药吧，按我刚才说的去做。"

雷虎悻悻地开门去抓药，不一会，药抓回来，宋明理在煤气灶上同时煎两剂，自己先喝了一剂，过了半小时再让老根头喝药。

不到两小时，老根头微微的出了些汗，身体一下子轻松了不少，肩和腰也没有原来那么僵了。雷虎看到这样子，还是很高傲："江湖郎中，偶有效果也是正常的。"

老根头看到儿子这样的态度，很生气地说："我平常总对你说，做人要谦虚，你为什么总是这个样子？都是被你妈宠坏的。"

雷虎理也不理父亲，想回自己房间去，宋明理说："小伙子，我这个杂方在你父亲这里一剂见效，你能说说这个杂方的原理吗？我这可全是用《伤寒论》的原理。

你说你主修《伤寒论》，我们就这个杂方讨论下，你看如何？"

雷虎怎么也想不到对方会主动提出和他谈《伤寒论》，于是坐了下来。

宋明理指着药方说："我用黄芪、干姜、炮附子，这三药合用是什么意思？"雷虎说："什么意思，哪有这样组合的药方？"宋明理说："我这是一个变通的'四逆汤'，只是用黄芪代炙甘草。因为你父亲现在体内湿邪太重，炙甘草过于滋腻，不利于病情。再加上你父亲现在身体虚弱，选用黄芪更要比甘草合适。"雷虎说："有这样的四逆汤吗？"宋明理说："四逆汤就是两个温阳药，一温中阳一温肾阳，再加上一个甘药补中。从方理来说，难道错了吗？"雷虎不服："算你说得有理。"

宋明理又问："那么我用干姜、炮附子、麻黄的组合，在《伤寒论》里又是什么方呢？"雷虎说："《伤寒论》里没有这样的处方。"宋明理说："这是一个'麻黄附子细辛汤'的变方，我只是去了细辛而用干姜。你想下，有没有道理？"雷虎愣了下，才回答："按你这么分析，也有道理。的确是一个变通的'麻黄附子细辛汤'。那么你方里还有平胃散，这可不是经方？你这又作如何解释？"

宋明理说："你说的经方，是指经验方，还是经典？"雷虎说："当然是经典方了。"宋明理说："平胃散也很经典啊，除了平胃散以外，补中益气汤、补阳还五汤、玉屏风散等，哪个不是经典啊？"雷虎说："可不是《伤寒论》里的方啊？"宋明理说："我看了下你导师给你父亲治病的药方，就是抄袭温病学的药方来治疗。这也不是《伤寒论》里的药方啊。"雷虎说："我父亲那时是上呼吸道感染，用温病学的方对路，自然也就用了。"宋明理说："是啊，我用'平胃散'治你父亲的病也很对路啊，目的是为了祛湿通阳，合上干姜和附子，以取真武汤之意，为什么不能用呢？"

雷虎还是不服气，问宋明理："那你药方里还用到了鸡血藤和黄芩，有这样的治疗方式吗？"宋明理回答："你父亲习武多年，体内瘀血严重。加上气阳不足无力运血，这时难道不应该加些调血药吗？《伤寒论》里连药性猛烈的虫类药都大量地用，我用点鸡血藤你为什么就会排斥呢？至于说到黄芩，目的是为了清上焦，一是防药过热，二是取《伤寒论》猪胆配附子的思路，让温阳药的药力下降，《伤寒论》里可以用猪胆和附子合用，我就不能以黄芩和附子合用吗？"

雷虎见宋明理说得头头是道，一下子无言以对，很不服气地回到自己的房间里去。

老根头原来一直在听着宋明理和儿子两人的对话，见儿子走开了，对宋明理说："我这儿子走得太顺了，年龄和你差不多，但这中医水平，看来比你差得太远了。有空你多教教他。"

宋明理摆手："前辈哪里的话，他可是博士生，我只是这里学点，那里学点的乡下郎中，怎么能比。"

过了两个月，老根头来电话，问宋明理在不在永城。宋明理刚好在永城，老根头便叫宋明理去他家吃饭。

到了老根头家，刚好雷虎也在，这次雷虎对宋明理很客气，提出想跟宋明理学临床，宋明理却拒绝了。

但宋明理告诉雷虎，武术和中医本就相通，武术讲究的是守中用中，而中医也是一样，"中点治疗"。

雷虎很好奇地问宋明理："我从没听说过什么中点治疗，也没有一本医书上这么写。"宋明理说："所谓的中点治疗，就是把天地人等有关疾病的因素，加上病人本人的症候进行分析，找出一个折中点，针对这个折中点来治疗，就是所谓的中点治疗。药方只是一个思路，要明白组方原理，更要明白核心医理。只会写写文章，做做课题，这和临床治病是完全不同的两个概念。"

雷虎说："我上次回学校去，把你所讲的伤寒论变通方和我导师讲了讲，我导师很吃惊。这次我一定要把你这个中点治疗原理再和我导师好好的沟通下，看看导师有什么看法。"

过了三年，雷虎毕业了，离校时已经是副主任级别的医生，据说在医院里慕名而来的病人颇多。

〰️❀ 南京微言 ❀〰️

运动是一大学问，不是多动就好，要看具体情况和具体的个体特征。年高之人和体虚之人，在寒冷的季节，最好别去湖边或江边运动，因为湖边和江边过于阴寒。

中点治疗论，是我近一年才总结出来针对慢性病治疗的一个理论方法。我的病人来自全国各地，有时实在难以面面俱到。慢性病，病情相对较稳定，如果只是见病治病，半个月药一吃下去，病情往往全生变，弄不好反而会酿大祸。所以我就采用武术中"守中用中"的思想，把病情和人体的五脏气血进行全面分析，找折中点的方式针对性地治疗。这个方法我已试用一年多时间，经过上万例病人的考察，的确很平稳，效果也很确切。是以文中提出，以求广大同行交流指正。

急性子

武光市是一个地级市，距市区九十多公里的一个小山村里，有一个叫厉汉东的农民，生了三个女儿一个儿子。因为家里人口多，日子过得很是拮据。为了家里的生计，大女儿厉小玲初中一毕业就进城去打工。

厉小玲美丽又聪明，进城后先在一家餐饮店当服务员，后来又到了一家酒店当

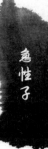

服务员。厉小玲在酒店当了两年的服务员后，因为工作出色，被提拔为酒店领班。这一年，厉小玲才二十岁。

一次，厉小玲看到武光市烟草公司招聘业务员，便投了份简历，后来面试一次性通过，从此她就成了武光市烟草公司的一名业务员。出身贫寒的山村小姑娘，为了多拿提成，没日没夜地努力，不到三个月，厉小玲的业绩就排在了全公司第一，半年后顺利升为业务主管。

厉小玲很珍惜这份工作，升职后更加敬业，进公司不到两年时间，就上升为公司的销售部经理。厉小玲上任后，对公司业务员进行大调整，一部分下放到农村对位农民的烟草种植，一下子让武光市烟草公司的业绩翻了一番。武光市烟草局领导见厉小玲的工作能力这么强，就把她调到烟草局当科长。不到三年，厉小玲就上升为武光市烟草局副局长。这一年，厉小玲才27岁。

厉小玲不仅自己的工作能力强，还很爱护家人，这些年先后把两个妹妹带到城里工作，把弟弟也安排到城里上学。当然，这些年厉小玲作为一家的经济支柱，随着自己的职位越升越高，脾气也变得越来越霸道，性子也越来越急，稍有不顺意就发火。

外表娇美的大姑娘，因为太能干，一直没有找到合适的对象，时间一年一年的过去，厉小玲三十四五岁了还没有嫁出去。

这一年，她终于找到一个比较中意的男人，在一起半年多时间，选好了黄道吉日准备结婚。可快到结婚时，等到的还是分手，厉小玲只好去医院把怀了两个多月的孩子打掉。

流产后，厉小玲的体质明显下降，整天没有力气，一变天就感冒，在办公室里空调温度稍不对也感冒，还见腰酸痛，晚上夜尿五六次。更让她难受的还是妇科炎症，月经干净后阴道奇痒，白带黄臭。她到医院里看妇科，配来了很多外洗药，洗了稍好点，但后来却越洗越严重，月经量也越来越少。

同事高蓉劝厉小玲："你这不是什么炎症不炎症了，应该是免疫力下降才这样子的，我以前也是去买些外用洗液来洗，也是越洗越严重，后来去看中医才好转过来，但治了一年多，还没有全好，现在还时不时地会不舒服。"厉小玲问高蓉："那我们市哪个中医师技术好些啊？"高蓉说："名气最大的是冷昌兄弟，他们是家传的，但听很多人说还是余勇义更好些。"厉小玲问："你讲的是中心医院的中医科主任余勇义啊？"高蓉说："我们市还有几个妇科专家叫余勇义的啊，真是的。"厉小玲说："冷昌兄弟我去治过，你说的这个余勇义我也去治过，但都没有什么效果。我的妇科炎症本来没有这么严重的，就是被这个余勇义治出来的。"

原来，厉小玲有一次扭伤了腰，听说余勇义对治伤也有一套，在武光市还算有名，于是厉小玲就去找他治疗。没想到配了一周的药，才吃到第三天，炎症就加重。厉小玲去找余勇义复诊，余勇义却叫厉小玲先去把妇科炎症治了再来治腰伤。这样厉小玲才去找冷昌兄弟，可是冷昌兄弟俩，治来治去，一点也不见好，反而弄得胃很难受，稍吃点东西，就顶着不消化。

厉小玲说："我还是去省城找个医生来治吧，我托人打听下省城哪个妇科医生技术好些。"

厉小玲托朋友联系好了中医师，到省城治了半年多时间，病情更加糟糕，原来月经量虽少，但还有些，最后两个月就根本没有了。她回到武光市，拿着省城医生的药方去找冷昌治疗，冷昌赶紧打电话给弟弟冷明一起来商讨治疗方案。冷明说："月经是一个成年女性的健康标志，目前要做的，就是先把月经调出来，得中西医结合来治疗。西药用孕酮，中药用血府逐瘀汤加三棱、莪术。"冷昌说："看来也只有这样子了。"

经过中西药结合治疗，没几天厉小玲的月经就来了，她很开心，感慨地对高蓉说："省城的医生，不外就是坐诊的平台高点，还是我们武光市的中医厉害。我去省城治了大半年时间，月经给治没了，回来经冷昌兄弟商量着治疗，中西医结合，没几天就来。"

可好景不长，过了两个月，厉小玲的月经还没有来，又去找冷昌，冷昌在原来的用药基础上加大了剂量，不几天月经又来了。就这样反复治了半年，厉小玲的腰越来越痛，妇科炎症还一样的不好，胃也变得几乎不能消化，手按胃部有紧实感。

冷昌一点法子也没有，叫厉小玲做下检查，发现她的雌激素水平极低，子宫内膜半厘米也不到，B超结果还提示"卵巢萎缩"。冷昌对厉小玲说："你的毛病太严重了，以目前的医学水平是根本没法治疗的，我也无能为力。"厉小玲说："冷医生，你再帮我想想，你一定有法子的，上次我在省城把我月经治没了，不是你帮我治出来的吗？我还要结婚生孩子呢，你一定要帮我想想办法。"冷昌说："你目前的情况，我真的是无能为力，你的病情太严重了。"

厉小玲带着满脸的惆怅，拖着疲惫的双腿回到了单位。

高蓉看到厉小玲这样子，关心地问："厉总，怎么了？"厉小玲叹了口气说："这下好了，一了百了，以后不要结婚也不要再生孩子了。"于是把情况粗略说了下，高蓉只得安慰了几句。

厉小玲想，反正医生都说这毛病太严重，没办法，再找医生也没有什么意思。这一年下来，她不再去看医生，但是身体情况有了变化，常常不知不觉的发热，一发热就出汗，出汗后又觉得冷飕飕的寒毛都竖起来，到了夜里就心烦，难以入睡。

不得已，厉小玲又去找冷昌，冷昌说："厉总，你这是更年期综合征。"厉小玲说："我才三十六岁，哪来的更年期，你是说我早衰吗？"冷昌说："差不多是这个意思。"厉小玲说："那你说我这应该怎么治啊。"冷昌说："你这毛病，从中医学讲是真阴大亏，得重用生地黄等养真阴的药来治。"

没想到，冷昌的药一剂还没有吃下去，胃就好像不能工作一样，根本消化不了食物。

059

急性子

正计无所出时，武光市烟草局局长李书名送了份资料过来。李书名几天前右脚踝关节的旧伤发作，疼痛不能走路，可今天厉小玲看到李书名可以大步的自如行走，便问："李局，你不是脚痛吗？怎么今天不痛了？"李书名说："这全是运气，昨天中午，法院里一个朋友请我吃饭，在饭局上认识了一个叫李昊的年轻中医，从外地刚来武光行医不久，他弄了些药粉给我泡脚。当时他夸口说泡一次就可以让我不痛，还和我打赌呢。痛呢还是有一点痛，但也没有什么大碍了，再泡几次应该会好的。"厉小玲问："你们还打赌，赌什么啊？"李书名说："这小子，疯疯癫癫的，说是赌旅游。如果我的脚泡一次就不痛，就得请他去游玩。这家伙还真有些本事的，看来只好请他去玩了。我看你的脸色这么暗，要不你也去找他看看吧。"

厉小玲去找到李昊，见一个三十三四岁的男子正在抓中药，也不称，也不开方，前面站着一圈人，边问问题边抓药。

厉小玲经打听，这个抓中药的人正是李昊，于是她也站了过去，问这几个人："你们是第一次来的吗？"有两个人告诉她是第二次来，有一个是第三次来，有三个人说是第一次来。原来他们都是从县级市里来的。

李昊把中药抓好放在一个小盘子里，对几个人说："来来来，一起来帮忙包，我不会包中药的。"厉小玲说："不会包中药还是中医师，真是的。"李昊说："你们找我干什么？不就是为了把病治好？我能把你的病治好就是了，你管我会不会包药，真受不了你们武光的女人，就是婆妈。"

厉小玲说："你这医生的脾气怎么这么臭的，小心我去告你。"李昊说："告，去告啊。医院的医生不能拒诊，而我就拒诊又怎么样，你爱看就看，不看就马上给我走。钱没有，两条腿的病人还会少？我老实告诉你吧，你们武光市，各个衙门的第一把手几乎都是我的病人。"厉小玲问："那卫生局里的呢？"李昊说："卫生局局长、副局长、医政处、办公室，全是我的病人。不信你打电话问下。我知道你应该也是牛人，武光不就一百多万人口的城市，你问下不就知道了。"厉小玲说："卫生局最清楚医生的底细了，如果连卫生局里的几把手都是你的病人，看来你的确值得傲。但你这脾气真的要改改了。"

药很快抓好，几个病人提着药走了，李昊很客气地送到门口。厉小玲气得骂李昊说："你要知道，我才是这里的地头蛇，他们只是外来客。"李昊说："我作为一个医者，只会对接手的病人负责，天下病人多了去了，我哪能一一照顾。你不是我的病人，我来关心你作什么呢？你说自己是地头蛇，这关我什么事，你还能把我吃了？你去省城打听下，省城衙门还有一大批是我的病人。"

厉小玲也是一个老江湖，口气一转，对李昊说："你这人真是的，开个玩笑就这么激动。"李昊笑笑："我刚才也是开个玩笑啊，你叫厉小玲，烟草局的副局长。"厉小玲问："你怎么知道的？"李昊说："你出门时，你的顶头上司李大局长就来电话了，说你要来找我看病。今天看在李大局长的面子上，帮你把这小毛病治好就是了。"

李昊见厉小玲脉象沉细弦涩而无力，舌淡苔稍厚，但舌尖芒刺很多，舌体偏瘦。

李昊开方：生大黄5g，枳壳20g，生白术30g，鸡内金30g，干姜15g，姜半夏10g，吴茱萸5g，党参20g，菟丝子30g，麦冬30g，当归20g。3剂。

李昊对厉小玲说："就你目前的身体情况来看，最关键的问题在于调理脾胃。让你吃进去的东西能消化吸收，这样体质才能慢慢恢复，如果脾胃这个关口把不住，以后的一切治疗全是空谈。另外我这药和别人的不一样，你要把药煎好后，一次只喝一点点，一剂药分十几二十次的喝。但一天之内一剂一定要喝完。"

厉小玲提药走到诊所门口时，又回头对李昊说："真没见过态度这么臭的医生。"李昊哈哈一笑："无所谓了，社会就是这样子，我也不会为了别人些许语言而不做自己。理解我的人不用去解释，不理解的人也没有必要去解释，我只认真做好我自己。"

厉小玲按李昊的方式服药，服一剂药，阻在胃口的痞积就大见好转，肠子蠕动很大。当天晚上就不见往日的心烦。吃了三剂药，一阵热一阵冷的症状也明显地好转过来。

厉小玲很开心，带着李局长一起来看李昊。厉小玲和李书名一进来，李书名就说："本家，三天前你把我们这位大美女臭骂了一通，她在单位里哭鼻子，弄得工作也没心思。我被你害得这几天很累，增加了很多工作量，你说这事怎么办好？"李昊说："好办，抽空带我出去走走，我讲鬼故事给你听，带一次不过瘾，可多带几次，我很会讲鬼故事的。"李书名说："鬼故事还是对我们大美女讲吧，我可不敢听。"李昊说："她是一黄脸婆，哪里美了。这么暗的脸色，得一个月后才会开始变美丽起来。"

李书名转过头对厉小玲说："听到没，大医生说你只要一个月脸色就变好看了。"厉小玲问李昊："你说一个月可以帮我治好？"李昊说："一个月病好，我没这能力，半年是要的。半年会好，就很不错了。"

李昊见厉小玲脉象变化不大，但舌尖的芒刺退了很多。李昊换方：生大黄3g，枳壳20g，生白术30g，鸡内金30g，干姜15g，姜半夏10g，吴茱萸5g，党参20g，菟丝子30g，麦冬30g，当归20g。10剂。

厉小玲看了看药方说："这药方和上次的一样啊？"李昊说："不一样，生大黄减了两克。作用完全不一样的。大黄放这里不是为了排便，是为了降胃的上逆之气，所以大黄不要后下，而是和其他药一起煎。你现在胃开始通了，停用还不行，所以减了两克，明白不？"

十天后，厉小玲的脸色虽说还是很暗，但有些转红润了，消化功能也在改善，睡觉也很好，腰也好了不少，一阵阵发热也不见。厉小玲再看到李昊很是开心，说道："你这家伙看起来疯疯癫癫，还是有两把刷子的。"

李昊见厉小玲的脉象稍有些变强，舌头上的芒刺也几乎不见，便换方：党参20g，生白术30g，枳壳20g，鸡内金30g，菟丝子30g，覆盆子30g，巴戟天20g，杜仲 30g，狗脊 30g，麦冬 30g，当归 20g。十剂。

厉小玲不解："看来这次药方变化很大啊。"李昊说："这次是针对你的身体调补了，但喝药的方式还是一样，少量多餐的服用，一次只喝一点点。"

十天后，厉小玲来电话说药吃完了，李昊正在省城出诊，叫厉小玲再按原方吃十剂。过十天来电话，李昊还是叫李小玲按原方吃十剂，三四次都是这样。厉小玲急了，问李昊："你这医生真是的，吃了这么久都不换药方。"

李昊开车回武光，看到厉小玲真的像变了个人一样，脸色红润，便问厉小玲有什么不舒服的，厉小玲说："其他都还好，就是时不时地下面还会痒，大姨妈也还没有来。这是我最急的。"

李昊说："大姨妈的事不急，不来有两方面原因，一是血不足，一是血出不来。你原先吃伤药耗血，本就流产伤血之人，伤药过用伤血，下阴失养才是炎症的发生主因。后来因为炎症，医生又用清热解毒药来治，让你的中阳受损、脾胃败坏。本就体弱之人，脾胃再不好，吃进去的食物不能有效的消化吸收，身体自然不会好，月经也不会来。可惜最后冷昌还用了大剂量的活血破血药再加孕酮来催月经，你的身体就这样被催坏了。所以针对你的身体，除了大补气血之外，别无他法。"

经过四五十天的调补，厉小玲的脉象强了些，但还是没有要来月经的迹象。李昊换方：党参 30g，苍术 30g，厚朴 20g，鸡内金 30g，菟丝子 30g，覆盆子 30g，巴戟天 30g，杜仲 30g，狗脊 30g，麦冬 30g，鸡血藤 30g。十剂。

厉小玲见药方有少许的变化，问李昊："怎么党参的量加大了，还换了两个药？"李昊分析："现在天气热起来了，阳气外浮，补气药再不加大点你的身体会吃不消的。另外，因为天气热，阳气外浮，内阴就重，我们地处江南，湿气重，所以换成苍术和厚朴促脾胃运化。这样，吃进去的药才能更好地得到消化吸收。"厉小玲又问："你这方里有治伤的药吗？我的腰酸，不知不觉就好了。"李昊扮了个鬼脸，笑笑不说。

过了半个月，李书名请李昊吃饭，厉小玲也一起来。李书名对李昊说："你这医生真是牛，她现在成了你的迷妹。你看看她现在的气色比来我们单位时还要好。"

厉小玲身材高挑而匀称，大大的眼睛，红润的肤色，的确是个大美女。李昊说："她的身体还没有全好，还要再过两个月。你看到没，她的眼眶和嘴巴边上一圈肤色还是偏暗的，这是肾气还没有恢复的表现，要把这两个黑圈圈都退了才行。还是你这李大局长，什么时候请我去游玩啊，不要太远，我只想去邻省看看破房子。"李书名说："你去玩，一切都找我来报销就是了。"

立秋到了，厉小玲已经先后治疗了五个多月，李昊见厉小玲的脉象明显的有力，并且数脉也较明显，只是涩象也很明显。李昊说："虚必有瘀，你这时可以加大活血药来调了。但调血药不能用红花一类的燥血药，以免又伤正气。"

李昊换方：生黄芪 60g，苍术 30g，厚朴 20g，鸡内金 30g，菟丝子 30g，覆盆子 30g，巴戟天 30g，狗脊 30g，当归 30g，鸡血藤 30g，益母草 30g。十剂。

厉小玲吃到第七剂时，小腹疼痛难忍，月经至，排出了近一小碗的黑暗血块。厉小玲打电话问李昊余下的三剂药怎么办，李昊叫她接着吃，行经三天结束。

厉小玲找李昊复诊，非常开心地说："以前真是傻，开始是一心想赚钱，后来一心想往上爬。生病了才知道健康最重要，什么金钱和权力，如果连命都没有了，拿来做什么，现在终于明白这个道理。"

看到厉小玲开心地离去，李昊也放松地点燃了一支香烟。作为一个医者，还有什么事能比看到病人好起来还开心呢。

❧ 南京微言 ❧

前医缪希雍在他的《神农本草经疏》讲到"虚与火难治"。火还算好，最难治之病莫过于虚证。虚证之难，难在多变。一是病人性急，病重体虚恨不得一下子就治好。二是体虚之人，稍有不注意，极易感受外邪，一受外邪就内外交困，很难处理。三是虚证之人挟症很多，虚不运血，虚则无力气化，体虚之人都有瘀阻，所以治虚之要，不仅仅在于补，而要调气血的通畅和考虑痰湿的问题。如果不去考虑瘀血和痰湿，体虚极难调补。

治虚补体没有速效之法，必要有一个过程，可惜病人常常难以理解，这是为医之难。本案之治，贵在病人能理解和坚持，如果病人心急求速效，还是不能愈。

聚宝盆

奔驰美女近来很烦恼，因为企业很不顺，又和老公闹离婚，烦得天天失眠，胃口也不好。面色灰暗，神疲无力，胸闷气短，本来匀称的身材瘦了一圈。

奔驰美女叫肖如玉，人如其名，真是白玉一样的美女。一米六七的个子，一百〇五六斤的体重，五官清秀，柳叶眉，桃花眼，高高的鼻梁，两片不厚不薄的红嫩嘴唇微微上扬，披肩长发垂直而下，有如天上下倾的黑瀑。她虽说有三十五六岁，但看起来却也只有二十七八的样子。

肖如玉不仅人如美玉，还有一个好的家庭背景。她的父亲是地市级的局长，嫁的老公是一个财团的公子白鹏飞。肖如玉因为人长得美丽，平时开着个奔驰车，所以认识的人都称她为奔驰美女。

五年前，肖如玉自己独立创业，因为她的聪明和干练，企业发展很快，不出三年，就资产上亿。在当地真是要风有风，要雨有雨。美中不足的是肖如玉结婚四年了还

聚宝盆

没有孩子，夫妻也时常会为生孩子的事发生些口角。

去年，肖如玉的父亲退了休。因为房地产开始下滑，白鹏飞的企业也出现了资金问题，连带着肖如玉的企业也出现了资金紧张。夫妻二人忙于企业的事到处奔跑，这半年来，常常一个月都见不到一次面。

近来肖如玉听朋友说爱人外面有女人，并且都怀孕了。这对肖如玉来说，无疑是一个晴天霹雳，企业的不景气就让她操心，加上白鹏飞的外遇，气得让她发抖。听到朋友的话后，肖如玉拿起手机就给白鹏飞打电话，可白鹏飞的手机一直处于通话中，怎么也打不进去。

肖如玉越想越气，饭也不想吃，睡也睡不着，胸口发闷，乳房胀痛，几天下来脸上就长满了痘痘。本来红润光洁的皮肤，一下子变得萎黄无华。

十来天后，白鹏飞终于回家了。看到白鹏飞疲惫不堪的样子，肖如玉故作镇静地为他泡上了茶，待白鹏飞坐下后，问道："怎么了，还没有找到资金啊？"白鹏飞叹了口气："现在房价虽说还在，但有价无市，房子卖不动，哪来的钱啊？都是你父亲，当时我做电器生意做得好好的，偏要说什么房地产来钱快。"

肖如玉听到白鹏飞把企业的问题推到父亲头上来，生气地说："你这人怎么能这样子呢？还不是你自己说电器行业竞争激烈，利润小，求着叫我父亲为你找开发商合作的？现在是你自己做不好，怎么能把责任推到别人的头上。一个男人，不要做错了事就去找责任人，而是要想想自己为什么会错。你父亲也是农民出身，白手起家。你坐享其成了，还来说我父亲的不是。论做生意，你父亲比你要老道，公司里的事，你可以和他老人家多谈谈，找到出路才是法子，而不是日子顺了就一切都很好，稍不顺点就怨天怨地。"

白鹏飞被肖如玉这么一说，大骂道："企业上的事用不着你来多操心，你说我怎么无能都无所谓，但我们结婚这么多年了，你什么时候给我生个孩子出来啊？真受不了你这样的女人，从小娇生惯养的公主，也只有我才受你这么多年的气，你试问下稍有点尊严的男人，谁受得了你这气啊。"

肖如玉的确较任性，但还是一个很讲理的人。虽说她的企业发展，父亲帮了些忙，但主要还是靠她自己的能力。被白鹏飞这么一骂，她也来气了，回应白鹏飞说："难怪我听人说你外面都有女人了，都怀上你的孩子了？"白鹏飞气汹汹地说："这是我的事，你管不着。我这么大的家业，总不能没个孩子来继承吧？这些年，我们到处去看医生，我们俩都检查了，医生都说是因为你的毛病引起的。你这女人，上大学时就乱搞，流产坏了身体，和我这么多年就一直没有怀孕过。当初真是瞎了眼，怎么会娶了你这号女人。"

肖如玉的确是因为上大学时谈恋爱，流产后不敢和家人讲，身体没有得到妥善保养，后来引发了妇科炎症。结婚一年后没有生孩子，她去医院检查时，发现患有

杏影　寻因究源　探病纪实

宫颈糜烂、输卵管粘连不通、盆腔炎、卵泡发育不全、子宫腺肌症等妇科毛病。但经过西医的输卵管通液术、抗生素治疗等，都没有效果；后来她又去看中医，很多大名医也没有解决她的问题。

肖如玉也知道孩子的问题与自己有关，她虽向来心气高傲，但这么光鲜的社会形象，却一直不能为白家生一男半女，她也感到遗憾，总觉得在白家自己做得不够。

前些年，家里万事安顺，白鹏飞也一直没有提出这方面的话题，怎么也想不到白鹏飞会在这个节骨眼上来说这样的话。

肖如玉被白鹏飞这一顿骂，趴在茶几上痛哭。白鹏飞看到肖如玉这样子，理也不理，拎包走人，扬长而去。

肖如玉再也没有心思去打理公司的事，把手机关机，谁都不理。一个人躲在家里。

过了两天，朋友来找肖如玉，看到她憔悴得不像个人样，大吃一惊。肖如玉把自己和白鹏飞的事说了说，朋友劝肖如玉："你这人真是傻，这样的男人有什么好可惜的呢？他又没有什么本事，他的钱又不是他自己赚的，开着老爸买的车，整天东游西逛。当初会娶你，还不是看中了你父亲的位子。现在你父亲退休了，他自然要去找条件更好的人。他现在去找别的女人，你索性就离婚好了，和这样一有点事就推卸责任的人过日子，你迟早会疯掉的。"

肖如玉这朋友，是一个从小玩大的闺蜜，为人直爽而机灵，心地也很善良，所以肖如玉对她向来是无话不说。听朋友讲的话也有理，肖如玉调整了下心情，决定和闺蜜一起出去旅游。可刚出去两天，白鹏飞就来了电话："你什么时候回来啊，回来的话通知我一下，我们去民政局把离婚的事办一下。"

接到这样的电话，肖如玉再也没有心思游玩，第二天就回来办了离婚手续。

从民政局一出来，肖如玉伸出手对白鹏飞说："握个手吧，夫妻一场，祝你幸福。"白鹏飞冷冷地说："别了，我女人还在车里看着我呢，她怀孕三个月了，别惊动了胎气。我放在家里的东西不要了，你都丢掉吧。"这时路边一辆保时捷跑车里探出了一个人头，瓜子脸，样子看起来娇小可人。这美女娇气地说："快回去了，我肚子饿了，再饿孩子也要饿了。"白鹏飞快步向车跑去。

肖如玉看到这样子，不由得呆呆地站在原地动也动不了，两行泪水流下。

肖如玉找闺蜜喝闷酒，醉酒大吐。闺蜜怕她一个人受不了，陪着她回家。在她别墅空荡荡的客厅里，肖如玉撕心裂肺地叫着，墙壁的回音震碎了茶几上的玻璃杯。

过了两天，闺蜜开车带肖如玉去看医生，医生说肖如玉患了严重的忧郁症，要转院到精神病医院住院治疗。闺蜜吓坏了，对肖如玉说："如玉，要不打个电话给你父亲吧，我们虽说关系好，但总是外人，我可承担不了这个责任啊。"肖如玉说："死我一个人算了，我父亲高血压，别让他难受。父亲把我养大也不易，别再让他晚年更为我忧伤。你也回去吧，让我自己一个人在家待几天。"

聚宝盆

闺蜜看到肖如玉这样子，怎么也不放心，做饭、洗衣、烧水等，在边上无微不至地照顾着。可过了三四天，肖如玉的精神越来越差，神情恍惚，动不动就摔东西，哭骂不止。有时又流泪，看着电灯喃喃自语。闺蜜偷偷地叫人帮忙为肖如玉祛邪，可是请了好几个高僧和道士，也没有一点效果。她又去请了中医院的名老中医来治疗，也没有什么效果，特别是这中医院的名老中医，又是针灸又是吃中药，治了几天，一点反应都没有。

一天，闺蜜听人说京城大医院的名医罗万信来游玩，于是请他来为肖如玉诊下脉。罗万信带着一个年龄三十几岁的年轻人一起到来。见肖如玉的脉象又弦又细又数，重取又无力。舌淡红，舌尖和舌边偏红，舌尖芒刺，苔滑腻。罗万信对年轻人说："志龙，这病人是郁病，郁则化火，治疗得运脾清肝。"这个叫志龙的年轻人说："我看现在可用针灸治疗，同时配合中药。针灸调气，中药治本，这才能真正的治好。"

罗万信问："那取什么穴为合适呢？"志龙回答："取内关、太冲、足三里、三阴交、太溪、昆仑等穴，但以病人现在的情况来看，还是先取内关、足三里和太冲穴为好。内关用泻法，足三里用补法，太冲刺血以泄郁热，至于三阴交、太溪等穴，可等情况好转后再取。"罗万信表示认可。

针灸后，肖如玉的情况稍微好些，罗万信又叫志龙开了个处方：柴胡15g，黄芩20g，厚朴20g，党参20g，石菖蒲10g，百合50g，杏仁15g，茯苓50g，生栀子10g，丹参30g，生白芍20g，僵蚕20g。另加鲜竹沥口服液，一次20ml，一天三次。

罗万信接过志龙的药方看了看，问志龙："杏仁是什么用意啊？"志龙说："悲则气耗、思则气结、怒则气逆。病人三志太过，治疗得运中疏肝为根本，但是病人现在脉象数，两颧偏红，这是明显有热并且上浮，用杏仁是为了肃肺降逆。大剂百合，配上杏仁，可以固肺保津以润肝之燥。因见脾虚有湿，所以又重用茯苓。"

罗万信对肖如玉的闺蜜说："你朋友的毛病一下子好不了的，得有一个较长的治疗过程。我明天就要走了，有什么事就叫我弟子来治吧。"

肖如玉的闺蜜问罗万信："你弟子可以留下来？"罗万信说："我弟子就是你们当地人啊。"肖如玉的闺蜜惊讶地问志龙："你是我们本地人啊？怎么一直都没有听说过呢？"志龙回答："我是你们中医院里的，刚进医院不到一年时间，你们可能还不太认识我吧。"

第二天起，志龙来给肖如玉做针灸，见肖如玉神志缓和了好多。自诉昨天服药后不到三小时就肚子痛要拉肚子，到今天已经拉了三四次了。肖如玉的闺蜜问："志龙医生，我昨天把你开的药方每一味药都在网络上查，没有发现哪个药是会让人拉肚子的啊，怎么我朋友吃了你的药就会拉肚子呢？"志龙说："中药治病，不是单纯看某一个药机械地对应于某个毛病，一个药方就像打仗排兵布阵一样，不同的组合就会产生不同的作用。你朋友前些时间情绪过度压抑，郁火上扰心肺，上焦受热，气不能降，就造成了大便不通。昨天的药一吃，针灸的穴位一扎，气就通了，所以才会排便好几次。是不是每一次大便都恶臭难闻？大便黑黑的？"

肖如玉的闺蜜忙点头："是的，是的，你真是厉害，还能知道拉出来的大便是什么样子。对了，我姓钟，叫钟义兰。你贵姓啊？"志龙回答："我姓郑。"钟义兰说："我以前总觉得中医是骗人的，后来生了孩子，孩子体质较弱，三天两头感冒，去医院里输液也不见好，后来看了中医才慢慢好过来。这次看到如玉这么严重的毛病，你和你师父两人，治了一天时间就立刻好转，真是太神奇了。你有空能多跟我讲讲中医方面的知识吗？因为在你给如玉扎针之前也请过一个针灸师来扎过针的，他不像你就选两三个穴位，他要扎好多针，头顶上和头两侧也扎，可没有什么效果。而你只扎两三个穴位，反而一扎就好。"

郑志龙说："针灸和开中药方一样，也得先通过望闻问切，找出核心问题所在，针对这个核心问题找合适的穴位才会有效。并不是说看什么病就扎什么穴，现在很多学针灸的，背一些顺口溜，什么'腹痛三里留、腰痛委中求'等，机械地套穴扎针，哪会有什么效果？当然，套中了也会有一定的缓解作用，但套错了呢？就像你朋友的情况一样，我们医院的名医见失眠，他们选择的穴位一定是百会等穴为主，但要去考虑失眠的原因是什么，不能一见失眠就马上取百会。肖如玉的失眠是郁火上扰，他们也一样的取太冲。但同一穴位，不同的扎针方式，所取的效果也不一样。你所请的是不是我们医院的马主任啊？马主任的威望在我们这一带是很高的，但对于针灸方面的一些问题，我和他并不是一路。马主任技术很好，但胆子小了些，对太冲只取扎针，而不取放血。他开的中药处方，应该也是用酸枣仁、首乌藤、合欢皮、茯神、五味子、龙骨、牡蛎等药来宁心安神为治，这是目前中医治疗失眠的一个套路。"

郑志龙通过针药结合治疗，半个月下来，肖如玉的身体明显好转过来。面对公司的事，不得不又天天到处跑。一天，肖如玉对郑志龙说："郑医生，我问你一个事，你们中医有没有治疗企业亏本的秘方啊？"

郑志龙愣了一下，回答："有的，有这法子的。"肖如玉吃惊地问："真的，中医还真有这样的药方？"郑志龙说："我骗你做什么呢，中医是无所不包的，唐代名医孙思邈就把佛学融合到了中医里来，成了大著《备急千金要方》。你要知道，我这些年做中医为什么能做得较顺，就是因为家里有一个聚宝盆。我在医院上班，同时外面还有一家门诊部，这全是聚宝盆带来的财运。"

肖如玉说："真有这样的东西，那能不能让我开开眼界。"郑志龙说："没问题，我送给你就是了，我这聚宝盆还没有开过封呢。"肖如玉问："那你这聚宝盆是哪里弄来的？"郑志龙说："这是我去年去京城拜师时，有一位高人送的。这高人超越金钱了，所以把这聚宝盆送给我。"

次日，郑志龙提着一个纸盒子到肖如玉家。肖如玉问郑志龙："里面就是聚宝盆

聚宝盆

啊？"郑志龙说："是的，我这聚宝盆，从高人手里接过后，我路过五台山，还叫山上的得道高僧开过光，所以能量更强了。"

肖如玉见郑志龙打开纸盒，原来是一套茶具，一个八十厘米长，四十多厘米宽的底盆，配着一把壶，六个茶杯，还有一个茶叶罐。茶具整体是乳白色，底盆以及每一件茶具上边缘处都镶着金龙。郑志龙说："我属龙，所以这聚宝盆的能量特别的大。我看你平时高兴坐在北面的沙发上，我就把这茶具放在北边的小茶几上吧，这样方便你应用。"

肖如玉半信半疑地看着郑志龙把茶具放好，问道："郑医生，那你放在这里的聚宝盆我能拿来当茶具用吗？"郑志龙说："这本来就是要当茶具用的啊，你要知道聚宝盆里泡的茶，喝了效果才会更好。"

肖如玉急忙把茶具清洗好，开始烧开水泡茶喝。郑志龙说："如玉，你属什么的？"肖如玉说："我属蛇。"郑志龙说："太好了，龙蛇相合，我的聚宝盆给你非常的合适。只是我看你的这套红木沙发，应该是用小叶紫檀做的吧，这么好的家具，也要养的。但这家具一定要你自己亲自养。"

肖如玉说："我也听别人说过要养的。但不知道怎么养啊，你能教我吗？"郑志龙说："用你的人气去养啊。你每天傍晚回来，把手洗干净，用干净的毛巾把手擦干，就用你的手掌直接在沙发上摸。"肖如玉说："这样就行了？"郑志龙说："是的，用你的手直接去摸，效果最好。但摸时要细心，也不要太用力，轻轻地摸，要有耐心。你如果心急的话就喝杯水，我给你的这套茶具，杯子是一百毫升左右，一次喝一杯，也不要多喝。喝完后有空就摸这沙发，不出三个月，你的公司一定转亏为赢。"

说来也怪，肖如玉按郑志龙说的认真去做，不到三个月，公司果真转亏为赢。肖如玉很开心地请郑志龙吃饭，钟义兰也在。饭后钟义兰送郑志龙回家，在路上钟义兰问郑志龙："郑医生，真的想不到你还博古通今，你这聚宝盆还真的给如玉聚来了财气。"郑志龙说："那是，我这聚宝盆，看起来是普通的一套茶具，其实是高人相送，又经过高僧开过光的。加上我属龙，如玉属蛇。这样的配合，哪有不发财之理。"

钟义兰也不知道郑志龙说的是真是假，反正看到肖如玉的精气神也回来了，公司也好转，这总是事实。

正月里，郑志龙到京城见老师，两人又谈起治疗肖如玉的事。郑志龙把送聚宝盆的事做了汇报，罗万信说："想不到你这鬼机灵还会用这招来给人治企业病，实是意外。不过神志之病，常常非草药能治疗，有时必要移情之法。你这招真是高明，想不入你的圈套都难。"

师徒俩相对大笑。

本案病人先因流产失养，身体本虚。体虚则心志不定，加上家里及企业等一系列问题，产生了巨大的心理压力。先经过针药合治，病人大体上得到初步的恢复，但面临企业的问题，还是不断的操心。面对神志之疾，郑志龙的茶具起到了很大的作用。人在心浮气躁之时，有点水喝下，就会让上浮的心气平息。茶具放在沙发边的小茶几上，让病人触手可及，这样就大大方便了喝水。喝点水后，再细心地摸着红木沙发，这样一来，人的心思就会宁静，只有心宁静了才会静心去思索一些问题。病人就自然会静心去想一些公司里的问题，心平气和的情况下，才能更好地想出破解问题的方法。

冲动是魔鬼，宁静才能致远，实是真理。

岭下一家人

岭下是地级市边上的一个小镇，距市区二十公里远。

这里有一位百岁老太太，生了三个女儿，大女儿和二女儿住在市区里，三女儿住在乡下。三个女儿都非常的孝顺，争着抢着照顾老妈。因为上代的榜样作用，三个女儿的子女也一样的孝敬长辈。

这年冬天，老太太突然得了个怪病，胸口里觉得异样烦热。三女儿电话一打，大女儿和二女儿马上就叫孩子们开车赶到岭下去看望老人。家人商量着，决定送老太太去岭下中心卫生院治疗。

岭下中心卫生院的医生，看了看老太太的病情，对家人说："我们这里只是一个小小的卫生院，技术力量也很差，你们还是把老人家送到市人民医院吧。那里的医生技术水平和检查设备等各方面都要比我们这里好得多。"

二女儿的大儿子王力勇开车送外婆去了市人民医院，好不容易挂到了号，门诊医生对王力勇说："我们院在市里只能排第二，最好的是中心医院。你们还是送老太太到中心医院去治吧，我开好转院手续，你们马上就去，别耽误病情。"

人民医院的门诊医生开好转院手续，王力勇又开车送外婆到中心医院。

中心医院的门诊医生接过人民医院的转院证明，对王力勇说："你想想，我们这里只是一个地级市，各方面相对还是较弱的。你们还是把老太太送到省城大医院里去治吧。"

听到中心医院门诊医生的话，王力勇呆住了，历经三家医院，整整花了一天时间，病却没看成。冬天白天短，筋疲力尽的王力勇看看天也快暗了，给妹妹王茵云打了电话："茵云，下课了没？外婆的病情很严重，中心医院的医生说最好把外婆送到省城大医院里去治疗。我跑了一整天，换了三家医院。这到省城还有两三小时的路程，如果你下课了就过来，我们一起去。"

老太太的二女儿是老师，大儿子王力勇是学校的校长，女儿王茵云也是老师。

王茵云接到大哥的电话，马上开车到了中心医院。看到外婆情况还好，就是一直喊着胸口发热。王茵云对王力勇说："前些日子我认识了一个中医师，这人喜怒无常，听说常常骂病人，还打过病人。他说天下没有他不敢接手治的毛病。如此狂傲之人，我想必有过人之处吧，先打个电话给他。"

王力勇说："那就叫他试试看，看有几斤几两。现在的中医啊，也大多只会吹吹牛罢了。"王茵云打电话："付江阳，我外婆病了，你有空吗，过来帮忙看下。"付江阳说："你是谁啊？我很少出诊的。病人是不是快要死了？小毛病我不太来理会的。"王茵云气红了脸，悻悻地说："你才要死呢，连我也不记得了。我外婆今年刚好一百岁，得了个怪病，总喊着胸口里面发热。现在医院里说治不了，叫我们送外婆到省城去治疗。你不是很牛吗，说什么天下没有你不敢接的病人，没想到只会吹，一个小毛病就把你吓成这样子。"

付江阳心气高傲，被王茵云这么一激，不由得来了劲，对王茵云说："谁说我怕了，不就是胸口发热。你们等着，我马上就过去。"

不到十分钟，付江阳就到了。他把了把老太太的脉，对王茵云说："你外婆是着凉感冒了，小意思，吃点药就会好过来的。"

王力勇说："付医生，你没弄错吧，我外婆哪里是着凉感冒了。她一个老人家，整天待在屋里，又没见她发热咳嗽。"付江阳说："人着凉引起的感冒称为风寒感冒，人受寒，必会伤阳气。但受寒之后的情况要看个体的阳气强弱来决定，没有一个定论。比如身体强健的人，受了较严重的风寒，就会见高热，治疗得用麻黄汤一类的来扶阳解外；如果身体较弱，受的风寒也较弱，就会见汗出怕风，治疗就要用桂枝汤等方药来平调阴阳，辅以解外。你外婆是一个百岁老人，不论她平时身体怎么好，但五脏的元气必定是虚弱的。如果她受的风寒较严重，必定会见四肢冰冷，拉肚子等急症，治疗就得用四逆汤来扶阳气。从你外婆的情况来看，是几天前受了风寒，但不严重，现在开始化热了。因为她的元气较亏，风寒之邪排不出来，郁阻在体内而化热，热性上扰，所以才会见胸口里面烦热难受。你总说她待在家里不会受寒，你想想，房门关时屋里是暖和的，但门一打开，屋里的气温就会马上下降。冷空气就会随着鼻子吸到体内。你们这些人，只知道看衣服是否穿够不够，其实冷空气直接从鼻子吸到体内，这样更伤人。"

王茵云接过话："别吹了，别吹了。叫你来是为我外婆解决问题的，解决不了问题，一切全是空谈。最看不惯整天只会抄抄写写发表论文，要么在网络上吹牛皮的中医。"

付江阳说："你去对面药店里买瓶'麻杏止咳糖浆'来，一次一瓶盖的喂给你外婆吃，十分钟吃一次，我就在这边上等着。"

王力勇把药买来，按付江阳说的让老太太喝下去。不到半小时，老太太说胸口烦热开始好转了。付江阳对王茵云说："看到了没，还不带老人家回去。"王茵云说："看你这小人得志的样子。现在外婆的情况是好转了些，但我怕回去后老人家又发作，你也得跟着我回去。"付江阳只好开车跟在后面。

不到半小时车就开到了岭下，老太太的胸口已经不发热了。付江阳说："这药很寒的，晚上再喝三次，不能过量。老人家是个百岁老人，阳气本弱，药一过反而影响身体。你们明天去买些小柴胡颗粒来，一次一小包，一天两次，让老人家再喝三天。这次的感冒就全好了。"

过了一周，老太太的二女儿给付江阳打电话，叫付江阳去她家吃饭，以表示感谢。

饭后闲聊时，王茵云说："你这个牛皮中医还真有两把刷子，我外婆的病被你这么一弄就好了。"付江阳说："这一瓶药也就十元钱，半瓶就治好，才花了五元钱，你开车到处跑的油钱比药钱可要贵多了？"王力勇说："别提了，真的想不到一个小小的风寒让一家人跑了一整天。"

王力勇大付江阳十岁，又是学校的校长，很是文静，付江阳也就不敢再贫嘴了。付江阳客气地说："运气，全是运气。"王力勇说："付医生，我母亲的心脏不太好，血压也高，上次去中心医院看，医生叫她做搭桥手术，我不知道你对这方面有没有研究？"付江阳说："把医院的检查报告给我看一下，我运气向来较好，应该有法子对付的。"

老太太的二女儿叫姚凤仙，相貌平平，但为人善良热心，现年六十五岁。付江阳见姚凤仙面色淡暗，形体偏胖。他把了下脉，见脉象沉涩弦浊偏数，两尺无力，但两寸弦劲。舌淡暗胖，多津，舌两侧向舌面方面两片瘀青。付江阳对王力勇说："没事，姚阿姨也只是小毛病，花两个月治疗，应该会就好过来。但这两个月治好之后，最好弄个膏方吃，以慢调元气，这才是治本之道。"

付江阳开方：生黄芪 100g，苍术 30g，陈皮 20g，茯苓 100g，菟丝子 30g，炮附子 30g，泽泻 20g，怀牛膝 30g，丹参 30g，鸡血藤 50g。

姚凤仙接过药方，吓了一跳，问付江阳："小付，这是你开给我吃的药方？"付江阳说："阿姨，是的啊，怎么了？"姚凤仙说："这么重的药量，我听医生说黄芪、附子吃了血压会升高的。我可是一个高血压的病人啊。"

付江阳说："高血压，就是血流时对血管壁产生的压力。现在的医生治疗高血压，不外乎决明子、龙骨、磁石、牡蛎、菊花、天麻等平肝清肝的药。这是一个极大的误区。血流时为什么对血管壁产生压力会加大？我们用水管接水时就能知道：一是水的流量太大，一是水太浑浊，一是水管老化没弹性。而您这三种情况都有，其中最主要的是血液太黏稠，血压也就会升高，不全是肝火。您的脉象虽数，但这不是肝火引起的，是因为体内的湿气太重，血容量加大，导致了心脏负担加重，不得不加速压缩送血。心脏一加速压缩，脉就跳得快起来了。我重用茯苓，再配合泽泻和牛膝，就是为了快速祛除您体内的水湿。但体内的水湿是病理产物，中医学称为标。有标必有本，病本是病标的主要诱导因素。体内的水湿之所以这么重，是因为您的气阳两虚，气化不足才产生湿阻。湿阻了，血就黏稠了，怎么流得动。血流不动，中医学称为瘀阻，所以治湿必要辅以活血。但血为阴物，不能自运，得有阳气的温化和气的推动才能运行，所以就要用大剂的黄芪来补气，用附子来温阳。"

王茵云说："先把老妈治好再说。"

姚凤仙见女儿这样，不好意思地对付江阳说："小付，对不起，我这女儿脾气较急。一家就她最小，从小宠坏了。"王茵云这个刁蛮公主，嘴巴的确是厉害。

付江阳说："阿姨，茵云讲的也不是没有道理。一个医生最主要的就是把病人的病治好，没有效果一切全是空谈。您放心吃药，但我这药下得重，所以您喝药时不能像往常那样，一次喝一大碗，一是胃的负担加重，二是喝药后吸收得多，血的容量也随着增加，心脏负担也同样的加重。所以您把药煎好后，放在保温杯里，当开水一小口一小口慢慢地喝。但一天一剂一定要喝完，先吃十天，十天后再换方。"

十天后，姚凤仙像变了个人一样，精神抖擞，人也看起来瘦了些，带着几个老人一起找付江阳看病。

付江阳见姚凤仙的脉象已经平和，尺脉虽还是较弱，但两寸不再像原来那样弦劲有力了。付江阳笑笑对姚凤仙说："阿姨，血压下降了吧？心脏到了晚上不会怦怦直跳了吧？胸口不闷了吧？"姚凤仙惊讶地问："你怎么知道我原来这些情况的？"付江阳说："心脏怦怦跳，中医学上称为心悸。您的病是气阳不足，水气凌心，我所讲的这些症状是和您的心脏不好同时并存。照原方吃十剂再说。"

姚凤仙收起药方，指着边上几个老人说："这几个是我老年大学里的同学，有两个是和我一样的毛病，看了很久也没有效果。有两个是关节痛，还有一个是肾功能不好，尿蛋白一直存在。"付江阳一一给各位老人开好药方，说道："我这里没有公费的，你们还是去别的地方抓药吧。"

其中一个老人说："我们退休了，是有公费治疗，但我不知道药的质量怎样。我觉得还是用你的药心里放心点，为了身体也不必去计较这些小钱了。"另一个老人接话说："是啊，你给我开最好的药方，药的质量不好，吃了也是白吃。"

付江阳把药抓好之后，对姚凤仙说："阿姨，真想不到你这么热心，还为我带病人。说实在的，我行医三四年来，什么样的人都见过，我对病人是失去信心了。病人一般都是只会告诉至亲好友自己的病情，哪像你还会带一些朋友来。"

姚凤仙笑笑说："你对病人失去信心，我们也一样对医生失去了信心。你这么热心，茵云一个电话，你就为她的外婆治病，我们一家人感激还来不及呢。"付江阳说："我是遇上重病怪病就不会放过的人，有疑难怪病，我是必定会去治的。"姚凤仙说：

"冲着你这份率真，我就认你这个人了。我以后还会不断为你做宣传的。但你要认真为病人诊治，不能吹牛。治得了就治，治不了不能勉强。我看你今天的收费也很合理，医生就应该这样。"

一个月过去了，姚凤仙的血压很正常。身体一切正常。姚凤仙又叫付江阳去她家吃饭，王茵云说："你这牛中医，技术还过得去，我妈带了好几批病人找你看，还没有失手。"付江阳说："那是，我不是吹的吧？"

付江阳和王茵云交谈间，王力勇也来了，王力勇对付江阳说："谢谢，谢谢，真想不到高血压可以这么治的。前些时间我把老妈的药方用手机拍了个图片，问过几个名医，他们看了都吓得话也说不出来。有两个名医直接说'这药千万吃不得，必定血管破裂而死'，我看老妈现在的情况越来越好。你有绝活在手，我接下来也要为你做宣传，叫我学校的老师们都来找你治。你一个外地人创业不易，你这技术不能就此埋没，要多救些人。"

冬至已过，付江阳给姚凤仙开膏方：生黄芪300g，苍术500g，茯苓1000g，陈皮300g，厚朴300g，砂仁100g，菟丝子1000g，覆盆子1000g，女贞子1000g，枸杞子1000g，炮附子300g，巴戟天500g，狗脊300g，杜仲300g，怀牛膝500g，泽泻300g，丹参300g，当归300g，鸡血藤300g，三七300g，天麻300g，菊花300g，别直参300g，鹿角胶500g，龟甲胶500g。

姚凤仙吃了膏方，身体一直很好，隔三岔五地请付江阳吃饭，还带人找他去看病。付江阳很关心百岁老太太的情况，姚凤仙很好奇："小付，你为什么对老人家的身体这么关心啊？"付江阳说："阿姨，咱们国家老龄化非常严重，老年人会越来越多，老太太就是一个典型，所以我想更好地了解老年人的身体情况。这一年来，您带了这么多老年人给我治，我其实一直在认真总结老年人的健康情况。如果我能整理出一套能合理针对老年病的治疗方法，这对我们的国家不是一大贡献吗？"

姚凤仙说："我看你和茵云斗嘴时的样子，就像一个小孩，没想到你还会考虑这些大事。"

过了两年，付江阳准备去京城，临走前去看望姚凤仙。

姚凤仙说："看来我们的缘分不久，你是越混越高了。"付江阳说："阿姨，不论我到哪里，我还是原来的我。社会会变，我们的距离会变，但是我的心不会变。以后我还会回来看您的。"姚凤仙说："很多人一爬上去，心就变了，真希望你一直不变。你要记住，能量越大，责任就越大。"

付江阳说："阿姨，我就是我，我虽狂，但我不妄，放心吧。"

姚凤仙幽幽地叹了口气，什么也没说。

又过了两年，付江阳回到岭下，去姚凤仙家吃饭，付江阳问："阿姨，现在外婆身体怎样？"姚凤仙说："老人家还好，就是像小孩子一样，有时会被她弄得哭笑不得。"

付江阳说:"那她不是一百〇五岁了吗?"姚凤仙说:"对啊,时间过得真快,五年过去了。你以前教我们在家里为她备点中成药,一有不对,我们就按你说的去做。"

王茵云一家三口也在,王茵云问道:"大名医,我们的孩子都这么大了,你的孩子在哪里啊?"付江阳说"不急,不急。孩子会有,面包也会有的。"

大家笑得差点把嘴里的饭都喷出来。

南京微言

老年人的病,治疗和壮年人不太一样,因为老年人元气亏虚,五脏功能下降,所以治疗老年人的疾病总得以培补元气、调和五脏为根本,切勿见病治病。本案两例病人都是老人,特别是面对百岁老人的治疗,下药一定要轻,切不能过量,药量一过,变症时生,所以治疗上采用微量用药,但服药的时间很短,这样的治疗一是安全,二是能保证足够的治疗药量。

华山论剑

谈名之和史水水是武校的师兄弟,史水水十九岁,比谈名之大三岁,虽同时拜师,但从年龄上来说,谈名之要称史水水为师兄。因为武校对于武德教育很严格,所以谈名之也一直都称史水水为师兄。

谈名之身高一米八二,史水水的身高只有一米七五。从身高上来说,谈名之占有很大的优势,但实战中,谈名之却一直败给史水水。在武校学习了两年,谈名之从没有战胜过史水水。为此,谈名之一直很不服气。

一次,武校要选送技术好的运动员参加比赛,这之前,先要进行擂台赛,胜者才能参加。谈名之和史水水双双入围淘汰赛,可这次史水水输了,最后谈名之参加了比赛,还拿了六十五公斤级的冠军。

领着冠军头衔的谈名之回到武校后春风得意,从此根本不把同学们放在眼里。

一次实战课,谈名之和史水水对打,史水水又败了。师兄弟们都说:"唉,阿水老了。"另一个师弟说:"阿水师兄有空就看中医书,为我们的伤在苦心研究呢。我们天天对打,天天受伤,如果没有阿水师兄的话,我们的日子哪有这么好过。"

大家议论纷纷时,谈名之接过话:"我们来这里干什么?不就是为了学好武术吗,打不过人家,学这草药有什么用。阿水将来能治病?打死我也不相信。还不如像我一样,把技术练好,这才是硬道理。"史水水说:"是啊,常言说'拳怕少壮',我都二十一岁了,已经不是你的对手,还不如学点中医,以后也有一技之长可以养家。"

从此,谈名之更加目空一切,虽说不会欺负师兄弟们,但那鼻子朝天的样子,谁也看不惯。但师兄弟们确实技不如人，又不敢在谈名之面前造次。

一次，谈名之出去打比赛，虽然得了冠军，但对手实力也很强，自己也弄得一身伤。回到武校后，史水水花了近两个月时间才把谈名之的伤治好。谈名之不好意思地对史水水说："阿水师兄，我以前小看你的技术了。以前我们受伤，你只是去野外弄点草药来涂涂贴贴，我觉得那只是一些江湖郎中的小把戏，没想到这次我受这么重的伤你也一样能治好。"经过这次的伤，谈名之的性格收敛了不少。

过了半年，省体育学院建散打队，要选拔技术较好的运动员。谈名之和史水水都入围了，当进入前八强淘汰赛时，史水水打败了谈名之。谈名之很是气愤，对史水水说："这一年多时间来，我们每次对打，你为什么都输给我？目的就是为了让我出丑吗？"史水水说："以前去参加比赛只是小事。平时，我们之间的对打更是不值得一提。但这次是省队选拔，关系到人一辈子的命运，我哪能相让？"

谈名之出生在城市，父亲是个企业家，家庭条件好。而史水水则来自于山村，父亲只是一个普通的农民。所以关系到命运之博，史水水必定尽力而为。

谈名之说："以前我一直以为你是一个光明磊落的汉子，没想到你这么卑鄙，一直隐藏着。"史水水说："师弟，练武术是不太可能当铁饭碗的。你家庭条件好，迟早也是回去接手你父亲的企业。而我出生于山村，没有人脉没有资源。如果这次的省队选拔赛我输了的话，就意味着不能进省城。但我保证这次你也一样可以和我一样进省队的，一定。"

谈名之说："你凭什么说我一样可以进省队啊？"史水水说："你拿过这么多次冠军，是我们武校的荣誉。你要知道，省队选人，要看平时成绩，这是一个统计学方面的问题。你得了这么多次擂台冠军，说明了你的技术稳定，而我一次冠军都没有拿过，说明了我的技术不如你稳定。从这个统计学角度上分析，你比我更有机会进省队。"

谈名之说："你说的是真的？还有什么统计学的你也懂？"史水水说："师弟啊，你因为家里条件好，来习武自然是一门心思，而我为了命运出来拼搏，所关心的面自然要比你广。我特意去了解过选拔运动员的一些统计学问题。如果你进不了省队，我也陪着你一起留在武校，这总行了吧？"

谈名之说："我进不了省队，你就陪我待在武校？"史水水点头："我们认识有三年多时间了，我什么时候骗过你啊？人生之博，其实就是命运之博。你也知道我的实战技术特点，赌性很大。当然这种赌也是一种心理战，我运气较好，被我赌赢了。"

事情果真如史水水讲的那样，谈名之和史水水两人都被选入省散打队。

进入省散打队，面临新环境，同时也要面临更强的对手。谈名之练功更加刻苦，而史水水进了省队后，反而变得更懒散，一有空就泡在图书馆里看各种各样的书。

一天，谈名之见史水水在看一本《吕氏春秋》，笑着对史水水说："阿水师兄，你一直努力刻苦地学习中医，我现在想想你的选择是对的。你的家境不如我，以后可以通过中医的一技术之长来养家。但你现在看这样的书，我觉得有点不务正业了。"

史水水说："我从山村里出来有三四年了，现在是一个二十三岁的青年，应该更懂得去珍惜一些东西。如果再过几年，我退役回去，娶了老婆，生了孩子，哪里还有时间看书啊。家里一大堆事呢，哪像你这么舒服，退役了就回到父亲身边当你的富二代。"

过了一年，史水水对谈名之说："我不想待在散打队了，这样超负荷的运动，对身体是一种摧残，从身体健康的角度来说是不利的。我打算退役到体育系去学习文化课，这样对我的中医技术会有帮助。"

退役前，谈名之找史水水私下切磋。史水水说："你打不过我的，不要打了。"谈名之很是恼火，对史水水说："我打不过你？这一年多时间下来，我看你经常偷懒，就知道抱着书看。"史水水说："看书能增长知识，见识面广了，人的心就会静下来。你这一年多时间，练习是很刻苦，也常常出去打比赛，取得了很好的成绩。但你的心太浮了，人心一浮，运作就会僵化，怎么和我打啊？我八个月前，我在烈士公园里认识了一个太极高手，他教我太极拳，从那以后我就开始练习太极拳了。"谈名之说："难怪我看你这半年多时间来，动作怪怪的。"

史水水说："这太极前辈讲得有理，习武之人，先要心静，心不静则练不好拳。前辈还讲了少林寺拳禅合一的道理，前辈说'拳以动为胜，禅以静为用。但拳总是要用心去打的，所以参禅可以让人心静，心静了才能更好地发挥武术的作用'。所以，我近半年也会看些佛经，权当哲学书来看，确实很有道理。"谈名之说："别前辈长前辈短的叫，到底技术水平怎样，打下不就知道了。如果打不过，躺在地上说理，不是空谈。你平时也总是说医生治病的道理，如果病治不好，只会吹牛，整天讲一些空头理论有什么用。"

史水水说："这个前辈说自己只是一个门卫，五十几岁的年龄，个子短短的，但很壮实，技术非常好。我和他对打，一下子就把我打倒。真是天外有天，不得不服。"

谈名之听到史水水这么说，很惊讶地问："他是怎么打倒你的，比画一下？"史水水应道："来，我用前辈的法子把你弄倒，你就知道了。"

师兄弟两人站好后，史水水突然左脚向前进一小碎步，右脚迅速跟着向前进，直插谈名之的中线。在右脚前进的同时，右掌迅速向谈名之的胸口按去。谈名之避也避不开，退也来不及，想要反击时人已经倒地。

谈名之连呼："厉害，真是厉害。再来一下，我看你在他那里到底学到些什么绝活。"

这下谈名之学聪明了，不等史水水出手，就一个前手直拳猛扑过去，身体迅速向前跟进以防史水水出腿。可没想到史水水右手像一根绳子一样，缠着谈名之的胳膊，把谈名之的力向右边带，同时左手出拳轻击谈名之的右腋下。谈名之想抽手回来，史水水的右手顺着谈名之抽手的力，又快速直取谈名之的咽喉，吓得谈名之后退两步。

谈名之是一个性格开朗的人，愿打服输，对史水水叫道："不打了，不打了。你明天带我去烈士公园，见见太极前辈。"

第二天，史水水带谈名之在烈士公园找了一圈也没有找到前辈，后来两人还去了多次，却一直找不到人。史水水认真地把太极拳的原理讲解给谈名之，教他练习。可谈名之可能是从小家庭条件太好的原因，就是静不下心来思索太极阴阳动静之理。练了不到两个月，谈名之就不练了。

两年时间很快过去，史水水毕业要走了。临走的前一晚，谈名之又找史水水切磋。

谈名之说："阿水师兄，这一年我接触了泰拳。你要知道泰拳可是世界上最厉害的拳种，打遍世界五百年没遇敌手。"史水水说："师弟，别去练这种拳，这拳太过刚烈，我是担心你练得一身病，实在不值得。"

谈名之淡淡一笑，对史水水说："阿水师兄，你也说过，你的家境不好，才会选择一些适合自己的人生道路。而我这方面不需要顾及，我出来就是为了练武，这么些年，我一直没有打败过你，心里真是不爽。你明天就要离开了，今天必定要和你切磋一下。"史水水说："切磋没问题，可是你真的别去练泰拳，对身体不好。你现在还年轻，别到时候落下一身伤病。"

谈名之笑笑说："伤痛有什么了不起，我们练武之人，伤得还少吗？你不也一样天天受伤。今天我们是真打，我不会留情的。我倒要看看你我之间这一战谁会赢。反正伤了你会治，我不怕的。"

谈名之话一说完，左脚一个正蹬腿就直取史水水的中门。这一腿的力道之猛，让史水水吃了一惊，想不到这家伙一年下来，进步这么多。史水水勾起右手腕，把谈名之的脚力化一化，同时向后退了一步。

谈名之得势不让人，左脚一落下来，左直拳马上跟进。史水水又用右手把谈名之的左拳带了下，同时又后退了一步。但谈名之的右手摆拳又跟了过来，史水水看对方如此凶猛，咬牙向前冲，额头直撞谈名之的面部。这一撞力道极猛，谈名之顿时满脸是血的倒了下去，史水水也撞得脑袋嗡嗡响，两眼冒金星。

师兄弟二人愣了一下，史水水忙上前去扶谈名之，谈名之躺在地上，起脚直踹史水水的小腹。史水水左手一格，右肘弯曲，身体向谈名之扑上去。在肘部要接触谈名之的胸口时，把手一横，前臂重重地将整个身体的重量压在了谈名之的胸口。这一下，谈名之真的老实了。

谈名之说："太极拳有你这样打的吗？用头去撞人的。"史水水说："所谓太极，不就是自然。自然之道，就是取于人的本能反应。武术技巧，不就是把人打倒吗？"谈名之说："真想不到你这书呆子还会有这么一招。"史水水说："何止，我以前打架经常用嘴巴咬人的。"谈名之听了大笑："你泰森啊，还咬人。哈哈哈哈。"

两年后，谈名之来见史水水，问："阿水师兄，你还在练拳吗？"史水水说："练的，这个不能丢，丢掉不就全完了吗？"谈名之说："你又不靠武术吃饭，怎么不能丢啊？"史水水说："这两年，我天天把太极拳乱打一气，加上药酒，渐渐把这些年来身上的瘀伤都化掉了。我看你脖子和两肩都有些僵化的样子，你千万别再去练习泰拳了。要不你还是退役吧，别待在省队了。"

谈名之说："这两年，我打了很多比赛，成绩很不错，我想再过两年退役。这次来看你，还是想找你再切磋下。但不能像上次那样猛了，我那次被你一撞，鼻子伤得很严重。虽说你开了中药给我治，但后来打比赛，鼻子一碰就出血。"

史水水和谈名之找了个僻静的地方活动了下筋骨，虽说较温柔，但还是弄得几处伤。谈名之说："阿水师兄，想不到太极拳可以像你这么用的。中线死守，步法则是弧线形的左右飘动。"

运动回来，史水水对谈名之说："你平时也喝酒，要不我给你开个方，泡瓶药酒喝喝。把你身上的瘀伤化一化，这对你的身体是有好处的。"

史水水见谈名之的脉象弦缓而浊，重取则中空。史水水吃惊地对谈名之说："你不能等了，最好现在就退役。你脉象中空，这是元气大亏的表现，你练功太过了。"谈名之不信："别吓人，我现在觉得很好啊。"史水水说："我们习武之人，哪个意志力不坚强啊？都是打出来的人，对于一些身体上的伤痛根本就不去理会。但你现在的元气很亏虚，再这样下去一定不行的。"谈名之说："我们一起这么些年，你也知道我的脾气，我要做的事，就一定会去做。你别劝我了，我一定要再坚持两年。"

史水水叹了口气，见谈名之舌淡暗，苔白腻。为谈名之开药酒方：党参300g，当归200g，三七粉200g，茯苓500g，佛手100g，枸杞子500g，金樱子200g，杜仲300g，泽泻100g，麦冬500g。泡二十斤高度白酒。

谈名之回去后，按史水水的药方泡了一大瓶药酒，没想到酒刚一泡好，就被师兄弟们抢光了。泡了一瓶，还是一样。泡了三四次，都是一下被抢光。他也就懒得再泡。

这两年，史水水经常听到谈名之打比赛的成绩。但觉得他有药酒喝着，应该也不会有什么问题出现。

两年后，谈名之退役了，来见史水水。谈名之说："阿水师兄，我说过吧，这两年我一定要坚持下来的。现在我父亲给我找了份工作，叫我去当地级市武警总队的总教官，你觉得怎样？"史水水说："你父亲是明白人，他安排的工作一定不会错的。"谈名之说："我觉得还是直接跟父亲做生意好了，还去当什么教官。"史水水说："你父亲不会让你当一辈子武术教官的，只不过是让你去锻炼下，让你明白些社会的道理。我觉得你还是去当教官为好，这对你以后企业的发展绝对有利。反正是你的，跑也跑不掉。但你的身体一定要好好调理了，你看你自己的脖子和两肩，以及腰背都僵化成一块板了。"谈名之说："是啊，我这次是知道自己身体不对了，所以来叫你帮我调理身体。那次你给我开了泡酒方，我泡了好几次都被那帮家伙抢光了。"

史水水见谈名之的脉象大不如前，稍一按就空，便对他说："你现在必须大补元气，辅以活血通经。要不，你到时娶老婆孩子都生不出来。"谈名之伸了下舌头说："不会这么严重吧？我可是我们谈家的独苗啊。"史水水说："我没有必要骗你啊，到时你的种子不行，再好的土地给你也是没用。但对于习武引起的瘀伤，这是长久性的，单纯吃药效果并不好，一定要配合太极功来内养，把你原来练武僵化掉的身体松开，这才是真正的法子。"

谈名之说："可是我不懂这东西，你以前教过我，可那时我一心想拿成绩，也没有好好去练，只记得你说要松，但具体怎样练我全忘记了。"

史水水说："没事，我现在教你还来得及。"说着站了起来，两脚随意站立，两膝关节稍稍弯曲，身体中正，两手抱球样不断的揉搓。

谈名之看到史水水的运作顺畅自如，一动全身一起动，像在跳舞，大笑了起来。对史水水说："阿水师兄，你这就是太极功啊？"史水水说："太极就是自然，没有必要一定按照太极拳的招式去练的。但练的时候，一定要松，什么都不想。你一想就完了，效果就不好了。所以我现在都是随心所欲的打拳，什么拳都打，但都是在放松的状态下进行。这些年，我边治病边学习，还偶尔参悟太极阴阳动静之理，发现少林寺的拳禅合一真是了不起。我这些年，把武术运动和中医的元神学说相结合来思考武学。其实你试想下，如果你在练拳时，就想着一定要打击对方，那你的杀心就起。长期起杀心，这是会伤肺的。有些人说内家拳要打时要收敛，意念也要收，这也不对，一收就是思，思则气结，也不利于元气的流畅。所以打拳时最好什么都不去想，全身放松，随心所欲的打，这样效果最好。我弄了些药给自己吃，再通过这样反复的练习，早就把身体上的瘀伤全部化清了。"

过了几年，谈名之结婚都两年了，还没有孩子，去医院检查，患了精液不液化。谈名之找到史水水，史水水说："上次你药方拿去没吃药啊？"谈名之说："阿水师兄，我哪有时间去吃药，我一回去就上班，天天忙。现在不仅是孩子问题，我也是全身关节都僵痛。你一定要把我这两个问题都解决，要不你这师兄我就不认了。以后就专门叫你为阿水师弟，你就要叫我为师兄了。"

遇上这样无赖的师弟，史水水一点法子都没有。史水水说："你以前一直要找我切磋，要不今天我们再切磋下？"谈名之说："你看我现在还是你的对手吗？全身僵痛。"史水水说："真要打，还是可以打的，但实在没有这个必要了。武学，讲的是一种文化，一种修养，一种精神。这种武学气质，就是那种自然随意的流动之气，一种蓬勃向上的气。"

史水水给谈名之开方：生黄芪50g，党参30g，苍术30g，厚朴20g，茯苓30g，枸杞子30g，菟丝子30g，覆盆子30g，巴戟天30g，泽泻15g，鸡血藤50g。

史水水对谈名之说："你把这个药方吃一个月再说，到时给我电话。"

过了三个月，谈名之打电话给史水水："阿水师兄，我按你嘱咐的去做，天天认真打太极，按时吃药。前天我带老婆去医院检查，医生说怀孕了。并且我身体的僵痛也明显的好转过来。你看要再加些什么药，让我的身体尽快恢复。"

史水水说："你这家伙，是不是身体好了还要再来找我切磋啊？"谈名之说："那肯定，我们一起习武到现在，我就从没赢过你，这口气我哪咽得下去，一定要再找你切磋的。"

史水水说："江山代有人才出，留给下一代吧。我们都老了。"谈名之说："是啊，老了，我现在也辞职不当教官了。接父亲的班做企业。你如果感兴趣的话，希望你也加入，有你武术文化的加入，我相信我的企业会更强。"

史水水说："我这一辈子只想做中医，把武学文化和中医文化相结合，形成另一种新中医。"

南京微言

常言"生命在于运动"，这话不错，但运动得有个度，过度运动对身体是一种摧残。习武之人，搏击时受伤自不必说，但这种伤不仅仅是肢体碰击的瘀伤，更厉害的是在过度发力时的憋气之伤。我生活在山村里，时常见村民为了搬重物，憋气时一张脸通红的样子。山村里年轻时力气最好的人，到四十岁后，身体大都僵化而痛，正是长久淤积，加上过度运动努气伤人所造成。

过度运动必有久瘀，瘀血深伏血络，得用一个较长时间来化瘀，切不能急于求成。我以前种田挑担子，后来习武练散打，身体瘀伤多，后来用养血通络的药酒配合太极拳的放松运动花了数年时间，才渐渐地把身体内的瘀伤化掉。可见久瘀之病，治疗实在不易。

所以运动一定要适度，量力而行。每一次运动结束后，最好做些放松活动。让骨骼放松下来，这对健康有实际的意义。

男科精不液化，亦不外是痰瘀为患。治疗当以固养元气为本，精子才会有活力。另加活血化痰治标，多能应手。

成功背后

东方明亮是一个成功的商人，家产几十亿，开着一辆保时捷。在老家还建了一个占地十几亩的山庄，欧式风格的大房子，坐西向东。房子后面是厨房，房子和厨房之间间隔五六米的绿化，绿化上有一条防雨走廊。房子前面是一个一亩多的草坪，草坪的南边是一个小水池，水池里有太湖石砌成的假山，水池里养了各式的鱼。草坪前面有一个两米多高的台阶，过了台阶就是一个一亩多的鱼塘用来放生。

东方明亮回到老家，经常坐在大草坪上喝茶，看看左右怀抱的小山包，要多风光就有多风光。

但让东方明亮最不如意的事，就是他的女儿病得很重。请尽了天下名医，却是越治越差。最后，女儿病重不起走了。

女儿的离去，对东方明亮是一个巨大的打击，但东方明亮很快就调整了心情，投入到他的生意中去。

刘三是东方明亮请的医生之一。一天，刘三来找东方明亮，到了傍晚天快黑时，刘三打算开车回去。东方明亮说："兄弟，别回去了，你现在也忙，难得来一趟省城。我开个房间，你晚上就住下吧，我们哥俩好好聊聊。"

晚上，刘三和东方明亮聊到很晚，最后两个人迷迷糊糊地睡着了。但睡了一会，刘三听到东方明亮在哭泣。刘三打开灯，问："兄弟，怎么了？"东方明亮说："我想女儿了。全是我的错，想不到我花了这么多的钱救不了女儿的命。全是因为我没用，如果我有一手好技术，女儿又怎么会走呢？"

刘三起来，泡了两杯水，递了一支香烟给东方明亮。

刘三说："兄弟，女儿的走，我也很心疼。但我直说，这一切全是你造成的，你不应该这么疑心。你想想看，这一年多时间，我哪次没有对你直言，而是你不听。"

东方明亮说："我又不懂医，我怎么能对你全信呢，你所讲的我自然要去求证。万一你错了呢？我多问几个人，多一个人就多一分智慧。"刘三说："你错了。治病和做事一样，小事得多谋，大事得独断。我这人做事向来就是这样子，要以命相搏的事，我必定是从不和任何人商量。我断就断了，为什么还问别人？你做生意难道不是一样？"

东方明亮说："你是一个非常不错的人，为了我的女儿，你能做到风雪无阻，说到就到，也不去计较金钱，我记在心里。以后，只要我能帮到的我都尽力帮助。"刘三说："以后再说吧，不急。我当一小医生，还能自食其力。但你女儿生前吃的那点犀角粉和铁皮枫斗的钱要给我，犀角是我朋友的，铁皮枫斗是我老丈人的，也就几千元钱。你想下，我一次次地为你跑，油钱我都不和你计较，也从不向你要诊费。你要知道，我自己开的门诊部可是损失很大啊。但这点小钱我还要给别人。"东方明亮说："真是的，大钱你都不去乎了，还来和我谈这些小钱。你也知道，我的能量和社会人脉，只要我帮助你一下，比你当医生可强多了。你当医生，一年能赚多少钱啊？真是的。"

刘三说："生命无价，人的生命能以金钱来衡量吗？如果能，为什么你女儿花了这么多钱最后还是走了。你这人啊，太为钱着迷了。"

不知不觉，窗外的光线照了进来。刘三说："我还是回去好了，话不投机半句多。和你这样的土豪真是说不到一起去，以后你赚你的钱，我当我的医生。"

东方明亮笑笑说："年轻人就是年轻人，脾气也太急了些吧？你要知道，人生其实很长的。"刘三说："是啊，人生说长还是很长的，但要活得明白啊。我现在总算看清你这生意人的真面目了。"

东方明亮性格非常好，不论刘三怎么激就是不发火，看来一个亿万富豪，的确有过人之处。东方明亮说："兄弟啊，你要知道，如果单纯从社会的角度来看，我会和你一起住酒店，这表示什么？我可不是一个会随意和别人住一起的人啊，我可是拿你当我的亲弟弟来对待。你别急着走，龙井路和体育场路都有我的场地，上午我带你去看看，哪里合适，你拿去开医馆就是了。"

刘三说："我还是在基层行医好了，省城可不是我的家。"东方明亮说："来省城有更多的机会啊，很多人都想往省城跑，可为什么有人帮你还不要别人帮？真是想不通。"

见东方明亮这么说，刘三留了下来。早饭后，东方明亮开车带着刘三到龙井路和体育场路看场地，两个场地都很不错。刘三问东方明亮说："兄弟，我只会治病，场地也看过了，你觉得放哪里开医馆较好呢？你是一个成功的生意人，这方面你比我内行。另外，还想听听你是打算怎么做？"

东方明亮说："现在的中医，医生的技术水平不好是一回事，但中药质量不好，也是一个要命的问题。因为女儿的病，我用尽一切力量去了解中医行业的内幕，真是让我心惊。我想你弄一个纯野生草药的医馆，这样你的价钱就可以收得比别人高十倍八倍。你要知道，我可是商会的理事，病源根本不是问题。我先给你两百万元作为路费，你带上《本草纲目》，把你要用的草药找来。你和我合作，包你一年就能买上别墅。"

刘三说："别别，我还是待在乡下好了。我近来正在整理书稿，我想把我自己的一些医学心得整理成书。"东方明亮说："出书是好事，但要有名人效应啊，你也知道我认识很多名医，要不要我请几个为你的书写个序，这样可以提高你的知名度。知名度上来了，对将来医馆的业务也是很有帮助的。"

刘三一听东方明亮的话，觉得很是无味，于是回到酒店便开车回去了。

过了两个月，东方明亮给刘三打电话："兄弟，有空吗？医院查出我得了很严重的胃溃疡，还有很严重的食管炎。人啊，真是难过。平时胃里总反酸，食管里也是烧烧的感觉，东西吃了就顶着消不下去。医院里吃了些药也没有什么效果，看了几个中医也不见好。"刘三说："你这毛病也不是什么大毛病，好治的，下次到省城办事时，帮你看下吧。"

不久，刘三到省城办事，见了东方明亮。只见东方明亮脸色灰暗，人也憔悴了很多。诊脉见脉象弦涩浊数，地图舌，但苔较腻。刘三对东方明亮说："你这毛病最主要的原因是情绪因素。兄弟啊，人去了不能复生，你应该多花些心思在生意上，前一两年，你为了女儿的病把企业丢下了，我想必定亏了不少钱吧。"

东方明亮说："女儿治病花掉的只是毛毛雨而已，公司里所亏的真是要命。上次我们谈过开医馆的事，你考虑怎样了？"刘三说："我们路不同，看来还是不能合作了。你身边名医这么多，还是找别人和你一起发财吧？"东方明亮说："你一心想把中医做好，但你想过没有，要把中医做好，得有金钱做后盾啊。没有钱，做什么事？任何一个行业的前进，总离不开政治的扶持和金钱的推动。你太天真了，我带你赚钱还这样的推三推四。"

刘三说："中医发展到目前的地步有很多原因，中医的治病技术普遍不好，这是存在的最主要问题。但绝不是开个纯野生草药的医馆就可以救得了中医的，得从文化做起。但现在也有一些企业家大谈中医文化，可惜所做的文化只是一个幌子，无非是打着中医文化的旗号圈钱，对中医的发展起不到根本的作用。我想通过真实的治病救人来证明中医的存在价值，纸上谈兵，终是空话。"

东方明亮说："你说得也有道理，这事得从长计议。你还是帮我先开个药方吧。你没有救起女儿，看看你在我身上的治疗效果怎样？"

刘三开方：党参 20g，苍术 30g，厚朴 20g，姜半夏 15g，麦芽 30g，柴胡 10g，黄芩 20g，蒲公英 30g，干姜 15g，吴茱萸 5g，丹参 30g，鸡血藤 30g。

三天后，东方明亮给刘三打电话："你这个土医生，吃了你的药，效果是有一点点，但还是很难受啊。"刘三回答说："兄弟啊，你叫我用这些树皮草根，在三天之内就把你的身体治好，我可没有这样的能力，你看看谁有这样的能力吧？"东方明亮说："你这人的脾气怎么这么差，我好心和你说服药后的效果，你一下就翻脸不认人。如果我边上的那些医生能治好，我还会来找你吗？你要知道，人在社会上一定要认清自己的社会存在价值，现在很多年轻人就是没有把自己的位置放好，整天觉得社会亏欠他，也不看看自己有没有本事。"

过了两个月，东方明亮给刘三打电话："你这土中医，还是有两把刷子的，我的胃终于好转过来了。但人还是觉得没有什么力气，是不是要换个药方啊？你以前不是总对我说治病之要，在于因人、因地、因时制宜的。现在是冬天了，我想总吃一个药方不对的。"刘三说："我在北京拜师呢。"东方明亮说："拜师是好事啊，能被你这牛人看中的人，一定也是个牛中医，要成为你的师父可当真不易。"刘三说："我只尊重有真本事的人。只会写论文、做课题的名医我见多了。只会打口水仗的医生，网络上更是到处可见。做人还是实在些为好。"

一年后，东方明亮给刘三打电话："兄弟啊，我有一个朋友得了癌症，想找个中医调理调理，你有空吗？"刘三说："我现在精力有限，恐怕应付不来。"

东方明亮说："你是一个医者，要为病人负责啊。"刘三说："医生也是人，也要吃饭。如果医生连生存都成问题，哪来的精力去为病人服务。"

东方明亮说："不就是钱吗？我这朋友又不缺钱。"刘三说："我在北京学习，叫他来北京找我治吧。"东方明亮说："在北京太好了，我查过你师父的资料，他可是肿瘤专家，那我叫我朋友明天就来北京找你师父看下。"

刘三挂了电话，对师父说："师父，有个商人朋友得了癌症想找你治下，你看方便吗？"师父说："病人找来总要治的啊，你叫他来就是了。"

过了一周，刘三回南方了。打电话给东方明亮："兄弟，你上次说有一个朋友患癌症，想让我师父看下，怎么没去啊？"东方明亮说："我通过关系，找到了一个牌子和你师父一样大的专家治了。"

过了两个月，东方明亮又给刘三打电话："上次我还托人找了个专家，其实就是一骗子。兄弟，你这次一定要帮忙，让我这朋友找你师父治下。"

刘三说："我这个师父是我跪下磕过头的，就和父亲一样的亲，和其他在单位里安排实习的老师有本质的不同。你对我父亲都不尊敬，叫我怎么说呢？"东方明亮生气地说："就你规矩多。"刘三说："假如我有什么事要你帮助，但我对你的父亲不尊敬，你会以什么样的态度对我？你将心比心想下吧？你有钱是你的事，我有技术在手是我的事，病人找医生看病不就是看中医生的技术吗？你也说了，做人要明白自己的社会价值，也就是因为医生有医生的社会价值，你们这些成功的商人才会去理会一下医生。"

第二年暑假，东方明亮的病情复发，打电话给刘三："兄弟啊，我的胃和食管又难受了，你能不能来省城一趟啊。"刘三说："大老板，我对你的毛病真是无能为力，你还是通过你的金钱和关系再找你要的大牌名医吧。"

东方明亮说："你这人怎么会变得这么冷漠呢？你以前很热情的，真的不敢想象你会变成这样子。"刘三说："对中医，我一样的热情，只是对病人的问题有了一些看法而已。名医扁鹊讲过有六不治，我原来不明白，现在总算明白了。"

东方明亮，成功的光环还是那么明亮，但他的病找了很多医生也没有治好。因为对他身体情况最了解的医生已经不再为他服务了。

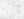

❦❧ 南京微言 ❦❧

东方明亮的胃病，不是什么大毛病，不外是因为女儿的去世和企业的亏损，使他悲思交集，身体气机郁滞不通引起。刘三见东方明亮因为女儿的去世有空就去相伴安慰，东方明亮也很快调整了自己的心态，全身心投入到赚钱中去。这对疾病来说很好，但一个小毛病治来治去治不好，这是病人的态度问题。大医院里的专家都很忙，要面对众多病人，不太可能一心只为某个富豪服务。另外，东方明亮作为商人无情多骗，以这样滑头的哄骗态度去对待医生，也会造成医生不尽其力的后果。

医生不是神仙，只是一个社会凡人，有血有肉有感情，面对多疑善变的商人，治疗实在不易。

蜂蜜的味道

毛美凤病了，重得很重，没想到一个小小的风寒就让她差点死掉。

毛美凤体质一直不太好，稍受寒就会感冒鼻塞，这次天气大降温着了凉，就见小便量少，一天只有三百多毫升的尿量，嘴巴里也有尿臭味，吃不下东西，吃了就要吐。她去上海大医院里查出患了狼疮肾炎。

毛美凤的爱人是一个很没有责任心的男人，一听说老婆病了，就爱理不理的。毛美凤是一个四十岁的妇女，每个月工资根本无法支付这高昂的治疗费，只得带着检查报告回到乐城。但回到乐城，就意味着要等死。老百姓总觉得，生了红斑狼疮这样的毛病就是绝症。

毛美凤的表妹苏婷婷是一个企业家，脑子好使。苏婷婷对毛美凤说："你得这样的毛病，一般常规的治疗根本是没法医治的。我觉得你还是找一个技术好、胆子大点的中医来治治看。"毛美凤说："得这样的毛病，都是死路一条了，还治什么治。人反正都有一死的，早死晚死还不是一个样。"苏婷婷说："总有办法的，你不能一听西医说治不了就放弃了，不是有很多西医说的绝症都被中医治好了。"

毛美凤说："可这样的中医生哪里去找啊？你要知道，一个医生面对死症还是很怕的。这年头，谁都怕承担责任。调一个月经都要一两年，还不就是怕有风险要承担责任？我还是听天由命吧。"苏婷婷说："两年前你不是认识了一个中医？"毛美凤说："你指的是车心水？他这个年龄的中医生能治绝症，省省吧。要找也是找我们市中医院的医生来治，最起码心里踏实些。"

苏婷婷说："你想下，他在乐城一个熟人都没有，才来两年时间就能起来，还买了车子房子。说明他必有过人之处。刚开始我对他也是不相信的，后来看他还能撑下去，请他去我老家帮我妈看胃病。我妈治了二十几年没治好的胃病，他不到两个月就治好了。我还听说他治疗不孕不育是一绝，接下来我想生个女儿，还想叫他调理身体呢。"

毛美凤觉得表妹讲得有理，于是跟着一起找车心水治疗。

车心水一看毛美凤的检查报告，轻描淡写地说："唉，现在的西医啊，一个尿尿不出来就说是什么红斑狼疮，这就是中医的癃闭。没事，吃些药，尿尿出来就好了。"

毛美凤说："车医生，你也别骗我了，我知道我得的是不治之症，不是你们中医所讲的癃闭，难道大医院会错？"车心水说："机器是人操作的，大医院里的机器也一样是人操作，误诊也很正常啊！"

毛美凤说："还好，你经验丰富，要不我真的被人骗了还不知道，傻乎乎的花大把大把的钱去治疗，到时别真的治出个红斑狼疮来。"车心水笑笑："不急，不急，坐下把脉看舌头。"

车心水见毛美凤面色灰暗，脉象沉涩弦劲而数，舌淡胖，水样舌苔。

车心水开方：生黄芪 100g，茯苓 150g，苍术 30g，陈皮 20g，泽泻 30g，炮附子 20g，桂枝 20g，益母草 50g，生姜 30g。

车心水对毛美凤说："没事，这药吃几天就会好转过来的，放心吧。就是你的喝药方式和往常不太一样，得把煎好的药放在保温杯里，一小口、一小口地喝。你自己去菜市场里买生姜，得用小块的老姜。"

苏婷婷带毛美凤走后，给车心水打电话："车医生，你说我表姐是被医院误诊，不会吧？她在我们中心医院诊的是狼疮肾炎，去上海检查一样说是得了狼疮肾炎。难道两家大医院会同时误诊？"车心水说："毛美凤患的确实是狼疮肾炎，但我们不能告诉她啊。"苏婷婷说："我只听说得了癌症不能告诉病人，没想到得了红斑狼疮也一样的不能告诉病人吗？"

车心水说："恐则气泄，思则气结，悲则气耗。毛美凤一心想着自己的毛病，一是想到死，必定会恐的，世上真正不怕死的人极少；老是想着自己患病，老公不理睬，人就会产生思和悲之志。这样一来，她的元气在快速地消耗着，气机郁结不通，气化就会受阻，这样对她的病情很不利。"苏婷婷说："什么是气化啊？"车心水说："中医学所说的气化，类似于西医学的新陈代谢。所以目前一定要拼命说她的病是被医院误诊，让她有生存的信心。有信心的人，元气处于一个振奋的状态，有利于疾病的治疗。"

毛美凤吃了一剂药后，尿量就增加到每天五百毫升。吃了十来剂药，一天的自然尿量就达到了一千毫升。苏婷婷带毛美凤来复诊，苏婷婷对车心水说："车医生，你以前治病，只要是女人总是要问病人的月经是几号来的，这次为什么不问她的月经是几号来的呢？"车心水说："毛美凤的月经应该是前几天来的，因为上次的脉象不一样。再说，治疗急重症，保命为上。如果连命都保不住，还谈什么治疗？不一切全是空谈？"毛美凤说："那你上次还说我是被医院里误诊，是骗人的了？"车心水淡淡地说："如果那时不骗你，你会好得这么快？不过现在没事了，你的身体情况好转过来了，只是治疗还需要一个较长的时间过程。"

车心水把了下毛美凤的脉，见脉象已不会像原来那样的弦劲有力了。

车心水开方：生黄芪 100g，茯苓 100g，苍术 30g，陈皮 20g，泽泻 20g，炮附子 20g，桂枝 20g，益母草 50g，生姜 30g。

毛美凤接过药方看了看说："这药方和上次还不是一个样。"车心水说："哪里一样了，茯苓少了五十克，泽泻少了十克。"毛美凤说："还不是差不多的。"车心水说："差远了。利尿必伤阳气，你原来尿不出来，病情很急，所以得用利尿药来治。现在尿往下走了，也不会吐了，就不能再用这样的大量利尿药了，否则反生他变。你要知道，红斑狼疮听起来很可怕，其实以中医学来说，就是虚劳证。西医学称为免疫缺陷，而中医学就称为虚劳。"苏婷婷说："没想到一个狼疮肾炎，吃了你这几剂中药就好转过来。"

车心水说："运气，仅是运气好而已，我这人运气向来不错。"

过了十天，毛美凤来复诊，车心水见脉象比二诊又缓和了些，人的精神也不错。换方：生黄芪 100g，茯苓 50g，苍术 30g，陈皮 20g，泽泻 20g，炮附子 20g，桂枝 20g，菟丝子 30g，覆盆子 30g，益母草 50g。

车心水解释说："这次你的身体开始好转了，利尿药得逐渐减少以免伤元气。但一身的气化是靠肾气，所以加了菟丝子和覆盆子以固肾气。只有肾气充足了，气化功能才好，尿才会正常，所以现在的治疗就转变过来了。中医治病看起来就一点点细微的变化，其实差别很大，千万别小看几个草药。"

毛美凤经车心水治疗了三个来月，身体看起来一切都很正常。车心水对毛美凤说："你元气亏虚，脉本来是要细弱无力的，你原来的脉象弦劲有力，这是脉症不符，是大症。现在你的脉象很微弱，这说明你的身体好过来了，脉症合了。但我觉得你还是要巩固治疗，你天天煎药吃也煎怕了。冬天快到了，再过些时间，等天气冷了，开个膏方慢调。这样对你的身体有实际意义，补虚没有速效之法，一定得有一个较长的时间过程。你的身体需要花一两年时间慢慢地补上来，如果这时就放弃治疗，是很可惜的。"

十天后，毛美凤没有来复诊。过了两个月，车心水开始做膏方了，毛美凤也一样没有来复诊。一次，苏婷婷来找车心水调治身体准备生孩子，车心水问苏婷婷："你表姐现在情况怎样？"

苏婷婷说："我们也有一些时间没有见面了，听说她在吃一个保健品，据说效果很好，也很贵，一个月要三万多元。我是从不去信这些保健品的，但她自己要吃，我也没有法子。"车心水说："人各有志，由她去吧，反正她现在也没有什么大问题。我想她吃的这些保健品总是可以吧？"

第二天，苏婷婷给车心水打电话："车医生，我老家有人养土蜂蜜，有人送了五六瓶给我，我能不能吃啊？"车心水说："你可以吃的，现在冬天，气候干燥。蜂蜜滋润，对你很好的。"苏婷婷说："是啊，我也听人家说土蜂蜜很有营养，没有掺假。"

过了十七八个月，时值江南的梅雨季节，车心水接到了苏婷婷的电话："车医生啊,你一定要救救我表姐啊!"车心水问:"她又怎么了?"苏婷婷说:"她的病情复发,她哥带她去上海治疗,医院里都不接收了。现在她刚从上海回来,晚饭后可能会回到乐城。"

晚饭过后,毛美凤的哥哥带着毛美凤找车心水救治。

车心水见毛美凤面色苍暗,舌淡胖多津,脉象弦涩有劲。车心水问:"一天的尿量是多少?"毛美凤哥哥回答说:"一天的自然尿量只有一百多毫升,我带她从上海回来,就一路的吐回来,真的把我吓死了。车医生,你一定要救我妹妹啊。"

车心水说:"她现在自然尿量这么少,喝中药来得太慢了,还是快去医院里做血透。边做血透,边吃中药,等到一天的自然尿量达到一千毫升就出院。你觉得这么安排怎样?"

毛美凤住院后,马上进行了血透,第二天跟服中药。过了三天,毛美凤进行第二次血透,一天的自然尿量达到了三百毫升。又过三天,毛美凤做第三次血透,一天的自然尿量达到了五百毫升。

这样边服中药,每三天做一次血透,不到半个月,毛美凤的一天自然尿量达到了一千毫升。毛美凤想出院,车心水说:"不急,先住院观察几天。如果再过几天还是很稳定的,再出院也不迟。"

过了几天,医院要求毛美凤再做血透,毛美凤很为难的和医生说:"车医生说了,我的一天自然尿量达到一千毫升,就不要再血透可以出院的。"医生生气地说:"我是你的主治医生,你听我的还是听他的?如果听我的就做血透,如果听他的就出院找他治疗去。"

毛美凤给车心水打电话,告知情况后,车心水叫毛美凤出院接受中医治疗。

毛美凤出院找车心水治疗,车心水问毛美凤:"前年我不是叫你吃膏方巩固治疗的?你为什么不吃呢?"毛美凤说:"我有一个朋友做直销保健品,说效果很好,我吃了几个月的中药,真的是吃怕了,所以就选择了吃保健品。"

车心水问:"你吃保健品一个月多少钱?"毛美凤说:"一个月六千多点,也不贵的。"车心水说:"我的中药,一天五十元,保健品一天两百多。你觉得中药是树皮草根不值钱,这保健品是名贵的东西吗?"毛美凤说:"这保健品真的很多人都说效果很好的,吃了都有力气。"车心水说:"如果我是卖这东西的,也一样会叫几个托来帮我说话,演戏给别人看。这些江湖小手段你也信,真是服了你了。"

车心水开方:生黄芪100g,茯苓100g,苍术30g,陈皮20g,泽泻20g,炮附子20g,菟丝子30g,覆盆子30g,败酱草30g,益母草50g,生姜30g。

药方开好后,车心水对毛美凤说:"现在还没有出梅,下雨时较冷,如果一停雨又很闷热。这样的天气,你一要注意别着凉,二是不能吃滋腻的东西。"

毛美凤问:"哪些是滋腻的东西呢?"车心水说:"比如阿胶、蜂蜜等就是很滋腻的东西，你吃了病情马上会恶化。另外，对于生冷的东西也别吃，比如水果等，吃了会伤阳气，阳气一伤，气化不利，又尿不出来了。"

毛美凤说："水果你以前对我说过，我就不吃了，但蜂蜜你没对我说，我不知道，我这次发作前，就吃了两瓶土蜂蜜。是我表妹给我的，说是她那里最好的土蜂蜜。"车心水说："你这表妹也真是多事，梅雨季节里，湿气这么重还吃这么滋腻的东西，一个好好的人都会吃得倒胃口。你是不是吃了蜂蜜后就肚子不知道饿，没有胃口了？"毛美凤说："是啊，吃了两天就觉得胃里胀胀饱饱的，我觉得土蜂蜜这么营养的东西，就不去在意，不断的接着吃土蜂蜜，后来就这样子了。"

经过车心水的治疗，毛美凤的身体一天天好过来，车心水说："你这次一定要注意了，不能和前年一样。中医判断疾病和西医不一样。西医有西医的标准，中医有中医的标准。肾病是很麻烦的病，在治疗过程中，尿蛋白消失了，其他一切都正常了，去医院检查一切正常。以西医的标准来说病已经痊愈，但只要病人还见脉象沉弱无力，人的精神气色还不好，说明元气还没有恢复，还得再巩固治疗。虚损性的毛病，没有速效之法，如果元气没有充足，病情还是会反复的。"

一次毛美凤来诊，对车心水说："车医生，我现在经济有点困难，你的药能不能赊给我啊？"车心水说："没事啊，拿去吃就是了。"

毛美凤赊了三个来月的药调治，不知怎么的不来诊了，时间过去了三四年，也没有再和车心水联系。

南京微言

虚损性疾病，有很多原因，也有很多变化。气血阴阳是维系生命的根本，体虚有气血阴阳的虚损不同。气虚要补气，阴虚要补阴，要看具体情况而定。本患气阳虚极无力气化而成关格重症，治疗得以补气温阳为根本，辅以大剂的祛除水湿之药。车心水果断下猛药，大补大攻以除大症，可见其气魄。但中药的用量越大，随之而来的副作用也一样的越大。前医说用药治病"有病则病受，没病则人受"，讲得很有道理。病受药，是辨证准确，针对疾病而用猛药。如果误诊而用重剂治疗，弄不好反而酿大祸，一定要小心。

治病之难，难在影响疾病和健康的因素太多，如饮食、天气、情绪、起居等。车心水第一次针对病人，故意轻描淡写的把病情往轻里说，安慰病人，这很重要。病人之死，很多是被吓死的。所以对于重症的治疗，有必要对病人隐瞒些实情，这对治疗有重大的意义。

本案病人，因为症状得到缓解而转成保健品治疗，保健品是代替不了药物的，可惜现在很多病人误信保健品的神奇作用。殊不知有江湖演戏的事，

蜂蜜的味道

但为了健康，哪怕知道也要去试，这是人之常情。谁没有求生的本能？因为广大百姓渴求健康，于是也就产生了很多和健康相关的产业，保健品只是很小的一小部分。

本患本就气阳不足，遇上梅雨季节，再吃滋腻的蜂蜜。脾主湿，这样一来，脾胃为之不运，湿邪闭阻而使病复发。

养生是一个大问题，不会治病的人，对疾病的发生转变，就妄谈养生，这样的养生不如不养。现在很多毛病，就是乱养生养出来的。养生不当，不如不养。

生命的脊梁

城市化的发展，给城里人带来了发财的机遇，也给一些城乡接合部的人带来了挣钱的机会。

支清河家住在龙山县边的乡下，是一个地道的农民，并且是世代为农的农民。20世纪80年代他家还是地地道道的乡下，到了90年代中期，龙山的经济大发展，城市在不断扩建。到21世纪初，他家已经变成城乡接合部了。

支清河家迎来了这个大好时机。

随着龙山县连着几年被评上中国百强县，外来人口骤增，县里规划要大建设，支清河的十几亩地全被政府征用。征地的费用让支清河一下变成了千万富豪。

龙山是轻工业的大县，支清河看到家家都办起了企业，也随着大潮流办了个家坊企业。他的生意做得很顺，不到十年时间，支清河就成了亿万富豪。

支清河有两女一子，女儿们长大后都出嫁了，留下儿子继守家业。支清河夫妻带着十几个工人，没日没夜地干活，赚更多的钱留给儿子支立怀。

因为家境殷实，支立怀从小就穿名牌长大，上龙山县最好的学校。放学后，支立怀一直跟着家庭老师学习功课，寒假期则参加各种各样的兴趣班。

支立怀很争气，除了学习好，下棋、画画、书法、打球、游泳、武术都不错。支清河夫妻看到儿子很有出息，觉得很光彩。

这年支立怀高考，考一本差了三分。支清河对支立怀说："儿子，不怕，我一定让你上一本。不就是钱吗？这事好办。"

支清河花钱让儿子上了一本。但让他万万没想到的是，支立怀上大学后，性格变得很怪癖，回到家里喜怒无常，总是长一句农民短一句农民的说支清河。支立怀也越来越懒散，太阳没晒到屁股，根本就不会起床。

支清河对妻子说："花了几十万元让儿子上一本，真想不到变成现在这副德行，总说我是农民。我们是农民，没错，但如果没有我们这两个农民没日没夜地干，他哪有这么舒服的日子啊？现在的年轻人啊，唉。"妻子张昭霞说："没事的，儿子长大了就会懂事的。他现在这个年龄，脾气怪点很正常。从现在流行的话来说叫什么来着了？"支清河说："青春期叛逆。"张昭霞说："是是是，就是那个青春期叛逆。这是正常的生理现象，没有必要大惊小怪的。"

支清河觉得妻子讲的也有理，现在的小孩子大多是这样，想想支立怀没有赌博、吸毒等不良嗜好已经很不错了。

暑假里，支立怀开着小车去游泳，回来后人懒懒的没有什么精神，还有些发热。他到社区卫生服务站看了下医生，医生说："现在的年轻人就是娇贵，感冒而已。"支立怀说："是我家的车太好了，我今天把我爸的宝马开去飙了。宝马的空调就是好，车子发动不一会，就很凉很凉。"医生说："年轻人，别觉得现在体力好，游泳上来，头发还湿湿的就待在冷风里凉快。等你上了年龄要你还的，真是不珍惜自己的身体。"

支立怀问医生："你是哪里人啊，听你口音好像不是本地的吧？"医生回答："我是内地的，受聘来这里工作。"支立怀傲气的说："就是啊，一个内地来的穷小医生，哪里懂得豪车的滋味。"医生见此也不和他争辩，配了点抗生素和清热止痛药。

支立怀回家把药吃好，出了一身汗，精神也轻松了起来。第二天又去游泳，还是一样的游完就进空调车回家。几天下来，人也没有觉得什么不舒服。一天突下大雨，并且连下四五天。支立怀觉得腰和脊柱、腹股沟、臀部或下肢酸痛不适，活动后又缓解。

支清河说："常言道'冬吃萝卜夏吃姜'，你天天游泳，水气入身，加上这些天下雨，湿气太重了，要吃点姜汤。以前我小时候，着凉感冒就是喝姜汤，哪有什么感冒药可以买的。"

支立怀说："你这农民，懂什么。你以前穷，没有药买，自然喝这种破姜汤了。这么辣，现在还谁喝这种东西啊，一点也不科学的东西。我告诉你们吧，现在的西医到什么程度了？早就学到分子学了。你们还老是只记得姜汤姜汤，真是老土。"说着理也不理支清河，自己走开了。

九月开学，支立怀觉得早起腰部明显的有僵直感，但起来活动后又缓解。天气一天天的凉起来，支立怀时常觉得睡到半夜会腰痛。

一天，支立怀走到屋外，一阵凉风吹来，他不禁打了个寒战。大学边上的宾馆门口，到了深夜出租车也不是那么多，足足等了半个小时。第二天，支立怀腰痛得不能起立，不得已只好请假待在寝室里，叫同学帮他去买药。同学买来了些吲哚美辛，支立怀吃了两片，腰痛才缓解过来。

从此，支立怀就时常腰痛，特别是夜里更痛，有时早上起来也会痛得直不起腰来。冬天到了，天气越冷越严重。同学说："你这是寒痛，气血不通，最好去按摩。"

支立怀觉得有理，反正有钱，带着同学有空就去按摩。按摩的效果还真是好，渐渐的腰开始好转过来。

冬去春来，江南的梅雨季节到了，支立怀的腰又沉又痛，并且去按摩也没有什么效果了，觉得还是吃止痛药好，于是只要见腰痛就吃止痛片。过了三四个月，支立怀觉得胃口不好，时常觉得东西吃下去，顶着不消化。去看校医，校医配了些多潘立酮吃，可开始还有些效果，不到几个月，多潘立酮也没有效果了。

又过了一年，支立怀的腰时常痛得动不了，他觉得自己的身体不对了，打电话给支清河。支清河急忙开车到学校，带上儿子去大医院里做全身检查。检查结果，让支清河大吃一惊，原来儿子支立怀患了强直性脊柱炎。

医院医生对支清河说："还好，你儿子还没有驼背，脊柱还没有明显的畸形。如果严重了，脊柱畸形后变成驼背，这辈子就真的痛苦了。"

支清河说："医生，你一定要救救我儿子，他可是我支家的独苗。钱不是问题，只要你能救我儿子，一切都好办。"医生说："我知道你们龙山人有钱，但钱不是万能的，如果有钱都可以买命的话，我们省也不会有这么多富商死掉了。我是一个医生，治病救人是我的天职，一定会尽心尽力帮你的。你儿子目前还不是很严重，先配点药去吃吧。"

医生给立怀配了些止痛药、雷公藤片等。医生还交代："你这毛病不要急，治疗得有一个过程，要达到理想的治疗效果，个人生活要很注意。要避免强力负重，以免使病变加重；避免长时间维持一个姿势不动；睡觉时不能用枕头，最好睡硬板床；如果清晨起床背脊僵硬，可以热水浴来改善，热敷对于缓解局部疼痛亦有部分疗效；胃肠道及泌尿道的感染会诱发脊椎炎，平时多喝开水、多吃青菜水果，保持大便通畅。还有，这个毛病，对于寒冷和潮湿的天气影响很大，现在正值正月，已经连续下了三四天的小雨，在这种寒湿的天气，一定要注意保暖。"

从医院出来，支清河带着儿子回到了学校。支立怀知道自己患了大病，这下也乖起来了，严格按照医生说的去做，睡硬板床，平均一天两斤水果，有空就喝水，但没想到病情没有半点的好转。

支清河对妻子说："看来儿子的病还是看中医好，西医治了这么大半年下来，我看是越来越严重了。"支清河带着支立怀到了省中医院的风湿免疫科看专家。

省中医院的风湿免疫科的专家是一位国家级名老中医，小个子，脾气古怪。这老中医原来是男科医生，后来不知道怎么就成了风湿免疫科的专家。支清河打听到这位医生，很开心地对儿子说"这个大专家一定最适合你，他原来是男科专家，你是一个男人啊。你是我们支家的独苗，还要接香火的呢。"

专家诊治后，开方：痹病二号加桂枝 9g，独活 15g，威灵仙 15g，红花 12g，桑枝 15g，秦艽 15g，防风 15g，蚕沙 15g，当归 15g，苍术 15g，白术 15g，陈皮 9g，茯苓 15g，巴戟天 12g，川续断 15g，雪上一枝蒿 12g，穿山甲 6g，蜈蚣 3 条。另外，还有一些不知道什么药做成的胶囊，一次吃两粒，一天吃三次。

专家对支立怀说："中医有中医治病的方式，有些事你不能听西医的。你湿气这么重，一定是西医叫你多吃水果多喝水吧？你要知道，你这毛病，本就是湿邪闭阻，水果是生冷之物，多吃则体内水湿更生了。真弄不懂现在的这些西医是怎么治病的，燥湿也不分。"

支立怀吃了药后，觉得腰有些好转，第二周又去看专家，一来二往的去治疗。治了一年半时间，专家用的痹病一号、二号、三号方的成分和胶囊里的成分总是不知道。支立怀对支清河说："怎么还会有秘方，弄个什么一号、二号、三号方。还有这个胶囊，有一次我打开一个闻了闻，有一种腥臭味。"

支清河说："你要知道，他可是我们省治疗风湿病最权威的专家了，人家辛辛苦苦的研究，哪能说公开就公开。还好我们家出得起这个钱，如果换成别的人家，一年二十来万的药费，加上我这来回跑，油钱、差旅费、挂号费，合起来一年就是三十多万啊，一般人可真吃不消。如果能把他个痹病三号方弄到手，胶囊里药的成分也知道，真的能省下不少钱。不过话又说回来，你的病是有些好转的，花点钱还是值。"

从此，支立怀就花心思弄这几个药方，可找了很多人也弄不到。一次在网络上询问病情时，有一个网友发给了他一篇治疗强直性脊柱炎的文章。这位网友是一个中医专业人士，告诉支立怀说："这是我见过最客观的文章，我学医也很用心，每一种病的文章都弄来看。对强直性脊柱炎的治疗，专业论文大多是一眼就看出是抄来的，没有什么独到见解，有的连问题都没有交代清楚。这篇文章讲述得很公正客观，也看不到抄袭的内容，写得很散漫，但明眼人一看就知道是真正的专业治病医生。"

支立怀很开心，从网友那里问来了写文章的医生黄万信的坐诊地址。

支立怀对父亲说起这事，支清河说："现在网络上骗子多，你这事也去信？"支立怀说："我这位网友说这是他见过最专业的文章，如果没有这方面的心得，可不是乱编编得出来的。"支清河说："你以前总说我农民，但你要知道我这个农民也经历过些事的。什么叫唱双簧？网络上一小圈一小圈的人托来托去，不就是以前游医的套路变成网络化了吗？没想到几年大学你白读了。"

自生病后，支立怀懂事了不少，也不和父亲争辩，但见自己的毛病治了一年多时间，好是有些好转，但也没有什么很大的起色，还是耐心地对父亲说："这医生就在龙口。又不是外地人，去看下，是骗子的话就回来。"

支清河也觉得如果能找到个技术更好的中医，自然更好，开车带着支立怀找到了黄万信。黄万信行医的地方是一个小小的门诊部，但病人颇多。支清河在边上冷眼旁观，听黄万信给病人讲解病情。

黄万信左手拎一袋中药，桌子上摆放着十来个盘子，病人站在对面。也不把脉，只是问病人的情况，顺手就往盘里抓药。黄万信对一个病人说："你看你，面色萎暗，嘴唇发紫，这是明显的血瘀。血为什么会瘀，这很关键。气虚、血虚、气滞、湿阻等都会引起瘀阻。你还说你消化不良，又见舌淡胖、苔又白又厚腻。从疾病的因果关系来说，你这瘀阻是因为气阳不足，气化不利，引起了痰湿闭阻。痰湿一重，血就浓，血浓就流不动了，就瘀了。治疗就不能过用活血化瘀药，而是运脾化湿为核心根本，得用半夏、茯苓、苍术、厚朴等药来化湿。你还说你一来月经就全身没力气，平时还会腰酸痛，月经量又很少，这说明了你这毛病还要补肾，肾气足了才能促进对脾胃的消化吸收。所以还要再放些狗脊、川续断等药。你上次的月经是二号来的，今天是二十一号，处于黄体期，药得适当的温些，以利于月经的通畅。所以再加些桂枝、巴戟天等药。"

黄万信放下一袋药，又拎起另一袋，不停往盘里抓。药抓好后，对病人说："来来来，大家一起来包，这样快点，你们都是远方来的，还有很多药要抓，再不来帮我包，我可忙不过来了。"

病人一起帮忙包药，再把包好的药放在一只较大的袋里，用记号笔写上一、二、三。黄万信对病人说："一定要按顺序吃，不能吃反了，吃反了月经会吃乱掉的。"不到两小时，五六个病人的药就抓好了，整整五六麻袋。

支清河从没见过这样看病的，吓一跳，问黄万信说："你不要开方，不要称药，就这样边看边抓药的治病？"黄万信答："是啊，怎么了？你们来找我做什么，不就是为了效果，我给你们效果不就是了。"支清河说："这样治会有效果？"黄万信说："我在这里行医又不是一天两天，有四五年了，这五六个病人，有两三个是老病号来复诊的，其他几个是他们带来的。效果怎样，你问他们就是了。"

支清河听几个病人的口音是龙山人，就问："你们是龙山的吧？"其中一个病人说："是啊，你也是龙山的？"几个人就用龙山方言交流起来，黄万信是一句也听不懂。

几个病人走后，支清河放心地让黄万信给儿子看病。

黄万信见支立怀舌淡胖，苔白腻。一把脉，见脉象沉弱无力。黄万信说："大夏天你脉这么沉弱，是气阳大亏，得下重药。"

说着走到药房顺手抓了十剂药，把药交给支清河说："一千元。"支清河说："这么贵的药啊？"黄万信说："你去省城大医院里治，一天三百元不贵，我一天一百元就贵了？开宝马的病人我见多了，那你们走吧。"说完拎起药，丢到门口的垃圾堆里。理也不理支清河，自顾自走开了。

支清河气得发抖，对支立怀说："走，我们走。我就不信找不到能治好你病的医生。"

看着支清河父子俩气冲冲地走人，黄万信慢吞吞地去药房整理中药，全当没发生这回事一样。门诊部里有几个在打挂针的病人，看到这幅场景，眼睛瞪得老大。

支清河回去后，细心地多方打听黄万信的底细，又找到了龙山很多经黄万信治好的病人。龙口是地级市，龙山是龙口下面的一个县城，相距也不过四五十公里，要打听还是很方便的。确定黄万信的技术后，他又带着支立怀找黄万信治疗。

黄万信诊断后对支立怀说："你前些时间是不是天天游泳啊？你这个毛病，一定不能游泳。"黄万信说着，又去药房里抓了十剂药，还是一千元。这次支清河不说话了，付了钱，提药走人。

过了十天，支清河带着支立怀，拎着两瓶五粮液来复诊。黄万信不客气地接过了五粮液，药抓好后，支清河说："黄医生，谢谢你为我儿子治病，第一次来找你，不知道你的本事，所以发生了点小误会，今天我做东，一起吃个午饭，不知道能不能赏脸？"黄万信说："好吧，就在这边的农家菜吃点好了。刚好你送来了好酒。"

午饭时三人边吃边聊，支清河好奇地问黄万信："你怎么不要称药呢？就这样顺手抓抓的？"黄万信说："抓药这是最次的事了。你去菜市场看看，你只要问下卖豆腐的大妈，她们也不要称的，一看就知道多重。我天天抓药抓多了，自然心里有数了。"支立怀说："说得也是，抓得多了，重量方面的确是一抓准。但你看病为什么这么快，真是想不通。"黄万信说："中医诊病，就是一个逻辑推理而已，推来推去，没有什么的。只要明白了疾病相关联的问题，针对性去治就是了啊。比如你脉沉弱无力，加上舌淡苔白。这就说明了你的气阳不足，我就用黄芪、炮附子、桂枝、生姜四个药来补气温阳；你的舌苔厚腻，说明了湿邪重，我就用茯苓、苍术、厚朴、姜半夏、独活、威灵仙；你腰不好，用狗脊、杜仲、菟丝子；湿阻之人，血必不畅，所以加用蜈蚣、鸡血藤来通络；现在是夏天，湿热重，加上我这药又很热，所以再加一味忍冬藤。"

支清河问："你记得这么清楚的？"黄万信说："那是啊，我看过的病人，只要疑难点的，我都会留下病案的。"支立怀说："我都没看你写病案啊？"黄万信说："我这病案是晚上回忆起来，写在电脑里的。好记性不如烂笔头，把病案整理好，这才好不断回味总结得失。要不技术怎么提高啊？有些医生，治病治一辈子，头发白了，还是一个庸医，就是因为他们没有去思考得失。白天累一天，晚上喝点小酒就休息，日复一日的过日子，为了治病而治病，这样的态度对待，哪里会有长进。"

支清河跷起了大拇指，夸黄万信："了不起，真是了不起。"支立怀也在边上一起帮腔夸奖黄万信。黄万信这时喝了两杯五粮液下去，满面通红，显得很是得意。

支清河突然对黄万信说："黄医生，你记性这么好，那你能不能把刚才这药方默写出来啊？"黄万信说："能啊，叫服务员把笔纸拿来。"

饭店服务员拿来了笔纸，黄万信写：黄芪100g，茯苓100g，苍术30g，厚朴20g，姜半夏15g，炮附子30g，狗脊30g，杜仲30g，菟丝子30g，独活30g，威灵仙30g，桂枝20g，鸡血藤50g，生姜30g，蜈蚣3条。

支清河当命根子一样，把药方放好。

第二天，支清河给黄万信打电话："黄医生，你说你的药抓得很准，我回家按你写的药量每一包药都称过，真的很准。"

十天过去了，支立怀没有来复诊，再过十天，还是没有找黄万信复诊，过了半年都没有找黄万信复诊。

到了冬天，支清河给黄万信打电话："谢谢黄医生的药方，我儿子按你上次写的药方吃了半年药，腰背基本上好了。但近来好像不对，他总是说上火，还严重的失眠。你说在药方里要加点什么啊？"

黄万信说："时间过去这么久，病情发生变化，不是说在药方里加些什么就行的，你们得亲自过来诊治。"支清河说："你也知道，现在生意很好啊，我是真的忙得走不开。"黄万信说："那你先忙好生意再说吧。"说着黄万信挂了电话。

支清河悻悻地对支立怀说："真是傲慢，你现在腰痛好过来了，一个失眠而已，我就不信除了他，别的医生还治不了你的失眠。明天我们去省城找个专家治，这土郎中，没有必要送钱给他。"

到了省城，专家给支立怀开方：龙骨 30g，牡蛎 30g，磁石 30g，决明子 30g，菊花 15g，牛膝 15g，白芍 15g，酸枣仁 30g，五味子 30g，合欢皮 30g，首乌藤 30g 黄连 9g，当归 12g，白术 12g。

药方吃了几天一点效果也没有，胃口也吃倒了。又去省城治了两次，冬至过了，天气越加寒冷，但支立怀的腰又开始痛了，胃口也不好，失眠一点也没有得到改善。

支清河说："还是去龙口吧。"

黄万信见支立怀舌红，地图舌，但苔又是腻的，脉见弦涩浊而稍数。黄万信笑笑说："小伙子，怎么了，尿尿不舒服吧？是不是小便时会有烧灼感啊？"

支立怀吃惊地说："你怎么知道的？"黄万信说："上次我给你开的药方，大热大燥，是针对那时你体内湿气很重用的药方。但你却觉得有了一个好药方，自己在外面抓药治疗，能省很多钱。哪里知道药物治病是一个由量变到质变的过程，你吃燥药太过，伤了津液，所以才会失眠。但你后来去省城治疗失眠的药，又是收敛重镇。冬天阳气本就潜下，你一用这路清热收敛重镇药，阳气不升，所以脾胃就不运，胃口就不好，由是生痰湿。痰湿不祛，阳哪能生？你过用重镇药，阳气下陷，尿尿自然就会烧灼样不舒服了。"

支立怀说："我自生病后，也买来了些医书看，也在网络上问过很多懂中医的人，他们都说你的药用得太猛太烈，当时我觉得效果好，也不去在意，真没想到吃药还会吃过头的。"黄万信说："很多中医行医一辈子也弄不明白中医是怎么一回事，头发白了还是在纠结一方一药。你买几本书看看，在网络上这里问一下，那里问一下就觉得懂中医，真是太天真了。中医要学好，需要不断地理论学习，不断地治病，不断地思考总结。这三者缺一不可。还要把中医和生活合为一体，去参悟生命之道。这样子吧，你们反正也觉得我这里花费贵，我给你开方，你自己带药方回去抓药吧。"

黄万信开方：党参 30g，苍术 30g，厚朴 20g，姜半夏 15g，麦芽 30g，当归 20g，麦冬 30g，百合 30g，白茅根 50g，狗脊 30g，菟丝子 30g。

黄万信递过药方后交代："记住，这药方最多只能吃二十天，超过二十天，还吃这个药方，又会产生别的毛病出来。这就是中医的辨证论治，治病没有说一个药方吃到底的。"

支立怀拿着药方，对黄万信千谢万谢，开心地走了。

十天后，支立怀来复诊，黄万信还是免费开方，让支立怀自己回去抓药。支立怀临走时对黄万信淡淡地说了"谢谢"两个字，再过十天，支立怀又来复诊，黄万信还是为他免费开方，支立怀临走时连谢谢两个字都没有了。

支立怀每过十天来复诊一次，黄万信总是一次一次为他免费开方。一次黄万信去省城出诊，正在高速上开车，支立怀来电话："黄医生，在不在店里啊？我过来开方。"黄万信说："我在外面，正在高速上开车。"支立怀不耐烦地问："你怎么这么忙啊？"

黄万信叹了口气，按了下车载蓝牙，挂了电话。过了半年，龙山来了几个病人，和支清河是熟人，听病人说起，支立怀的病好了，能挺起脊梁了。

南京微言

支立怀寒湿闭阻，黄万信重剂起沉疴。但支家因钱的问题套取一方，长期服用而化燥。后黄万信取"麦门冬汤"之意而补救治疗，再让病情好转，后期巩固治疗而愈病。让支家重新挺起了脊梁。

但人的生命是个形神一体的有机整体，黄万信作为一个医生，能让病人挺起身体的脊梁，却无力让病人挺起精神的脊梁，这是医者之力所不及。

当下流行"有钱就任性"，我却认为"有命才有资格任性"。浙江富人多，但有了钱财而没命任性的富人也不少。

迷失的戏子

农历七月十八，是个黄道吉日。这天祝天宝家大摆宴席，把亲朋好友全都请来喝儿子祝文章考上大学的庆祝酒。

亲朋好友一个个对祝家抱拳道贺。

"你祝家风水真是好，儿子考上了省中医药大学，毕业后就留在省城工作，飞黄腾达了。"

"祝文章，真是了不起，你可是我们村第一个大学生啊，并且还是学中医的。

以后我们这里痛、那里不舒服的可得有求于你们了。"

"祝文章，好好好，好样的，为我们村增光彩。终于出了个大学生。名字起得好，人也本事。"

……

祝天宝和祝文章父子听到大家的奉承声，半醉半醒的脸上更是显得意气风发，让人看得不禁痴了。

几年后，祝文章从中医药大学毕业，找不到工作，在家里待了半年。祝天宝托关系把祝文章塞到乡卫生院里工作。

祝文章在卫生院里干了半年，用中医治了些病人，效果平平。村民对他也渐渐地冷落了。

村民你一言他一语的又谈开了。

"小祝啊，中医怎样？我看你在卫生院里治了这么些病人，也没有什么效果啊？"

"真是想不通，祝天宝当年怎么会让儿子选择学中医呢？几年书白读了，治病还不如村头的赤脚郎中，几个土草药下去，也能混口饭吃的。"

"我早就说了，祝家有什么风水，有个儿子考上大学，当年还要这样大摆酒席的。还不如像我开个作坊，一年也能赚十几二十万元的。"

……

祝文章从小就很会读书，在村里成绩一直保持第一，到了县城里上初中，学习成绩也是数一数二，最后以优异的成绩考上了地级市的重点高中。一直到大学毕业之前，一直是家里的骄傲，由是也让祝文章一直傲气十足，对谁都不看在眼里。

见村民如此数落，祝文章咬了咬牙，暗想："不就是没钱吗，看我赚足了钱，你们这些小农民还有什么话好说的。"

祝文章从乡卫生院辞了职，进了一家制药厂当医药代表。但由于工作散漫，干了不久就被辞退。之后，祝文章又进了另一家制药厂，过不多久，又换了工作。两年时间内，他换了四五个制药厂当医药代表。

祝天宝看到祝文章这样子，生气地说："你给我争气点好不好？你这样子，我在村里都抬不起头来做人了。"祝文章说："这有什么了，你们住到县城里来不就是了。"祝天宝说："住到县城里，谈何容易，我们一家人吃什么？这两年，你一分钱也没有赚到。"祝文章说："都是你不好，当年为什么叫我去学中医？中医本就是骗人的玩意。"

祝天宝没好气地说："你不是说当医生好，以后不愁吃不愁喝，特别是中医，越老越吃香。怎么现在怨到我头上来了，你不小了，二十八岁了，还没有老婆。整天就知道这里玩那里玩。"祝文章说："我有什么法子，当医药代表，主要的收入是拿提成。我刚进公司哪来的业绩，没有业绩就没有提成的。你总觉得我工作换来换去，才这么点钱，干着有什么意思？我一定要找一个合适的厂家，最好是有人员要调动的，人员一调动，我接手做，就有现成的提成好拿。你一个土农民知道个屁。"

祝文章跳槽跳来跳去，终于被他找到了一个机会，一家合资制药厂人事变动，他顺手接了一个很稳定的市场，底薪就五六千，加上提成和各种报销，一个月都有一万多的收入。干了不到两年，他就在县城里买了套房子。

祝天宝居住的村，本就离县城不到五公里的地方，儿子在县城里买了房子，祝天宝一家人搬到了县城里住。他还找了个厂当门卫，日子过得很是自在，平时有空没空就骑个自行车回村里转转。

又过了一年，祝文章认识的厂家多起来，手头上有了些余钱，就做起了药品代理。药品代理一做，祝文章又添一套房子，还买了辆小车。由是祝文章也就会时常开着小车，带着祝天宝回村里转转。村民看到祝氏父子趾高气扬的样子，一个个在背后又指指点点开了。

好景不长，不到一年时间，有批国有制的医药公司倒闭了，祝文章代理的产品很多钱收不回来。工作单位人事变动，他也被刷出局。

这两年，祝天宝见儿子会赚钱，觉得他懂事，也不去管。近半个来月，他见祝文章猫在家里不出去，便跑去问儿子："怎么了，有什么不顺心的事吗？"祝文章不耐烦道："别说了，烦死了，你还在边上吵来吵去的。"吓得祝天宝再不敢吱声。

祝文章看村里这两任村长，原先都很穷，但当了村长之后，一个个都盖起了高楼。祝文章暗想："谁都知道当村长油水多，自己为什么傻子一样的不去参加竞选呢。我是村里唯一一个大学生，胜选的机会很大啊。"

可竞选村长得有一大笔费用，祝文章算了算，还是打消了念头。碰巧，他的朋友来访，说道："听说你们村今年要规划，土地要征用。你们村的村长，以后可是一个肥缺啊。"祝文章问："真的？"朋友说："骗你干什么。你想下，政府规划，就意味着要征地、拆迁。其中的油水不要我说也知道的啊？县委要在你们这块建一个省级开发区呢。"

祝文章又托了几个朋友打听，果真是县委要在村里这一块建一个省级工业园区。祝文章暗下了决心，自己是村里唯一一个大学生，胜算的机会还是很大的。于是他卖了一套房子，找了几个能说会道的村民为自己先做宣传。

可没想到，自己花钱时，竞争对手也在花钱。为了做宣传，祝文章半套房子的钱就花掉了，白花花的钱花出去，真是心疼啊。祝文章咬了咬牙，心想："豁出去了，反正开弓没有回头箭，就不信把两套房子和小车卖掉还当不上村长。反正只要一当上村长，钱很快就回来了。"

祝文章把两套房子都卖了，钱也全部花光了。等到选举时，竞争对手以多出二十六票胜出。祝文章变卖了两套房子依然落选。

祝文章像被打软了的蛇，回到了出租房里。不吃不睡，精神恍惚。祝天宝看到这样的情况，吓得不得了。

过了几天，祝文章时不时地嘻嘻傻笑，口中喃喃道："我要当村长，我要赚钱，赚很多很多的钱。"

这时有个村民过来说："你儿子这是中邪了，最好叫个高僧来做一场法事。"

祝天宝借了几万元钱，托那村民介绍了个高僧来做法事。

做了三天法事，祝文章的情况一点也不见好转。另一个村民又叫祝天宝去一个道观里还愿，祝天宝一一的照做，但儿子的病情还是一天一天的严重起来。

这时，有人对祝天宝说："你真是糊涂，你儿子这是病，生病就要看医生的，你整天去做法事，去道观里还愿，有个屁用？"祝天宝说："我上次借来几万元钱，都在做法事上花光了，真的要为文章治病，我哪里还有钱啊？"

这村民说："今年我们村就要征地了，你家不是有些地吗？我先借给你，等下次征地有钱了，再还我就是。"

祝天宝带着祝文章到处医治，但就是没有什么理想的效果。这时又有人介绍说："我听说省中医院有一个叫武远山的人技术很好，何不带你儿子去找他治呢？"

祝天宝带着祝文章去省中医院找武远山治疗，没想到祝文章一见武远山马上掉头就跑。祝天宝追出拉着祝文章问："你怎么了，看到武医生要这么害怕？他总不会吃了你吧？"边上一起陪同来的村民说："上次有人说你儿子中邪，说不定这个武医生就是这个病魔吧？要我进去打武医生一顿，说不定你儿子的病就好了。"

祝文章开口说："不是，他不是病魔，反正我就是不要他治，让我去死好了。我现在反正当不上村长，一无所有，活着也没有什么意思，还不如去死掉的好。"

祝天宝见儿子一下子神志清醒了些，扶着祝文章在门诊走廊的椅子上坐下，从包里取出了一瓶水让祝文章喝。祝文章喝了两口水，定了定神，对祝天宝说："这位武医生，就是当年我上大学时的一位老师，他的技术可以说是通天彻地，鬼神难测。但我作为他的学生，没有学好中医，反而弄成现在这样子，怎么好意思去见他呢？还是不要治了。"

祝天宝真的想不到儿子久治不好的病，一见到当年大学的老师就马上好转过来，开心得眼泪也掉了下来，偷偷地扯了下同来村民的衣服，村民意会，偷偷去见武远山。村民说："武医生，你当年的一个学生病了，病得有点怪。"

武远山问："就是刚才那个年轻人吗？我觉得有点眼熟，但又一时想不起来是谁。原来是我的学生，说来听听，得的是什么病？"

村民把发病的情况和治疗经过粗略地讲了下，并好奇地说："说来也怪，祝文章原来神志不清，一看到你就好转过来，他知道你是他的老师。"武远山问："那他平时知道不知道他父亲是谁？"村民说："那知道的，如果连父亲是谁都不知道，还不完了？"武远山说："我知道了，你叫他们进来吧。"

祝天宝带着祝文章走进了武远山的诊室，坐下后，武远山举起手中的热水杯对祝文章说："我这杯水很热，如果要结成冰要怎么办？"祝文章说："水的冰点是零度，这么一杯热水要结成冰，要放在冰箱里冰很久才行。"武远山说："是啊，冰冻三尺，非一日之寒。一杯热水要结成冰都要放在冰箱里很久，何况是赚钱呢？上天不会掉钱的，知道你这次为什么会落选吗？"

祝文章呆呆地摇了摇头，武远山说："就是因为你前些年赚了几个钱，就开车回去炫耀。你这样的态度，哪个村民不怕啊？再说，你想当村长的目的是为了捞钱，村民又怎么会拥护你呢？不过，我告诉你一个好消息，你这次胜选的村长因为拉选票，向别人借高利贷，现在还不了高利贷，被人起诉，抓起来了。你当时和他竞选的，他被抓，你就可以回去当村长了。"

祝文章眼睛马上亮了起来："他被抓了？我可以回去当村长了？"武远山说："是啊，我不会骗你的。你是我当年中医药大学的学生，我当老师的巴不得你过得好，下次我去村里，你请我吃点好吃的。"祝文章站了起来，对祝天宝说："我们还是回去吧，回去当村长。"

武远山说："反正村长也是你的，跑也跑不掉，你急什么呢？刚才不是刚说过，一杯热水要结冰还要放在冰箱里冰些时间的呢。你前些时间因为竞选村长，操劳太过，身体有些虚，我劝你还是安心住在医院里调养几天，把身体养好才有精力回去当村长啊。"

祝天宝也接话，指着一起来的村民说："这样吧，我叫你家宝叔先回去和村民说下，你过几天就回去。你还是把身体养下再说吧？"祝文章说："不行，他们都说我疯了，一个疯子怎么能当村长呢？"

武远山说："谁说你疯了，这是无知村民讲的话。你是因为竞选村长劳心太过，加上你卖了房子，有些急火攻心罢了。你以前有些幻觉，只是身体虚，神经得不到营养。从西医学来说，你这叫神经衰弱，从中医学来说，你这叫心脾两虚，你是学医出来的应该很清楚啊？"

武远山看了看祝文章淡暗的脸色，漠视茫然的眼睛。诊舌见舌淡，舌尖前半部又有很多芒刺，舌根苔厚腻。诊脉，见脉象浮数无力，稍重按则无脉。

武远山开方：生黄芪100g，苍术30g，茯苓50g，陈皮20g，巴戟天30g，菟丝子30g，百合50g，知母20g，丹参30g，石菖蒲10g，僵蚕20g。

祝文章办好住院手续后，跟在武远山边上的学生问："老师，刚才这个病人你为什么重用生黄芪一百克啊。你不是说过补气药和温阳药合用升发力很强的啊？我看你重用黄芪，还用了三十克的巴戟天。"武远山反问："五十克的茯苓，加上五十克百合、二十克知母、三十克丹参、二十克僵蚕。这样的组合是什么意思啊？"

学生说："养阴平肝啊。"武远山说："病人六脉无根，再不重用黄芪大补元气，行吗？虽说大剂的黄芪和巴戟天在用，但有这么多养阴平肝的组合药在制约，又有什么事呢？病人六脉无根，只有速速固元气。元气充足，运行一身血脉，脑得血是什么？"

学生说："脑得血则能记忆辨识、神明。现在病人神不明，出现痴呆征象，脑失血养所致。必须大补气血，气血充足，脑窍得以濡养，神明得以恢复。"

武远山说："是啊，我不是对你说过。癫和狂其实是同一个病，无非是郁病。郁重化火，化火严重时，发出来时则狂，没发出来则癫。病人现在表现为癫，所以大补元气以促升发。"

学生又问："病人舌上有芒刺了，为什么不用些鲜竹沥呢，我觉得鲜竹沥很对症的？"武远山说："用鲜竹沥反而分散药力，你要明白为什么会有芒刺。芒刺的产生是什么原因？"学生看着武远山，武远山说："舌见芒刺必有热。但这热有很多原因，就这病人来说，他的芒刺是因为气机郁结不疏，日久化热而已。气机郁结在于疏肝，但肝气疏泄的原动力在于气阳的升发。病人现在六脉无根，是元气不固的表现，我重用黄芪急补元气，元气一足，血为之而运，气机由之而通。这个点弄明白了，你才能治病。如果你接手这个病人，你是不是用'丹栀逍遥散'来治疗啊？"

学生说："是啊，我觉得用丹栀逍遥散很对症啊。"武远山说："总是对你们说元气是肝气疏泄的原动力问题，你们呢，一个个总是忘记。唉！"学生还是满腹疑问地等着答案，看看病人服药后的情况。

第二天，武远山带着学生去查房，见祝文章舌苔的芒刺淡了些，脉象也和缓起来。回到医生办公室，学生把这些情况认真地记录了下来。武远山说："这样的病人，最好配合针刺治疗，效果会更好，但目前他元气未固就进针，不太好。后天吧，后天应该可以扎针了。"

过了两天，见祝文章的精神恢复了好多，眼睛也有些神气起来，脉也沉了下去。武远山对学生说："先进足三里，用补法。再进三阴交，也用补法。再进内关，用泻法。再进合谷，用泻法。这四个穴位的先后顺序不能弄错，补泻不能弄错，千万小心。"

通过针药结合的治疗，祝文章住院不到一周，精神大见好转，神志也恢复了六七分。祝天宝问武远山："武医生，文章还要住院多久啊？"武远山说："再过一周就可以出院了。出院我开个药方，你带回去抓药给他吃就行了。"

祝文章出院时，武远山见他舌上的芒刺已几乎不见，脉象也见平稳有根。

武远山开方：生黄芪 50g，党参 30g，苍术 30g，陈皮 20g，茯苓 50g，巴戟天 30g，菟丝子 30g，五味子 30g，百合 50g，丹参 30g，鸡血藤 30g，石菖蒲 10g。

武远山对祝天宝说："这个药方带回去吃一个月，一个月后再来复诊。"武远山又偷偷地对祝天宝说："祝文章一回去，必定马上想去当村长，他现在元气未复，受不了刺激的，如果他一见村长不是自己，病情马上就会反复，所以你回去以后，一定要先让他吃完这一个月的中药，来复诊后再说。"

祝文章一回到村里，就想去村委会，祝天宝劝说："你身体刚恢复些，不要急着去上任，反正村长是你的。"祝文章乖乖地待在家里喝药。

一个月后，祝文章的神志和生病前已无两样，但祝天宝还是不放心，带着他去见武远山。武远山见祝文章的脉象还有些浮，在原方加了龙骨三十克。再让祝文章服一个月中药。

一个月后，祝文章也知道武远山当时所说村长被抓是骗人的事，但这时他的神志很清醒，也不再去计较这些了，只是想着怎样把中医学好。祝文章来到省城见武远山，提出打算跟武远山学习中医的事。

武远山说："当一个医生很难。你要懂得什么叫自然之道，才会明白什么是真正的生命，才能当一个真正的医生。治病如格斗，为了战胜病魔，在法律道德的前提下，可以无所不用其极。这就是格斗理念，我以前常对你们说，一个真正的医生，得有一颗杀手的果决之心。人是一个生命体，病其实也是一个生命体啊。在治病时，心里只有生命，不要去考虑病人的社会地位和身份。但一定要有浩然正气来驾驭这种杀手之心，如果少了这种浩然正气，就会偏。心正则法正，心邪则法邪。心正用邪法，邪法亦正；心邪用正法，正法亦邪。所以一定要去体悟这种天地间的浩然正气，才能让你真正的正心。什么叫武术精神，就是那蓬勃向上的力量，看看春天小草生长的样子吧，你就会明白的。"

祝文章问武远山说："老师，你是怎么明白这些的呢？"武远山说："早年我练过武的，近年我又一直接手疑难重症。我治病时不是以疾病的角度去对待的，而是以生命的角度去对待的。只有懂得什么是生命，才会真正明白什么是人生，什么是医学。其实世间万物，何尝没有生命？要看你怎样对待。从不从医不重要，只在懂得生命的意义，就够了。"

祝文章说："那你的世界不是很简单？"武远山答："是啊，我的世界很简单，只有病人和非病人，我从不去考虑对方的社会地位和身份。'天行健，君子以自强不息'，你有一颗自强的心，内心才会强大，才能真正明白什么是浩然正气。人，最怕的就是躲在阴暗的角落里，装得很聪明，很厉害。之所以这样就是内心不够强大，不敢去光明的地方，没有勇气和气魄去放开。当你放开了就会明白，世界原来这么简单。有很多病人用异样的眼光看我，以他们的社会价值观来衡量我，是因为他们的社会太复杂了，自然也会把我看得很复杂。人生常常这样的无奈，但一个人为了别人的只言片语而改变自己，也太不值得了吧？"

祝文章轻松地离开了，也不去讲什么学医不学医，武远山告诉他，人生原来可以这么简单。

南京微言

祝文章的病，武远山先以心理安慰，告诉他可当村长，让他纠结的心得以放松，这是很关键的一步。后果断地重用黄芪来大补元气以通脉养脑，这是用药上难能可贵的地方。等到祝文章脉象稳定再进行针刺治疗，可见其临床治病的老练之处。

人生如戏，谁都是别人的戏子。能用金钱打发的人，无非也是小鬼之流，没有必要太挂怀。有人说"有钱人很俗"，另外有人又说"没钱的人更俗"。人生在世，谁又能离开金钱，但取之有道就可。

我认为，如果为金钱而活，以金钱来衡量人的成就和成功，是最俗之俗。

你把我灌醉

印晓琼是省城的一个退休老师，六十三岁。近十来年，总是觉得做任何事都力不从心，整天筋疲力尽。到大医院里检查，检不出任何毛病，只是在病历本上写着"疲劳综合征""神经衰弱"等字样，吃了刺五加片、谷维素片、复合维生素 B 等都没有效果。她去看中医科，诊为脾肾两虚，治以"归脾汤""补中益气汤""肾气丸""六味地黄丸"等也没有什么效果。

一次，印晓琼到了名医馆，医生给她开了：黄芪 15g，党参 15g，白术 15g，茯苓 15g，陈皮 12g，半夏 9g，砂仁 6g，肉苁蓉 15g，巴戟天 15g，覆盆子 15g，锁阳 15g，五味子 30g，酸枣仁 30g，防风 9g，桔梗 9g，当归 12g，仙鹤草 30g，灵芝 12g，鲜铁皮石斛 12g。

印晓琼花了一千多元钱，抓了七剂药，但效果不明显。她又去找名医馆的老中医复诊，老中医说："上了年纪的人元气太亏，得大补，看来我这药补得还不够，要再加冬虫夏草来大补元气。另外元气亏虚的人，气血必不畅通，最好再加些穿山甲来通血脉。这样一来，你的元气补上来了，气血也通了，人自然就会好过来。"

印晓琼又花了三千多元，抓了七剂药来吃，可没想到，药吃后情况更是糟糕，人更没力气了。不得已，她又去名医馆里找别的专家治疗。先后花了七八万元钱，身体反而越治越差，人越来越没有力气。

印晓琼的女儿徐蕾说："哪有这么贵的中药啊，一剂药得四五百元？"印晓琼说："专家讲的也有道理，我的确是气血不足，是要大补。可能是我太虚了，补不进去吧。"徐蕾说："你先等等，我去给你找医生。"

徐蕾通过朋友和网络到处找名中医。找到后，她总是先自己开车去打听清楚，再回来告诉印晓琼，但总是一次又一次的失望。

一次，有一个朋友介绍说城郊有一个叫陈爱国的年轻中医技术很好，从来不乱用药。于是徐蕾开车冒充病人前去打探，果真见陈爱国是一个技术很好，也很讲医德的年轻好医生。

徐蕾回家对印晓琼说："终于被我找到一个好中医了，这人很年轻，只有三十几岁，但技术很不错。我问了很多病人，口碑也很好。明天我带你去找他看下。"

第二天，徐蕾带着印晓琼找陈爱国诊治。陈爱国见印晓琼舌淡胖，舌尖偏红，舌中根苔厚腻，脉象沉弱无力，但细取又见涩浊样。陈爱国说："阿姨，你这是脾肾两虚，湿瘀互结。治疗得运脾补肾，再用些化湿化血的药来治疗。"

印晓琼说："名医馆的那个专家也是这么说，可是我吃了很多药也没有效果啊，我可能太虚了。"陈爱国说："你能把专家的药方给我看看吗？"

印晓琼取出了先前的药方，陈爱国接过药方看了看说："你这个药方，坏就坏在五味子、酸枣仁和鲜铁皮石斛上面。如果把这三个药去掉，效果就不一样了。另外，对你的身体，灵芝没有什么意义，也可以去掉。要不，你把这四个药去掉，再吃几天试试？只是我这里没有医保的，你还是回城里去抓药吧。"

印晓琼按陈爱国说的，回城里抓了七剂药吃，价钱比原来少了整整三分之一，效果还不错，七剂药吃后，人就马上有了精神。印晓琼对徐蕾说："这个陈医生真是厉害，我想叫他重新开个药方给我，药价应该会更便宜些。"

徐蕾又带着母亲找陈爱国复诊，陈爱国见印晓琼的舌脉没有什么大变化，另外开了药方：黄芪30g，党参20g，白术20g，茯苓30g，陈皮15g，紫苏叶15g，桂枝15g，菟丝子30g，当归15g，仙鹤草30g。药价比原来的便宜了很多。

印晓琼吃了七剂药后，觉得精神马上好转过来，但还是觉得有些疲劳。印晓琼对徐蕾说："真想不到，中医是这样治病的。四五百元的价钱，还不如四五十元的。看来我这药还可以再便宜些，这个陈爱国对我的病还是有保留的。"

徐蕾带着印晓琼找陈爱国复诊，陈爱国开好药方后，印晓琼看这次开的药方和上次差不多，只是加了三十克的巴戟天。印晓琼问道："陈医生，真的想不到你有这么好的技术，你为我开了两次药方，我现在是好些了。能不能更好点啊？"

陈爱国说："阿姨，老人五脏都虚了，而补虚没有速效之法，必须要有一个过程。不急。"印晓琼说："你想想法子吧，我想你总有办法的。"陈爱国说："中医治病和西医不一样的，中医是讲人的整体关系来进行调治。边调养身体，边治疗疾病。而西医是针对某一个特定的疾病进行治疗，这有本质的区别。比如人参，现在西医药理学就说人参补身体的主要成分是人参皂苷，但是有人参皂苷的中药很多啊。"

印晓琼以前没力气时，自己买过些人参来吃，一听说人参皂苷，马上问陈爱国："哪些中药里含有人参皂苷啊？"陈爱国说："比如绞股蓝里就有人参皂苷啊，很多的。"

你抱我灌醉

印晓琼一听说绞股蓝里有人参皂苷，没有再多问，急急告辞回去。

在回去的路上，印晓琼对徐蕾说："中医的水真是深啊，还好这个陈医生年轻，被我一套就套出话来了，告诉我绞股蓝里含有人参皂苷。如果换作是名医馆里的那些老中医，哪里套得出来。绞股蓝这东西，我去药店里看过的，很便宜，一斤也才这么点钱。值，真值。"

印晓琼回到了城里，一口气买了三斤绞股蓝，一次二十克，放在保温杯里当茶叶泡开水喝，心里美滋滋的。

过了两个月，已是大热天，印晓琼觉得人和原来一样，没有一点力气，胃也饱胀的不舒服。徐蕾说："还是去找陈医生看下吧？"印晓琼说："没事，不要找他，我这情况，以前叫夏痓，也就是说夏天到了，人汗流多了，人就会没力气的。这是很正常的事，我明天加大绞股蓝的量喝就是了。"

又过了两个月，秋天来了，印晓琼变得一点力气也没有，整天只想躺着，动也不想动。徐蕾看到母亲这样子，又带着她去找陈爱国治疗。

陈爱国见印晓琼舌淡暗而胖，水样苔，舌边上齿痕很深。脉见沉涩弦浊。问道："阿姨，你吃了些冰东西或是寒凉的东西吧？"印晓琼说："我从不吃冰东西的，也没有吃过寒凉的东西啊，比如苦瓜什么的，我碰都不碰。"

陈爱国开方：黄芪30g，党参20g，苍术20g，茯苓50g，陈皮15g，紫苏叶30g，干姜15g，姜半夏15g，菟丝子30g，巴戟天30g，当归15g。

印晓琼接过药方看了看，对陈爱国说："陈医生，别再忽悠我了，你这药方一剂得几十元的，有便宜的药不给我们老百姓用，偏偏给我们用这么贵的药。"陈爱国说："阿姨，我是一个医生，眼里只有病人，哪会给你乱用药呢？再说了，你的药在哪里抓我都不知道，我开方又不收钱，你的药贵和便宜，我一分钱也没有赚，你为什么要这样说我呢？"

徐蕾见此，对陈爱国说："我妈妈吃东西真的很注意，就是这几个月来，喝了不少绞股蓝。"陈爱国说："你妈是气阳两虚，寒湿闭阻。绞股蓝是寒性的，几个月喝下来，岂不是越喝越严重了？"

徐蕾说："你上次不是说绞股蓝里含有人参皂苷吗？怎么这次反而说我妈不对了。"陈爱国说："中药不能单纯以实验室里测定某种成分和含量来说明的，中药要讲药性。也就是指中药的自然属性。如果都以西医药理学对中药进行分析和开方，那中医的辨证论治不全完了？"

印晓琼有些不开心地说："我是一个退休老师，钱不多的，你是没赚到钱，但我花的钱多啊。你看看能用什么样便宜的药帮我治疗？"陈爱国说："我真的没法子了，我就病治病，又没赚你一分钱，所开的药方也很合理。你如果觉得我乱用药，你拿我的药方找个专家来鉴定下就是了。"

一听到专家，印晓琼马上火了，一声不响，起身就走。徐蕾见此只好向陈爱国道歉，跟着妈妈走了。

对于印晓琼的态度，陈爱国有些弄得摸不着头脑了，明明是做好事，怎么会落得这样的结果呢。

过了一个多月，陈爱国的老师杨士明来访，陈爱国把这病人的治疗经过对老师讲了讲。杨士明说："你用药没错的啊，很合理，印晓琼也没有错啊。谁都没有错，错在医患双方关系没有透明公开，病人不了解中医，前面花了这么多钱也没有效果，后来在你这里花钱少反而效果更好，这就会让病人对你、对整个中医界产生怀疑。这个病人你治不了，城里的大专家们也治不好，只有我能治好。"

陈爱国不解地问："你说我用药很合理，也很对路，怎么会治不好呢？"杨士明说："病人现在都不再吃你的药了，你再对路的药有什么用？你要让病人接受你，才能帮她把病治好，病人现在对你很有意见，理都不理会你，哪还会有心思找你治疗？"

陈爱国沉默了，说不出一句话来。自己一心为病人着想，合理客观地用药，病人反而不相信自己。

杨士明接着又说："要不要，我帮你把这个病人治给你看？"陈爱国说："她现在对整个中医界的人都不相信。你能治？"杨士明说："只要你能联系到她女儿，我就有法子治。"

陈爱国说："我和她女儿倒是时不时地在网络上聊天，她女儿也一直叫老太太来治，可是老太太就是不来。"

杨士明说："这样子吧，我包里有一本用红笔注解好的《中医基础理论》，你送给徐蕾看就是了。"陈爱国很不解地问："这不是中医药大学里学的第一门教材吗？这本书就行？"杨士明说："这本书不一样的，你翻开看看，里面我用红笔进行了全面的注解，看起来通俗易懂。你自然不太会来看这书，但徐蕾和她的母亲必定喜欢。你要知道，我为病人注解《中医基础理论》不下两百次，每个病人看了都很喜欢。"

杨士明走后，陈爱国找了个机会，把书交给了徐蕾。徐蕾看到书里的笔迹和陈爱国的不一样，问陈爱国："这书里的字是你写的？"陈爱国说："是啊，怎么了？我怕你们看不懂，所以我注解了一遍。"

徐蕾说了声谢谢，拿着书走了。

到了冬天，徐蕾打电话给陈爱国："我妈妈指定要你这本《中医基础理论》用红笔注解的医生治疗，你能帮我介绍吗？"陈爱国说："我的中医是跟他学的，他是我老师，下次他来省城，我叫来帮忙开个方就是了。"

半个月后，杨士明到了省城，帮印晓琼开了一个和陈爱国差不多的药方，药后效果很好。过年后，杨士明到了省城，徐蕾请陈爱国和杨士明吃饭。

印晓琼对杨士明说："真想不到，你这个医生，能这么大方，能用这么简单的方式让我们不懂中医的人明白中医。这些年，我看了不少医生，有的不给药方，有的在药方里的某个药做个标记，有的把其中的几个药用一些根本不明白的代号来写。只有你的学生陈爱国为我开的几个药方，还像样子。"

杨士明说："那你为什么当时不让我学生再治下去呢，非得等我来为你治？"印晓琼说："我是被治怕了，几百元一剂的药吃了一点效果也没有。后来我花了两个月时间去看这本《中医基础理论》，让我明白了中医是怎么一回事，我才决定让你帮我治。"

杨士明对陈爱国说："听到了没？光明，只有你的内心光明了，才能让中医更加透明，病人了解了什么是中医，才能让病人接受你。就比如这位印阿姨，为人善良，但一路的治疗让她对中医产生恐惧。为什么？还不是因为处方里那些代号、符号的问题，让病人看不到中医的希望。"

陈爱国委屈地说："我也很光明了啊，免费为她开方，还要我怎么做？"杨士明说："你要让病人了解什么是真正的中医，你是把药方公开了，但你没有做到让病人去了解中医。当然，不是每一个病人都这样，这也是个案，但你一定要去深思。"

印晓琼说："是啊，杨医生讲的话有理，现在报纸、杂志、网络等媒介，到处在宣传中医，让我们病人看到满街都是名医。可就像我这么一个小毛病，还是一样的求医无门。政府在扶持中医是好事，但下面的人为了一点小利益，要么把中医神秘化，要么把中医神化，这反而不利于中医的发展。我是一个当事人，有切身的体会，真的想不到中医发展到今天会成这样的局面，看了我都心疼。"说着举起了酒杯，对杨士明说："来，干杯，我很久没有喝酒了。今天开心。"

徐蕾说："你以前也很少喝酒的啊，还是少喝点吧。"杨士明说："难得老人家开心，让她喝点吧，不会醉的。"

印晓琼接过话说："我早就醉了，自从看了杨医生注解的《中医基础理论》，这本书就把我灌醉了。我不醉，我今天的身体哪能好起来啊？"

～⊱ 南京微言 ⊰～

陈爱国对印晓琼的治疗很合理，但到最后，印晓琼却不再信任陈爱国。这是医患关系的一种悲哀。

当下遍地是名中医，到处谈健康，一个普通的食物也变成了神药，这是中医发展史上的大不幸。

人们对未知的事物，总是会有恐惧和好奇之心，与其说是病人的错，还不如说是医生自己的错。有多少医生打着某某偏方、某某秘方的旗号在治病赚钱。在网络上整天说宣称自己的药多么的神奇，却不敢把自己的药方公开出来。要么在药方在做上标记，要么弄一个什么代号和别名，让病人不认识。

无非是钱的问题。

　　看到一幕幕的治疗悲剧，真是让人心痛。一个真正的中医师，为什么不能让中医更加透明些，让更多的病人去了解中医，去理解一个医生的不易呢？我相信，如果中医天人合一和辨证论治的核心思想能得到普及，能让更多的病人明白什么是中医，医患关系的矛盾必定会大大地缓解。

　　我行医这么多年，为了给病人讲解中医，为了让病人更加了解中医，我花钱买了几百本《中医基础理论》，全面注解的不下两百本，送给病人看。所以，我的病人大多都很能理解中医，很能理解一个医生的不易。

　　人生在世，光明点，总是好的。

白开水

　　卢永祥，男，四十三岁，洛城人，经商。

　　一个夏天，卢永祥出差办事，劳累后在空调下受寒，患了严重感冒。去药店里买了些抗生素和消炎止痛药来吃，发热鼻塞等症状好转。

　　到了秋天，卢永祥又一次受寒感冒，这次较严重，经洛城中心医院检查是肺炎，整整住院半个月。此后，整个冬天卢永祥就觉得没有精神，怕冷，性欲下降，有时精神集中不起来。

　　妻子见此对卢永祥说："你现在身体虚了，最好找个中医调调，调理身体是中医的专长。"

　　卢永祥是一个大学毕业的高才生，从不信中医。听到妻子这么讲，卢永祥说："中医，骗人的安慰剂而已。算了，反正中心医院里的内科主任和我关系也不错，我明天就去医院问问他看要怎么办好。"

　　第二天，卢永祥到了洛城中心医院，见到了内科主任谭卓君，说明了自己的情况。谭卓君说："你这是亚健康，没有什么事，平时别太劳累，有空多喝水就是了。"

　　卢永祥问："喝什么水啊？近来有人在做广告，说人体是酸性的，有一种什么碱性水喝了对人身体好。"谭卓君说："别听这帮人瞎说，这些厂家就是想给自己的水找个卖点。如果真的像他们说的这么好，那还要我们医院和医生干什么，我早打包袱回家去了。反正你记牢了，市面上五花八门的保健品，还有什么不老仙药，统统是骗人的玩意。水是最好的东西，你要知道，人体百分之七十多是水，人如果缺了水就没命了。你也不要去买什么功能水，多喝白开水就行。"

　　卢永祥记住了谭卓君的话，弄了个能装一升水的保温杯，杯不离手，有空就喝白开水。喝着喝着，不到两个月，卢永祥的身体没有半点好转，并且胃开始不舒服，吃东西总会有饱胀感。还不时胸闷、心悸。

卢永祥又去洛城中心医院找谭卓君，谭卓君说："你是不是近来生意忙啊？"卢永祥说："生意倒还可以，就是有时觉得力不从心。"谭卓君说："你这是用脑过度引起的神经衰弱，我配点药给你吃吧。"卢永祥带了些西药回去吃，吃了十几天也没有一点效果。

妻子见此，又对卢永祥说："还是去看下中医吧，前年我月经不调，西医治了大半年也不好，还不是最后靠中医才治好的。谭主任也说你是神经衰弱，我网络上查过了，红参对神经衰弱有一定效果的。反正人参是补的，又吃不坏，我明天去买点给你吃吧。"卢永祥默许。

次日，妻子买了些人参炖给卢永祥吃，没想到人参吃了，胃胀气更厉害，整天打饱嗝。卢永祥生气地对妻子说："就这破玩意还能治病？人参不是中药吗？整天一个虚虚虚，为什么吃了补药还会更难受？以后打死我也不看中医了。我还是明天去找谭主任看下为好。"

谭卓君用听诊器听了下卢永祥的肚子，对卢永祥说："你这是胃动力不足，吃点胃动力药就行了。"

卢永祥吃了几天药，胃胀气好转了些，对妻子说："还是西医好，几片药下去，人就舒服了。那个破人参啊，吃得我胀得要命。你看到没，喝白开水多好啊。"说着又喝了一杯水。

过了四五个月，江南的梅雨季节到了，连绵不断的下雨。卢永祥的一个厂房被洪水冲垮了，带着几个工人一起抢修，被雨淋成了个落汤鸡。他回到家后，喝了一大杯热开水身体才暖和过来。可到了晚上，卢永祥胸闷得睡不着，心悸明显，还不时呕吐。

妻子看到这样子，急忙连夜开车送卢永祥到洛城中心医院急诊科治疗。急诊科的医生诊断卢永祥为肺炎合并心衰，急用甘露醇和抗生素治疗。第二天，卢永祥情况稳定点后才转到病房住院。住院半个月，身体才稍稍恢复过来。可是出院后，卢永祥的身体情况比原来更差了。稍一动就气喘，遇风寒就胸闷得不能躺下，还有严重的心悸。他整天胃饱胀，稍吃点冷东西，就整天顶着不消化。

卢永祥说："总听别人说赚钱是为了治病用，看来我这些年的打拼，真是不值。看来我现在这毛病，在我们中心医院是治不好了，得去省城大医院里治疗。"

卢永祥安排好了工作，抽空去省城治疗，一来二去的跑，可就是没有好转。妻子对卢永祥说："钱赚来就是花的啊，身体不好，赚钱有什么用。不如去京城治治看？我想京城的医生水平应该比省城好吧？"

卢永祥觉得也是，又托关系在京城找了个有名的专家治疗。可治了大半年，还是一点也没有好转。卢永祥感叹："总不至于要去美国治吧。"妻子见此，又劝道："还是找个中医看下吧？上次吃人参是单味药，中医是有秘方的。打听下哪里有好的家传秘方可以治你这毛病。"

卢永祥一听到中医，火得要命，对妻子说："别提中医了，什么家传秘方，还不是一些骗人的江湖郎中。看看老外，什么药，什么成分，什么作用，什么副作用，写得清清楚楚，哪像中医，弄得神神秘秘。为什么中医不敢公开？还不是因为净是骗人的玩意才不敢公开。"

这一天，来了个客户，见卢永祥面色淡暗还有些浮肿，对他说："你啊，怎么水气这么重啊？"卢永祥问："什么水气啊？"客户说："水气就是说你体内的水湿太重了。"卢永祥说："人本来就是水做的，没有水，人还能活？"客户说："水气，指的是身体内不正常的水。这是一个老中医告诉我的，以前我也不信中医，后来生了一次病，看了很多西医也没有治好，抱着试试看的态度找了个老中医，没想到他几天工夫就把我治好了。小卢啊，我长你几岁，你要知道，做生意不易，身边如果没有个好医生为我们的健康保驾护航，这可不得了。我们交往这么多年，除了生意外，我们可以说是兄弟一样的亲，我怎么会骗你呢？还是看下中医吧。"

客户带着卢永祥找到了先前为客户治病的老中医，老中医见卢永祥舌淡暗而胖，舌边齿痕很明显，舌面水样的苔滑滑的一层，把脉见脉象沉弦有劲。老中医对卢永祥说："没事，你这病从中医学上来说，叫'水气凌心'，从西医学上来说叫'肺源性心脏病'。必须把你体内多余的水分化掉。不过你现在体内的水湿有些化热，脉象才这么数，有些麻烦。我开个方你先吃吃看。不过你以后最好别吃生冷的东西，水也少喝些。"

卢永祥说："西医不是说人是水做的，多喝水很好吗？"说着拎出了那个能装一升水的保温杯，对老中医说："我平均每天要喝这样两杯水。"

老中医说："你的身体就是喝水喝坏掉的。你想想看，你大量的喝水，被吸收后，你心脏的负担就加重，时间长了，西医说你是心衰，就是长期的负担引起的。喝水要看你的身体需要，而不是说喝得越多越好的。比如一个人受寒感冒了，西医说多喝水。水是阴物啊，水喝多了反伤阳气。本就受寒伤阳，再加上大量的喝水,阳气内闭，感冒自然好不了。"

卢永祥说："可我一天喝两升水后，很少感冒发热了啊？"老中医说："你是阳气被伤，受寒后，阳气不足无力鼓动风寒外出，才没见发热。可为什么你的身体大量的喝水反而越喝越差呢？"卢永祥说："我见自己没有发热，还以为不感冒了呢。原来是喝水太过伤了阳气。"

老中医说："是啊，《黄帝内经》里讲'形寒冷饮伤肺'，形寒，就是指阳气虚。体内的水气是靠阳气来化的，阳气虚了，气化就不利，水湿就阻在体内。肺主治节，

白开水

为蓄痰之器，水气重了，就变成水饮堵在肺里。肺是用来呼吸进行气体交换的，肺里大量的痰饮水湿,吸入的氧气就变少了,对心脏又不利。这样就形成了一个恶循环，身体怎么好得了。"

老中医开方：党参 15g，苍术 15g，白术 15g，陈皮 12g，茯苓 15g，炮附子 6g，泽泻 9g，葶苈子 6g，桂枝 6g，黄连 9g，麻黄 3g，杏仁 6g。

卢永祥服了老中医的药后，身体感觉舒服了些，感叹地对妻子说："看来我以前对中医有偏见是不对的，真没想到这些脏黑黑的药汁真能治病。"

卢永祥服完老中医的药一个月后，就马上不远几百公里去复诊，时间一天一天地过去，治了大半年，卢永祥的身体好转了不少。

到了秋冬相交时，卢永祥感冒了，到中心医院找谭卓君，谭卓君见卢永祥的气色好转了起来，问道："大老板，怎么了，遇上神仙了？"卢永祥说："朋友给我介绍了个老中医，调理了大半年，才有现在这样子。以前我真的是小看中医了。"谭卓君笑笑说："中医这玩意，有时很有意思的，有些毛病我们西医怎么查也查不出来，病人就是不舒服，跑到我们医院中医科去吃中药，也会有效果。也有些毛病，西医理论上来治疗应该是正确的，可就是怎么也治不好，也被中医治好了。但要说出个为什么，可真的没法说。"

卢永祥问："你们医院的中医师技术怎样？"谭卓君说："这我说不上来，反正有的病人吃了有效果，有的病人吃了没有什么作用，上个月中医科还有个病人吃出副作用来，跑到医院来闹事呢。怎么了，想到我们医院来看中医啊，我打个电话给中医科的缪主任。"卢永祥说："我是觉得每次去看那老中医太远了，来回就是上千公里。如果你们医院有好中医，这样自然方便些。"

谭卓君给中医科缪主任打了电话，不到十分钟，缪主任到了谭卓君的办公室。谭卓君说："你们好好聊，我先去忙。"

卢永祥把自己的情况和缪主任作了详细的汇报，并拿出了老中医的药方。

缪主任接过药方，看了看，对卢永祥说："大家，就是大家，难怪被称为沪上名医。这样子吧，下午我把中医科的几个医生都召集起来，针对你这个毛病和老中医的处方进行讨论分析，也好让我们中医科的医生们好好学习沪上名医的过人技术。"

下午，缪主任把中医科的四五个中医师叫过来学习讨论，有个叫齐天仪的住院医生提出了老中医处方的几个不足之处。

齐天仪说："这位名老中医的诊断是正确的，用药的大体方向也正确，但在选药上不太妥当。"缪主任说："那你说说看，你的思路是怎样的。"

齐天仪是刚来洛城中心医院上班不久的医生，三十几岁。平时都在病房里工作。这小伙子胆子大，脾气也大，才到中医科上班几天就和两个医生吵了起来。每次讨论病案，他总是提自己的不同意见，弄得场面很不愉快。缪主任只得把他安排在病房里。

齐天仪说："气阳两虚是本，湿瘀互结是标。因为湿邪严重，补气药就不应该选党参，而应该用黄芪。因为党参的作用在于生津，黄芪才是补气的栋梁。"有一个中医师听到齐天仪这么说，不服气地反问："按你说党参是没有补气作用了？"齐天仪说："党参也有补气作用，但党参的主要作用在于气阴并补，《伤寒论》里每用人参，都是在大汗伤津后。比如'白虎加人参汤'，对于《伤寒论》里的人参，产地说是在上党之地。所以说《伤寒论》里的人参，就是指现在的党参。而现在的人参，是产在东北，古人称为辽参。"

缪主任在边上笑眯眯地听着，示意齐天仪接着说。齐天仪说："对于这个病人，不仅要用黄芪，还要用生黄芪，不能用蜜炙的。湿邪黏滞缠绵，一用蜜炙，便不利于祛湿。"另一个医生问："按你这么说'真武汤'里用白芍是不对了？"齐天仪解释："针对这个病人来说，用白芍不适合。因为这个病人胃口饱胀不消，中焦不运，炙甘草、白芍都不适合。"

另一个中医师又问："那这药方还有其他不好的地方吗？"齐天仪说："这个老中医的药方，不应该过用寒凉药。老中医一见数脉就用寒凉药，这是不对的。《伤寒杂病论》里是有黄连和附子合用，来让阳气下潜。但你要想下，病人体内水气过重，只要重用利水药，热药的热性自然也就随着利水药下降的啊。病人脉数，但舌上没有见到一点热象，说明脉数是因为心脏为了输血，在缺少氧气和血容量过大的情况下，心脏不得不加快收缩，这才是脉数的真正原因。另外，这个药方还少了活血药，体内水湿太过，湿性是黏滞缠绵的，也就说明了血行必不畅。"

一个医生不服气地说："歪理，按你这么说，水气重的病人治疗必要用活血药了？"齐天仪说："用活血药的效果会明显好得多，《伤寒杂病论》里讲'血不利则为水'。血水同源，那么反过来理解，水不利呢？血会怎样？水不利是不是也会引起血不利？肝硬化腹水，是因为血不利引起了水不利。那么肾炎水肿呢？治疗肾炎时，是不是加活血药比不加活血药的效果要好。这可是三个月前我们科室进行讨论治疗后得出来的有力证据啊？"这医生被齐天仪这么一说，没了话说。

缪主任见此，对齐天仪说："那你针对老中医的药方修改下，弄出个新方来给我们看看，如何？"

齐天仪改方：生黄芪100g，苍术30g，厚朴20g，神曲15g，茯苓100g，炮附子20g，泽泻20g，桂枝15g，益母草30g，麻黄5g，杏仁15g。

有一个中医师接过药方问："你这是给大象吃的吗？"齐天仪说："治病用药无非以胜病为主，面临大证，畏首畏尾。现在百姓为什么不信中医，不就是庸医太多了，把中医说得神一样，可是治病呢？效果怎样？看不到效果怎么叫病人相信中医？"

缪主任是一个五十多岁的人，场面上要老练得多，见场面有些不对，马上对齐天仪说："小齐，那你这么重的药量，要煎出多少药汁啊？你不是口口声声说病人体

白开水

内水湿重，药汁也是水湿啊。"

齐天仪说："药汁是水湿没错，但煎药量和喝药的方法很讲究。就这个病人来说，我这药方煎一次的药汁量有五百毫升就足够了，两次合起来是一千毫升。叫病人把这一千毫升的药汁分成十次喝。一次只喝一百毫升。"

中医科有一个中医师，迷恋于《伤寒论》，听到齐天仪这样的喝药方式，取笑道："中药都是一天喝两次或三次的，哪有这样从早喝到晚的方式？"齐天仪说："《伤寒论》里的药方，不就是重剂治疗，比如桂枝汤，一次喝三分之一，看情况再喝，如果只喝三分之一，还不好，过会再喝三分之一，病好了就'不必尽剂'，可以把余下的药丢掉。视病情的发展变化，再'随证治之'的辨证论治。哪里有机械的一天喝多少次的说法？"这个"伤寒"医生，被齐天仪用《伤寒论》里的内容反驳，一时语塞。

缪主任笑笑对齐天仪说："那我明天就拿你这个药方给病人吃了？"齐天仪说："这个药方不行，这个药方是针对老中医当时为病人开的药方讨论的方。病人现在体内的水湿没有原来那么重了，用药量上得有所变化。再吃这么重的药，药力太过，反而伤人。"

缪主任说："今天这个讨论会，你是主角，那你再开个明天吃的药方。"

齐天仪开方：生黄芪60g，苍术30g，厚朴20g，神曲15g，茯苓80g，炮附子20g，菟丝子30g，泽泻15g，桂枝15g，益母草30g，鸡血藤30g。

一个医生接过药方看了看说："就这样的用药量也是很重啊？这样的药吃下去，病人吃得消？附子一用就是二十克，不会中毒？"齐天仪说："这点附子算什么，我来这里之前，为了急救，有时附子一用上百克。但附子过于燥烈，病情好转了，得换成其他温阳药。这个药方吃个十天八天的，就要把附子去掉，换成巴戟天，这样才不会吃坏了人。"

缪主任说："你说以前重用附子急救的事，我也听说过，但也总归是听说。这个药方要拿给病人吃，我觉得不妥，万一出现什么问题，这可是不得了的大事。这个字谁来签？这个责任谁来承担？对医院的名誉会造成什么样的影响？这些问题你考虑过没有？"

齐天仪说："你说的这一切问题我都想过。但我觉得一个真正的医生在治病时，怎么能怕这怕那呢？没有果决之心又怎么治大证？明天就让病人吃这药方，我来签字，我来承担这个责任。病人死了我陪死，这总行了吧。"

几个医生听到齐天仪这样讲，叹了口气直摇头。缪主任说："小齐啊，我觉得还是把附子的用量减掉些吧？要么按你说的，换成巴戟天，你觉得如何？"齐天仪说："病人现在体内水湿还是很重的，没有二十克的附子来振奋元阳，是没法见效的。用我这药方，病人吃三五剂就会马上舒服，一换药，吃半个月也不见得会有这么强的效果。要换，也要等这个阶段过了再换。"

缪主任说:"这病人因过喝白开水生大病,我看你也是白开水。我行医近三十年,一路风风雨雨的见多了。没有必要为病人去冒这样的风险,你治好了病人,他又不会来感激你的。"齐天仪说:"我作为一个医者,面对的不仅是疾病,而是一个活生生的生命。医生要尊重生命,而不是治好某个病人图病人的回报。我知道医生把病人的病治好了,病人总觉得花了钱了,本就应该的。但如果一个医者,都是从各方面去权衡后再治病,病人早死了。"

缪主任说:"好了,好了,那你接手治吧,真是白开水。"

一个个医生都起身走了,真的想不通齐天仪这白开水为什么会这样做。

卢永祥喝了齐天仪的药后,效果很好,不到一个月,人就精神抖擞。但齐天仪白开水的外号从此在医院里传开了。

❧ 南京微言 ❧

商人劳心而多思,思则气结。卢永祥久思而伤脾胃,后天生化不足,体质由之而虚。脾虚则生湿,思虑气结加上中焦有湿,单味服用人参,中焦不运才见腹胀。可见补药不能乱吃,虽是体虚,内湿不化,服补药也没有效果。现在浙江富人多,平时很多人吃补药,有的人越吃补药身体反而越虚,有的更是吃出了"人参综合征"。实是一大悲事。

卢永祥后来感冒两次住院治疗,元气虚上加虚。后因过多饮水,以至病重不起。喝水过多让人得大病。现在很多女人,听说水果吃了可以苗条养容,也是整天拿水果当饭吃。很多人过服水果生病,因为水果是生冷之物,过食伤中阳,损脾胃,生痰湿。

养生美容不当而生大病的事,屡屡发生,但人们还是乐此不疲。主要的原因是中医知识得不到普及。

赌　局

贾秀珍是黄州乡下人,人长得漂亮,并且很精明强干。到黄州打工几年,就赚了一套房子,并且还有些余钱。

中秋时分,贾秀珍找来了闺蜜韩玲红商量。贾秀珍说:"工字没出头,我出来打工这么多年,辛辛苦苦干活,才赚了这么点钱。我想弄点生意做做,你觉得做什么好啊?"

韩玲红说:"这几年不是很流行养生吗?我觉得开个养生馆应该会有钱赚的。你想想看,现在的人啊,一个个有钱了都怕死的,一提起养生,眼睛就亮了。这满大街的养生馆,我看他们生意都不错。做一个卵巢保养就是几千上万元,还有

赌
局

精油开背，做一次就是五六百。特别是美容这块更赚钱，做一次就是上千元。"贾秀珍说："我哪懂这行啊，这要专业的人来做的，我又不懂医学，做不了。"韩玲红说："这么多养生馆，又有哪个懂医学知识啊？还不是弄个养生招牌，卖些产品赚钱而已。现在是网络时代了，不懂的网络上查查不就懂了。另外，我们还可以去请个做过这行业的人来为我们做啊。再说了，以你在城里这么多年的人脉积累，客户是一定不会少的。"

贾秀珍还是有些担心："以前我只是帮别人做事，现在是自己做。自己做得有后台撑腰的，你也知道，现在是大企业大后台，小企业小后台。没有后台怎么做啊？"韩玲红说："后台还不好找啊，不就是分钱吗？这事我帮你办了，接下来我们分工合作，我主外，你主内。"

韩玲红这人性格爽朗，酒量也好，交际更好。和这样的人合作开养生馆，外面的事她挡了，留下内部的事，这就好办了。

说干就干，贾秀珍和韩玲红两个各出了些钱，找好门面，请来了装修工就动手干起来。贾秀珍在店面房里监督装修，韩玲红则四处活动开来。

两人合作得很好，不到两个月就一切就绪，请来了三个专业的小姑娘，主打精油开背和卵巢保养两个养生项目。

两人商量着，印了些消费券和贵宾卡，由韩玲红分头送给有关人士，先做免费体验。

金菁是黄州当地有头有脸的人，很荣幸地成了养生馆的第一批免费体验贵宾，持贵宾卡，只要养生馆一直开着，就一直免费提供服务。

金菁有一个中医朋友叫尤瑞峰，因为平时总是油嘴滑舌的，所以大家都叫他老油条。

金菁问尤瑞峰："老油条，有一家养生馆送我一张贵宾卡，叫我去做保养，你先给我诊诊脉，看我适合不适合做。"尤瑞峰问金菁："你说的养生，是怎么养的？"金菁说："这家养生馆主要做两种，一种是卵巢保养，另一种是精油开背。卵巢保养是用一种进口仪器在小肚子上照，而精油开背，就是在背上涂一层精油再进行按摩。"

尤瑞峰把了下金菁的脉，见脉象沉弱稍涩数。舌淡，舌尖红有芒刺，舌中根苔偏厚。尤瑞峰说："我觉得你不太适合做这两种保养。我觉得现在大冬天的，这么冷，也不适合。别到时弄出一个什么毛病来。"

金菁笑骂说："啊呸，你这乌鸦嘴，这可是进口的仪器。精油也是从国外进口的，一瓶都要上千元呢。"

尤瑞峰说："那你去试试看吧，反正有我在边上不要怕，真的出了什么问题，我也会给你补救。"

听到尤瑞峰说会来为她补救，金菁开心地去做养生保养了。

到了养生馆，工作人员要求金菁脱下裤子，掀开衣服，让小肚子裸露着，再在小肚子上涂一种膏。膏涂好后，搬来一个有两根灯管的仪器，对着小肚子照，一次照一个小时。

工作人员介绍，涂在肚皮上的这层膏，加上灯管仪器的照，可以让这层膏渗透到卵巢里去，对卵巢起到保养作用。一周做两次，连做十二周为一个疗程。间隔半个月后再做第二个疗程，如果能坚持做完五个疗程，可以让人的月经延迟三年到五年，起到延缓衰老的效果。小肚子照后，工作人员用一种药水把肚皮上的膏洗掉，再去另一个房间做精油开背。

精油开背时，工作人员先用热毛巾擦去背部的一些汗渍等，再在整个腰背涂上精油。工作人员边在做背部按摩边讲解："脊椎更是人体的反射区，人体的五脏六腑都能反映在上面，脊椎一通，人的五脏六腑也就通了，所以做精油开背可以调整人的五脏平衡。现代生活节奏快，人的心理和生理都出现了负荷，颈椎、腰椎成了通病。精油开背能通过精油的渗透作用，深层渗透皮肤，有疏通经络，起到良好的理疗作用。同时还能给你减压、放松，提高你的生活质量。"

一个月后，金菁找到尤瑞峰诊脉。一进门，尤瑞峰见金菁面色白净了许多，急忙说："小金，你这个保养别做了。你的面色不正，变白了。"

金菁开心地说："那是因为我变白了。这个保养真了不起，不仅可以减压，还能美容。我的朋友和同事也都说我变白了。"尤瑞峰说："再过一个月，等你面色变暗黑就麻烦了。这个保养不适合你，马上停止。"

金菁说："你们中医啊，难怪越做越没人信，就是看不得别人好。中医应该多学学别人的长处，不能故步自封，要有一个开放的心态去对待健康的大问题。我现在做的这个健康保养，可是西方的国家高科技产品，刚好可以弥补中医的不足。为什么你们做中医的就这样排斥呢？"尤瑞峰说："你所做的这个保养，产品里面是什么东西我不知道，但说到用灯管照小肚子，还有在背部按摩，这无非是我们针灸学里一些最粗浅的东西。"

金菁不愿意理会尤瑞峰，坐在那里摆弄自己的饰品。尤瑞峰见此，耐心地对金菁说："背部，是人的阳腑，腰是肾腑。脊柱中间是督脉，腰背两边是两条足太阳膀胱经。督脉是督领一身之阳气，膀胱经是主一身之表阳。冬天阳气闭藏，下潜于肾，你这样一开背，就是把肾中的元阳强行地提出来用。也就是说，你现在是把明年的能量，今年提前拿来用了。你说身体会好吗？还有第二点，你在保养时所处的环境有空调的暖风，但冬天就是冬天，冬天要冷，让人的毛孔闭住，阳气才能内藏。你在一个很暖和的环境里，毛孔应该闭时不闭，加上开背按摩提升阳气，这样一来，你的阳气就不断地外泄。你的面色变白，不是说明你变美丽了，而是你的阳气在消耗，面色才会变白起来。如果你的阳气再进一步的消耗，血就不能运，那时你的面色反

赌局

而会变暗黑。"

金菁说："你就忽悠吧，自己没本事还总是看不起别人先进的地方。什么阴阳，全是虚的东西。以前我也很信，现在看来中医就一骗子。"

尤瑞峰这个人很有意思，别人对他个人的侮辱并不在意，而对中医的侮辱却会火冒三丈。

尤瑞峰站了起来，一拍桌子，厉声对金菁说："我不能让你侮辱中医，我们可以打赌，这个月，你来月经会痛经。如果你再去做这个保养，下次来月经，你会痛得死去活来。如果你做足三个月，第三个月就不会再来月经，开始闭经了。"

金菁也是一个牛人，加上她的家族在当地有权有势，一见尤瑞峰这个态度，她也站了起来，大声对尤瑞峰说："赌就赌，谁怕谁了。我一个本地人还怕你一个外来人？"尤瑞峰更火，对金菁说："好，赌小的没意思，我们赌一只手，我输了，我剁掉一只手。如果你输了呢？"金菁说："我也一样。"

不到三天，金菁来月经，果真如尤瑞峰讲的那样，月经很多血块，小肚子很痛，要用热水袋捂着才会舒服些。

因为尤瑞峰是外来行医，到黄州还不到一年时间，虽说治好过些病人，但医名还没有出来。金菁是因为亲叔的肺癌大量胸水被尤瑞峰控制住，但这也只是个案，也许有很多凑巧的成分在里面，所以对尤瑞峰一直是保持观望态度。虽说月经来了肚子痛，这点被尤瑞峰说中了，但也表明不了尤瑞峰的真实水平。

金菁虽说三十六七了，但平时比较注意保养，看起来也只有二十七八的样子。通过这一个月的健康保养，面色又变白，更是增加了她的信心。特别是朋友和同事们都说她变美丽后，她对这保养更是喜爱。真是恨不得天天睡在养生馆里，让自己一下子变得全国最美丽的女人。

月经干净后，养生馆又来电话，叫她去做养生，金菁又开心地去了。

过了二十来天，月经提前来了，痛得死去活来，金菁觉得是因为加班累的，气血不固才提前来月经，也没太在意。因为金菁也就会问尤瑞峰一些关于女人的问题，尤瑞峰很是热心，有问必答，所以金菁知道了有一些月经提前来，不是血热，是气阳不足无力固摄阴血。阳主温，阳弱则血不能温而郁滞不行才会痛。

记得有一次，金菁因失眠几晚找尤瑞峰把脉，尤瑞峰见金菁脉象沉弱无力，但又有些涩数之象，尤瑞峰告诉金菁："《黄帝内经》里说，烦劳就会让阳气过度的张扬，这样就会消耗阳气。阳主固摄，气阳不足，固摄无力，就会导致月经量多或者提前来。血为阴物，阳气不足，血就滞行而痛。"那一次被尤瑞峰说中了。

这时金菁的心有点急起来了，赌的可是一只手啊，不是钱不钱的问题。再多的钱也买不来一只手啊？但金菁又想："一个外地佬，我就不信他能反了天了。"但又想："我在黄州有头有脸的，怎么能输，输了以后怎么抬头做人？"

虽说对于这个大赌她不是很放在心上，可考虑到名声问题，金菁还是有些想法。身为官二代，自己是执法部门的人，丈夫又是当地的官员，不论怎样也不能输给一个外乡人的。

权衡再三，金菁还是去做了第三个月的保养。这时正月已过，江南的农历二月天气已经开始回暖，金菁果真像尤瑞峰讲的那样，过了四十几天月经还没有来。

尤瑞峰打电话给金菁："领导大人，应该带把刀来兑现我们的赌注了吧？"

金菁开车来到了尤瑞峰的门诊部，拿出了女儿削铅笔用的小刀片，往桌子上一放，对尤瑞峰说："来吧，要哪只手？"说着，两眼一闭。

尤瑞峰叹了口气说："我们都认识那么多年了，你叔叔的胸水也是我治的，我怎么能做出这种事呢？"金菁说："是我输了，我不能赖皮。"尤瑞峰说："你大我四岁，是我姐，我这当弟弟的怎么也不能让姐受伤啊。"

两个人推了一阵子，找不到刀子，断手之事只好作罢。

尤瑞峰说："我们之间还要不要再赌？你现在只是月经还没来而已，但我可以断言，再过三五个月还是不会来，你这次必定会闭经了。"

金菁说："好，再赌，我就不治了，就不信按摩几次会让我绝经。"尤瑞峰说："不是绝经，是闭经。你到秋天还没来月经，马上找我调理，你的身体伤到根本了。阴生阳化，你现在面色萎暗，这是明显的肾精亏虚。血从哪里来，是从肾精里来的，萎暗的面色，说明了你精亏不能生血，血不足哪来的月经啊？还有，面暗是瘀，你这身体啊，瘀很严重了。"

时间一天一天过去，金菁和尤瑞峰虽说还不时地会见面，但两人都不再提这打赌的事。金菁也不再问尤瑞峰治病的事，就这样的耗着。

到了立秋过后，金菁的月经还没有来，金菁急了，去黄州人民医院检查，患了盆腔瘀血综合征。子宫内膜只有零点四厘米。医生说："你这是内分泌紊乱引起的，很难治，我去把中医科的医生请来会诊，听说中医的活血化瘀药对这个病有一定的作用。"

金菁吓了一跳，真被尤瑞峰这乌鸦嘴说中了，但人民医院里的医生来会诊，中医科的医生说："你这个毛病，很麻烦，得花半年时间来治疗，要不会提前更年期。"

金菁不再理会人民医院的医生，直接找尤瑞峰，见面就说："你这乌鸦嘴，被你说中了。我现在是早衰，怎么办？"

尤瑞峰叹气："你原来脉弱，说明元气不足。本不应该去做精油开背损元气，但我当时看你信心十足的样子，也就没有阻拦，也没做任何解释。冬天本应藏精气，而你用芳香的精油开背大损阳气而不固血才会让月经不调。你本就气阳不足的人，加上几个月的折腾，哪来月经啊？"

金菁听尤瑞峰这么说，也正色道："你以前不是说血是阴物，怎么阳气弱了会没

119

赌局

有月经呢？不是骗人的吗？"尤瑞峰说："我没有骗你。你要知道什么叫阴生阳化？阳虚到了一定的程度会损阴。因为物质的转化是两方面的，阴物没有阳，是化不成血的。你阳气虚，一会造成阴血不足，没血可行，所以月经闭了；二是阳气不足无力运血，你的体内还有严重的瘀血。治疗得补血和运血并用，只补不运则更瘀，只运不补则更虚。你是虚瘀互结之症，治疗一定要两面结合。"

尤瑞峰开方：生黄芪 100g，党参 30g，苍术 30g，陈皮 20g，当归 30g，鸡血藤 30g，益母草 30g，菟丝子 30g，枸杞子 30g，桂枝 20g，巴戟天 30g。

尤瑞峰说："我这药方吃了之后，你的肚子会很痛，痛后会排出黑黑的血块来，排掉之后，再调补两个月就全好了。"金菁看到这么大量的用药，对尤瑞峰说："死油条，说吧，为什么要这么用药？"尤瑞峰说："这药方里生黄芪、党参、苍术、陈皮补气运脾，以养后天；菟丝子、枸杞子、巴戟天阴阳并补以固先天；当归、鸡血藤、益母草、桂枝养血通脉以促血行。为什么要用这么大量，是因为现在是秋天，大气肃降，阳弱之人无力对抗大自然的肃杀之气，所以必要大剂温补药来把大气举提着，这样人和大自然才能一致，人的五脏元气才能有机地运转，气血才能生化。你这情况，有些医生必定会重用活血化瘀药来强行通月经。你看到月经治出来了，很开心，说这医生的技术好。可事实上呢，是你的身体气血在这个治疗过程不断地消耗，病情其实是在加重。"

金菁说："你的中医也和别人的不一样，你所讲的和人民医院里讲的完全不同。"尤瑞峰说："一个医生治病时所面对的不是病，而是一个生命体，其次再去考虑病的问题。治病是为了保命，你明白不？"

两个月后，金菁带了个美女来找尤瑞峰。美女坐下，自我介绍说："我叫贾秀珍，金总以前的健康保养就是在我们的养生馆里做的。这一年多时间来，经常听金总提起你，我是希望能请你当我们养生馆的技术指导。"尤瑞峰说："对不起，我精力有限，也不想参与这些活动。我是一个医者，只知道治病救人。我劝你把这养生馆关了吧，别再害人了。"

贾秀珍说："我没害人啊，在身体上涂点东西做做按摩怎么能是害人呢？"尤瑞峰说："前两年，有一个对中医根本不了解的美女，在电视上大讲特讲健康话题，这位美女讲的是叫人敲打胆经。没想到信的人还真多，一群人都学着天天敲打胆经。有好些人敲打出一身毛病来。中医治病讲的是辨证论治，任何治病的方式方法，都是建立在正确诊断的前提下。如果连中医辨证诊断这一关都没过，何谈健康，谈养生？你们的这种精油开背，对于身体阳气足的人，脉也强实，遇上外感，或者肌肉拉伤之类的可以用下。所谓开背，无非是在刺激膀胱经。还是把养生馆关了吧？"

过了半年，贾秀珍的养生馆关闭了，贾秀珍和韩玲红也离开了黄州，不知去向。

　　健康保养是一个大学问，体质不同，生活习惯不同，年龄时段不同等因素，针对的保养方式也不同。如果是女性，还要去考虑胎带经产等特殊情况，更别说很多人体内本就有痼疾老病，如果选择的保养方式不对，常常会诱发痼疾，加重病情。一个真正的保养家，必定是一位临床治病专家。

　　书本上的理论和实际有很大的差别，我暗访过一些名气很大的中医大家，在实际治病时，和书上和论文里所写到的完全不同，更别说街头到处林立的养生馆。

　　治病不易，养生更难。不懂治病的人谈养生，时常会误人。

　　其实，人生就是个赌局，每个人每天每时都在赌，输赢在于底牌是否够硬。

神　医

　　刘长汉出生于 20 世纪 60 年代，从小体弱多病。父亲觉得孩子从小体弱多病，应学点技术，长大后才能养家，于是便叫刘长汉拜在宜宝市郊唐宅镇一位叫唐梦林的民间中医师门下。刘长汉三十来岁时，唐梦林觉得刘长汉已经得到他的真传，决定让他出去独立行医。

　　唐梦林的儿子唐龙，侄子唐虎，也受传于唐梦林。唐龙、唐虎两兄弟，一个就职于宜宝市中医院，一个就职于宜宝市妇幼保健院，都以妇科扬名于宜宝市。而刘长汉则在宜宝市的百年药店复春堂坐诊。

　　刘长汉和唐龙、唐虎师传于一人，但刘长汉天赋异禀，不只看妇科，而是什么病都治。刘长汉二十几年在一个地方坐诊，病人渐渐多起来，到了后来一天的门诊量达到两百多号。为了技术不失传，刘长汉让女儿刘燕和儿子刘如东也从小跟随自己学中医。病人多了，事也就多，刘长汉又叫来爱人许肖敏和妹妹刘荷花帮忙。

　　这样一家五口人天天在复春堂里忙。

　　治病时，刘长汉把脉看舌，儿子刘如东坐在父亲对面抄方，女儿有时来有时不来，爱人许肖敏则负责收诊费和给小孩子的咽喉上药，妹妹刘荷花负责维护场面的秩序。

　　最让人佩服的，不仅是刘长汉的病人多，而是他们家人的默契配合。病人来看病，坐下把脉，刘长汉边把脉边问病人的情况。病人的脉还没有把好，儿子刘如东的药方已经开好了，不到两三分钟就看好一个病人。如果是小孩子咽喉痛，则用上秘方，配上一小包药粉，许肖敏把药粉弄成糊糊贴到患儿的咽喉上。

　　病人看到这样的场景，都称赞刘长汉："刘医生，你真是神了，你们父子之间，一个把脉一个开方，看来你儿子是得到你的真传了。你们刘家风水真好，生出这样有出息的孩子。你啊，更是我们宜宝市的神医。"

神医两字，越传越神，刘长汉也就成了宜宝市的一代神医。在宜宝市，只要一问神医刘长汉，无人不知，无人不晓。

刘长汉配上神医二字，也是挺直腰杆，走路神气十足。有些病人拿来别的医生处方找刘长汉治病，刘长汉看也不看就是把药方揉成一团，往垃圾桶里一丢，随口骂道："这样的药方也能治病？"病人见此，吓得话也说不出来。

儿子刘如东更是觉得自己就是宜宝第一家的公子爷，如果在药方上的字写得不清楚，病人多问一句，刘如东就厉声训斥："如果连我开的药方都认不出来，那他的眼睛一定是瞎了，可以别干这行了。"

许肖敏因为家里有了钱，非常爱美，把头发弄了又弄，一看就是个阔太太。

大家感叹："这才是神医的一家人，一个个都这么神气。做人就要这么神气。"

外乡人姜重云到宜宝市行医，因为初到一个陌生地方，便暗访了当地名医。

姜重云到了复春堂，见一个妇女拿着刘如东的药方问刘长汉："刘神医，我这次一定能怀上孩子了吧？我在你这里都看了一年多了。"刘长汉说："能怀，怎么不能怀，我要让你生男孩就生男孩，要让你生女孩就生女孩。"妇女拿着药方开心地走了。

姜重云冒充病人找刘长汉看病。刘长汉脉还没把好，刘如东的药方已经开好了。姜重云问刘长汉："你们父子两人，一人把脉，另一人看都不看我一眼就开方。我觉得是不是让刘老您亲自开方好点啊？"

刘如东厉声说道："你是来干什么的，要看病就看，不看就马上走人。"姜重云耐心地说："我听古人说，一个真正的药方是理法方药一应俱全的，你这样草率地对待，我可真的不放心。"刘长汉说："我在这里看病二十几年了，都是这样的。以前如东没成业是我自己写药方，现在如东的技术已经超过我很多，他开的药方一定不会错的。"

姜重云说："就算是神医的儿子，技术也超过了神医，但中医学讲的是望闻问切，你儿子看都不看我一眼，只是在你问我病情时听到我所讲的几个症状就开药方。四诊中连问诊都不细，我真是觉得有些悬。"刘长汉说："放心把药吃去吧，我每天都要看两百多号人，难道这么多人的眼睛都瞎了？"

旁边一个病人催促姜重云："你这人真是的，问来问去，我们还等着刘神医看呢。"另一个病人也说："刘神医可是我们宜宝的神医，他都看不好你的毛病，你还能到哪里去找更好的医生啊？"又一个病人附和："就是啊，看个病还这么多问题要问的，人家儿子技术好，这很正常啊。你要知道，他儿子可是从小就跟着刘神医学医了。你看完了还不快走，我们还这么多人等着呢。"

病人你一言他一语的把姜重云赶走了。

过了一年半，姜重云也到复春堂坐诊。春夏之交的一天，一个四十来岁的女病人走进姜重云的诊室。姜重云见病人面色萎暗，神疲无力，明显感觉讲话时中气不足。他见病人舌嫩红而胖，但舌尖又很红，并且有好几粒芒刺。脉沉弦涩数而偏弱。

　　姜重云对病人说："怎么了，乳房痛啊？"病人说："是啊，以前每次来月经前三五天乳房都会很痛，后来找刘神医治，开始效果很好，药一吃就不痛了。可是治了五个月后，反而越治越痛，现在整天都痛，有时痛得胸罩都不能戴。"姜重云说："那你能把刘神医的药方给我看看吗？让我也好学习学习。"

　　病人取出了一大堆药，见刘如东所开的药方全是以逍遥散加活血止痛药来治。早期的药方用逍遥散加延胡索、香附之类；到后来再加红花、桃仁、乳香、没药之属；最近的几张药方，更是加了莪术、水蛭一类。

　　姜重云说："你是不是近两个月的月经量少了啊？"病人点头："是啊，月经量越来越少，并且还越来越提早。原来刚找他治时是三十二天来一次月经。后来是二十七八天，上个月是二十来天就来月经了。"姜重云又问："那你最近一次月经是什么时候来的？"病人说："半个月前吧，但应该快要来了，我觉得这两天乳房明显的痛起来。腰也开始痛了，我原来不腰痛，也是这两个月才开始痛。"

　　姜重云正问着病人，突然跑进来一个妇女，对病人说："你看妇科病应该找刘医生啊，他可是我们宜宝的神医。你要知道，刘医生可是得到唐梦林真传的人。"病人回答："我找刘神医看好几个月了，可越看越不好。"这妇女又说："那你可以去唐家的唐氏兄弟啊？唐龙在中医院，唐虎在妇保院的。"病人说："他们两个也看过了。"这妇女说："那你要去买百消丹吃，可以消你体内一切病。"

　　姜重云问这妇女："你叫病人吃百消丹，你知道百消丹是治什么病的？里面有哪些成分？有什么副作用？"这妇女说："我又不是医生，我是刘神医的妹妹刘荷花，平时听大哥讲起一些中医知识而已。"姜重云说："那你还说百消丹能消体内百病，你乱叫人吃药，不是害人吗？"刘荷花被姜重云这么一说，不好意思地走了。

　　病人说："刘神医说我是心情不好引起的乳房痛，可近两个月来，我真的是脾气越来越不好，经常会发怒。"姜重云说："那你还是找这神医治好了。"病人说："我听人家说你帮复春堂老板的一个亲戚治好了病，是老板请你来坐诊的，我还是想请你试试。"

　　姜重云开方：党参30g，苍术20g，陈皮15g，炒白芍20g，枸杞子30g，菟丝子30g，鹿角片30g，狗脊30g，川续断30g，百合50g，钩藤20g，益母草30g。

　　姜重云对病人说："先吃这药方，希望能让你的月经延后点。你现在二十来天就来月经，这是不对的。治疗一个成年女性的毛病，一定要考虑到月经周期阴阳两气变动的问题。如果离开了这个根本，身体会吃坏掉。"

　　病人走后，边上另一个坐诊医生过来，对姜重云说："刚才真为你捏了一把汗。"

神医

姜重云说："怎么了？"这医生说："我刚来这里坐诊时也和你一样，只要有病人来找我看病，这个神医的妹妹就会来赶病人走，我和她吵过几次，后来店长来调解了才没再吵。"姜重云说："像刚才那个病人，一看就知道这个神医水平很一般呀。"坐诊医生说："现在的病人啊，哪怕在刘长汉那里治到死为止，也只会说自己得了什么重病无药可医。"说着长叹一声忙去了。

过了一周，病人来复诊，开心地说："姜医生，你的药真是灵，虽说不如刘神医那样能让我一剂药就不痛，但吃了第一剂就有效果了，吃了三剂就不痛了。并且这个月的月经还没有来呢，看来你这药吃了月经往后推了。我还要生孩子的呢。"

姜重云说："你还没生孩子？"病人说："大的十五六岁了，想再生一胎。"病人坐下诊治，姜重云见病人脉象比原来要和缓起来，不会那么弦数，脉搏的力量也明显的强了起来。舌还是嫩红，但舌尖的芒刺已经退掉。姜重云笑笑问病人："力气好些了吧？腰痛也缓解了吧？"病人奇怪地说："是啊，别人都说我这几天脸色变好了。我忘记告诉你，本来上次找你开方时，我还失眠的，这几天药一吃，睡觉也好了，腰也好过来了。"

姜重云开方：党参30g，苍术20g，陈皮15g，炒白芍15g，枸杞子30g，菟丝子30g，鹿角片30g，狗脊30g，巴戟天30g，百合30g，当归20g，益母草30g。

过了一周，病人来了，对姜重云说："姜医生，我的乳房又开始痛了，心里也有点烦，是不是还要加些什么药啊？"姜重云说："你的月经快要来了，我换个药方，你吃了月经就会很顺畅。月经来后，药也不要停，如果有黑黑的血块排出，这是正常现象。"

姜重云开方：党参30g，苍术30g，茯苓30g，陈皮20g，枸杞子30g，菟丝子30g，鹿角片30g，狗脊30g，巴戟天30g，鸡血藤30g，当归20g，益母草30g。

病人吃惊地问："月经期间也能吃药？以前刘神医说过月经期间不能吃中药的，说是吃了中药月经会乱。"姜重云说："有些毛病就要在月经期间治疗。你原来吃了这么多的燥药，精血亏虚，血脉必定是瘀阻的，所以要在月经来时因利导势，把体内的瘀血排掉。"病人半信半疑，拿着药方自言自语："月经期间可以吃中药，我还是头一回听说。"

病人在姜重云这里又调治了一个月，精神很好，乳房也不再痛，开心地问姜重云："我怎么还没有怀上孩子啊？"姜重云说："你原来在刘神医那里治了半年，吃了太多的燥药，伤了精血，所以怀不上。你别急，再过一两个月，等精血养足了，自然会怀上的。"

病人说："姜医生，你还会对我讲一些中医道理，我才会来你这里一试再试。刘神医可是我们这宜宝的神医，行医这么多年，难道还不如你？"姜重云说："那你再去找刘神医治就是了，我不在乎的。我在这里坐诊，只收你这几个诊费，中药没有

杏影　寻因究源　探病纪实

提成，多看一个病人和少看一个病人对我来说没有什么关系。"病人悻悻地说："人家成名的时候，你还不知道在哪里呢。"说着站起走向了刘长汉的诊间。

半年后，姜重云去南江集团下属南江医院上班了。

冬天很冷，门诊里进来一个病人，全身用厚厚的棉衣裹着，头上也包着只留下一双眼睛。等病人脱下帽子，姜重云才看清，原来就是半年前治疗过的乳痛病人。

病人的脸色灰暗，比第一次来看病时还要暗。病人看到姜重云，有些生气地说："你来医院上班了也不告诉我一声，我今年不知为什么非常怕冷，并且乳房又痛了，月经也不准了。上半年你帮调理了一个半月，我的月经正常了两个月，后来又不对了。我知道你调月经有一套，所以我就打听你在哪里坐诊，最近在对农广播电台里听到你的讲座，才知道你在这里上班。你这人真是的，对病人一点也不负责任。"

姜重云见病人脉象沉弱稍弦涩数，舌嫩胖，舌尖边很红，地图舌。病人说："我现在月经量很少，一天就干净了，今天刚好干净。"姜重云叫病人把刘神医的药方拿来看，还是原来的逍遥散加活血药来治。最后的两个药方，八九个活血破血药，水蛭用到了十二克，莪术用到了十五克，红花、桃仁之类都是用到十克以上。

姜重云对病人说："你又是吃燥药太过了，你现在是阴损到了阳，没个半年一年时间，身体很难恢复。还好你的月经没有闭掉或者大出血，要不真是麻烦。"

病人说："我不懂什么阴损阳，你只要把我的月经调出来就是了，一天的量实在太少了。"姜重云说："月经量很少，有两种情况，一种是血虚，没血可下；另一种是有血下不来。你这是没血可下啊，得大补精血，体虚之人，哪有这么快的？"病人说："反正你把我调好就是了，我还想再生孩子呢。"

姜重云开方：党参30g，苍术20g，陈皮20g，炒白芍20g，枸杞子30g，菟丝子30g，覆盆子30g，巴戟天20g，狗脊30g，僵蚕15g，百合50g，当归15g。

十天后，姜重云见病人脉象稍有力点，舌尖和舌边也不会像原来那么红。改方：黄芪30g，党参30g，苍术20g，陈皮20g，炒白芍20g，枸杞子30g，菟丝子30g，覆盆子30g，巴戟天30g，狗脊30g，僵蚕15g，当归20g。

再过十天，病人精神好转起来，脸色也有些开始红润，姜重云改方：黄芪50g，党参30g，苍术20g，陈皮20g，枸杞子30g，菟丝子30g，覆盆子30g，巴戟天30g，狗脊30g，当归30g，益母草30g。

通过一个月的调补，病人月经的量比原来要多了些，但来月经前乳房还是会痛，但也比原来好了很多。病人开心地提了一瓶自家酿的糯米红曲酒送给姜重云。

半年后，病人怀孕了，有点腰酸，来找姜重云诊脉："我肚子里的是男孩还是女孩？"姜重云说："不知道，我的三根手指不是仪器。"病人说："我听说中医把脉可以知道怀孕是男是女的，你怎么不知道呢？"姜重云说："我技术没到家，真的不知道，你还是去叫别人把下吧。"

一年后，病人给姜重云打电话："姜医生，非常感谢，孩子出生了，很健康。我叫老公去请你来喝酒的，可听说你调到南江集团医院去了。真是遗憾。"

姜重云说："不要遗憾，还有神医呢。"病人说："以前怎么就会去相信这边脉还没有诊好，那边方先开好的神医呢？"姜重云叹了口气说："这样的神医，接下来会越来越多。"

果真如姜重云讲的那样，神医越来越多了。

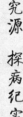
🔊 南京微言 🔊

治疗一个成年的女性病人，不论患什么毛病，一定要时时顾及病人的月经周期。不论是胃病、伤痛、皮肤病，在治疗时一定要考虑月经周期的问题。因为正常的月经周期是成年育龄女性的一个重要健康标准，因为月经是女性身体阴阳两气变动的一个表现。如果医生在治病时，见病治病，不去考虑月经周期、经量、经质等方面的问题，往往举手就错。我暗访过很多名医，甚至妇科专业的家传中医，连月经周期的问题都没有弄清楚。

病人对于名医的迷信，让自己走向了另一个死胡同，这是病人的悲哀。本案神医治病，父子两人一边脉还没有诊好，另一边方都开好了的配合，连这样起码的常理都不懂得分析的病人，我只有一声叹息。

女性身体，月经初潮前是孩童。绝经后说明生命功能的退化，治疗从于老年。在有正常月经周期的年龄段，必定要时时注意。正常月经周期是28天，先后三天为正常。月经干净后，激素水平很低，这时要奠定物质基础以促进子宫内膜的生长，从中医学上来讲称为阴长期；两次月经中间是排卵期，中医学称为真机期，是阴极向阳转化的时间点，此时阳气内动；排卵后阳气升发，是阳长期，阳主气化，只有足够的阳气才能促进子宫内膜的剥落，才能促进月经的排泄。

肾主生殖，经水出诸肾。但肾气必定要有食物源源不断的消化吸收来补充，现在很多妇科专家，起手四物汤，不去思考先后天的相互滋生之理，也不去思考阴阳互根的变化之由，可想而知这样的中医会把病人治成什么样。

治泄仙药

路田是一个人杰地灵的小镇，中国百强镇排名也很靠前。路田毗邻省会，距国际机场仅十公里，区位优势独特，交通便利。镇域面积不到四十平方公里，总人口三万余。目前，全镇已拥有包括十一家企业集团在内的镇村企业近六十家，个私企业近千家，其中国家级企业集团有两家，上市企业有三家，主要涉及纺织印染、建筑建材、经编纬编、机械皮革等八大行业，是全国闻名的经编名镇。

镇里有一家集团企业老板叫甘凤如，因出身农民，少读书，所以儿子出生后，给儿子取名甘长松，希望儿子能像松树一样根扎大地，厚道做人。

在父亲甘凤如的严厉管教下，甘长松的确如甘凤如所期望的那样，厚道做人。但甘长松不善交际，过着两点一线的日子。甘凤如看得气不过，骂甘长松："你给我争气点好不好？只知道上班下班。你可是我的独子，以后我走了，这个盘子谁来接？"甘长松也不顶父亲的话，自顾回房间。

甘凤如看到儿子这样，一点法子也没有，便和老婆商量："长松也不小了，二十七八岁的人，整天只知道上班下班。没事躲在房间里，这样下去，以后怎么好啊？"他老婆说："儿子长大了，哪里还会听他老爸的话。"

甘凤如出身农民，经过二三十年的努力打拼出一个上市集团公司，脾气很大。听老婆说儿子不听他的话了，气得吹胡子："他不听老子我的话，还能听谁的话？"甘凤如的老婆说："儿子长大了，自然是听自己老婆的话了。"甘凤如笑笑："有理。"

甘凤如赶紧托人保媒，儿子知道父母要为自己保媒，急得对母亲说："都什么年代了，还保媒。传出去，还以为我娶不到老婆。"

甘凤如听到儿子这么说，也觉得有理，但儿子常年待在家里不出去交际，哪里来的老婆啊。甘凤如急是急，但又没法子，只好又找老婆商量："常言说，门当户对，前天舒镇长说起他家小女儿，比长松小五岁，我看正合适啊。"

父命难违，甘长松娶了舒镇长的小女儿，甘凤如也放下了心头一块石头。可是过了一年多时间，儿媳妇还没有怀孕，甘长松又急了，问儿子怎么回事，还不要孩子。甘长松说："急什么急啊，还早呢。在大城市里，还不是三十好几四十来岁才结婚生子的。还说是企业家，这么老土。"

甘凤如因为企业的事务实在太多，也没有过多的时间去管儿子的事，只好对老婆说："你有空找他们谈谈，问问是什么原因还不生孩子？"甘凤如的老婆找儿媳妇谈心，当问到为什么还不生孩子时，儿媳妇红着脸说："长松每天回来就是玩电脑，打游戏。有时晚上很晚也不睡，我劝也劝不听。"

其实甘长松自己也一直在找答案，结婚后性生活就一直没有让爱人满足过，不到一分钟就结束了。去省城大医院里检查，每次都说精子质量不好。配了些药来吃，也不见效果。过了两年，甘长松也觉得应该要孩子了，但结婚三四年，爱人就一直没有怀孕。并且去医院里检查身体，爱人的身体都是很正常，每次都是自己的问题。

甘长松只好到处求医问药，但效果却是越治越差。原来性生活还能坚持一两分钟，后来一分钟也坚持不了。一次，他在网络上看到了一个治疗早泄的偏方：鹿茸20g，野山参50g，枸杞子100g，菟丝子100g，金樱子100g，海马5条。药材浸泡在 10 斤 50 度以上的高度白酒里。

因为久治不效，甘长松也变得谨慎起来，把这几个药在网络上一一核查，看到全是大补的东西，有些药平时治疗时也吃过，于是放心地把药买来泡酒喝。万万没想到的是，这药酒一喝，变得更不对了，只要一想女人就会泄。甘长松实在是苦恼不已，一边是父母时不时地询问，一边是求医无门。

一次，甘凤如参加一个商业会议，一个商会的朋友告诉他，有个中医师调治男科病很厉害。这朋友说："你看到了没，我都快六十岁了，还是像三十来岁一样。"甘凤如笑笑说："有这样的中医师太好了，快把他的联系方式告诉我，我也很需要呢。"朋友告诉了他这位中医的电话。

甘凤如回家对儿子说："你明天就去找钱医生，你这毛病只有他才能治得了。"甘长松嘴硬："生孩子是两个人的事情，我去治疗有什么用？"甘凤如厉声地说"你以为我这集团上市公司是天上掉下来的？如果连你这点小把戏都看不出来，我还怎么混？肯定是你身体的问题，要不，你和你妈还能这么安静的不说话？"

甘长松联系上了钱医生，钱医生正在省城出诊，甘长松便开车去省城。

甘长松见到钱医生后，见钱医生的年龄比自己也就大个五六岁，回想起自己平时所看的名医，最小的都是五六十岁了。但来都来了，总要试试。再说父亲甘凤如打听来的医生，应该不会差。

钱医生很随和地说："你别叫我钱医生，我叫钱九。你父亲的这个商会里，有一大部分人是我的病人，因为我好酒，所以别人都称我为钱酒。"钱九边说边抽烟。

甘长松见钱九那花花的红衬衫和满头的头皮屑，紧锁眉头，不禁有一阵恶心想吐的感觉。

钱九对甘长松说："你可以回去了，你今天就吃掉五个梨子。明天看情况再说。"甘长松疑惑地问："你这就是看病啊？叫我回去吃梨子？"钱九答："是啊，你今天就吃五个梨子，吃掉再说。"甘长松还想问什么，钱九说："你一看我就讨厌，没有必要再问这问那了。回去吃梨子吧。明天再来，我有事，明天还在省城。"

路田到省城也就二十来公里，来回也方便。甘长松暗想："梨子能治早泄？从来没听人说过。但梨子是水果，反正也吃不坏人，就按他说的吃吃看。"按钱九说的，甘长松一个下午和一个晚上就吃了五个梨子。没想到效果非常好，当天晚上性生活能坚持五分钟。

真想不到一个小小的梨子，有这么强的作用，甘长松第二天早上一起来第一件事情就是网络上查找梨子的治疗作用。网络上说梨子性味甘寒，润肺凉心，消痰降火的作用。

甘长松想想笑了起来，对爱人说："中医治病，真是想不通。以前看了这么多医生，一个个都说我是肾气大虚，要大补肾气，没想到吃了这么多的补肾药一点效果也没有。昨天那个邋遢医生叫我吃梨子，我梨子一吃，效果马上来了。他还叫我今天再去省城见他。"甘长松的爱人说："有效果了，还去看他做什么，现在的医生啊，哪个不是为了钱？昨天他叫你吃梨子是对的，如果你没效果就赚不到我们的钱了，所以昨天一定要有效果，就是为了引你今天再去看。你昨天没付钱，今天效果出来再不付钱是说不过去的。我觉得你还是别去了，再去就是上当了。"

真不愧是镇长的女儿，对这人情世故分析得一点也不错，甘长松觉得老婆的话讲得很有理，这个钱九，还不就是为了赚钱。于是甘长松在家里一天五个梨子，天天吃。

但后来的效果就不明显了，吃了半个月后，甘长松天天拉肚子。虽说不会一想女人就泄，但比第一天吃梨子时，要差了很多。

甘凤如回家知道此事，大骂儿子："看你这出息，你以后是要接管公司，连几个诊费都不舍得出，这么小家子气，怎么管理属下？连点起码的肚量都没有。就算人家要赚你钱，也是理所当然的，这是人家的水平啊。我一个农民能白手起家，靠的就是诚信，老实做人，老实做事。虽说在商场上有时也会有点小手腕，但我这么多年下来，什么时候丢过名声。而你呢，治病的诊费没付，还在这里得意。现在没有什么效果了，再想去找人家治，人家会什么态度对待？像你这样的病人，有几个医生受得了？"

甘凤如把儿子臭骂一通后，气汹汹地顾自己忙去。

甘长松被父亲骂了一通后，打电话给钱九，钱九说很忙。过了两天，给钱九打电话，钱九还是很忙。打了六七次电话，钱九还是一样的很忙。过了几天再打钱九电话，根本就打不进去了。

为了儿子，甘凤如只好亲自找钱九。钱九对甘凤如说："甘总，我钱没你多，但我以前没认识你，我也一样的过日子。你为人直爽硬朗，很合我口味。医生虽穷，但有他自己的尊严。"甘凤如说："我教子无方，上次我就把他臭骂了一通。今天你不论如何也要陪我一起去路田，我想认你这个老弟，你也去参观下我的企业。至于我儿子的毛病，这是他的造化，我可不去管了，但你这个兄弟我是交定了。"

钱九淡淡地说："甘总，在我们这里，商人口中的兄弟，约等于'你'好吧？达官富人我还是见过不少。至于参观企业，我看也没有必要了。我原来还觉得你是一个够意思的人，没想到你企业做到这份上还和其他小生意人一样的态度，开口就是兄弟？我是习武出身，和别的中医价值观不一样，行事风格也不一样，你不用拿我当那些名医一样的对待。你做生意见多识广，我也是一个出入于三教九流的人。虽说天下没有我不敢接手的病人，但我也是看对象接诊的。"和甘凤如一起来的朋友接过说话："钱医生，你的确是我见过最牛的中医。从没见过如此喜怒无常的人，说翻脸就翻脸。"

钱九对甘凤如说："这就是一个为医者的原则。医生是以治病救人为天职，但要

治泄仙药

有尊严。如果一个医生连尊严都没有，为了几个小钱谄媚于有钱的病人，这样的医生我看不起。每一行有每一行的规则，可惜现在讲规则的人太少了，为了钱而不讲规则，导致整个行业不景气。别人讲不讲规则是别人的事，我必定要遵守这规则。你会找我，说明你儿子吃梨子是有效果的，那你今天先把上次的诊费付了再说。我也学学你们生意人做买卖。"

甘凤如忙说："是的，买卖，买卖，买卖往来。医生如果连自己都不能养活自己，又谈什么救治病人呢？"甘凤如场面上的反应力令人佩服。

钱九知道，以甘凤如这样的人，这次请不动他，下次还是会找别的机会请。商人有的是耐心，要不怎么办企业赚钱。钱九只好上了甘凤如的车，一起去参观他的企业。

参观了甘凤如的工厂，绿顶白墙，连绵两公里。甘凤如说："这是我们企业的纺织工厂，另外还有一块更大些，是和海华集团合伙做的。但我们公司最大的产业是建筑建材，目前排名全国前二十。"

晚饭后，钱九对甘长松说："你那药酒里全是名贵的好药，不要丢，你在原来的配方上加五个梨子，两百克三七就是了。但这药酒只是辅助，最主要的还是你要少玩游戏。我刚才在你家里走了下，看你电脑上的游戏还没有关呢。我想你这毛病最主要的原因就是网络游戏引起的。"

甘长松笑笑说："你真神了，怎么知道我很好玩游戏的？"钱九说："仅仅是推理。记得你第一次见我就锁着眉头，但你没有发作出来。后来你会接二连三的打我电话。这说明你具备忍耐的能力，也说明了你父亲以前对你的严厉。人总是向往自由，你父亲的严厉压抑了你，不得不找个出口来宣泄。上次我看你眼白布满血丝，面色疲惫，下眼睑也微微发红。这些都说明你的睡眠严重不足。《黄帝内经》里讲过，烦劳阳气会过亢，现在是夏天快结束时，天之阳气外浮，加上你这睡眠不足，阳气在快速外散，所以叫你吃梨子以清肺肃气。我当时可没想到你是这个毛病。"

甘长松说："可为什么后来再吃梨子就没有什么效果了呢？"钱九说："当时叫你吃梨子是治标之法，你可不能把梨子当成治疗早泄的仙丹。你长期玩网络游戏，元气耗散太过，体内的元气亏虚，可不是靠梨子可以补得上来的，还需要你药酒里那些补药来补。但你一定要记住，食补药补，全是次要，一定要让你的生活有规律。生活没有规律，天天下班回家就玩游戏，吃仙丹都没有用。"

甘凤如自言自语地说："中医，推理。这是一个逻辑推理。这也是一个证据学了？"钱九笑笑说："甘总还在学证据学啊？"

甘凤如说："那要学的，企业的经营管理不学证据学，怎么管得好企业呢。"钱九说："甘总是厉害，我这人很少表扬别人的，但这句话是出于内心的表扬。"甘凤如说："你一看长松，就知道叫他吃梨子，这些细微的面部情况，我当父亲的天天见面都不去在意，看来你这个医生是专业中的专业了。但我觉得，你应该再给长松开个药方，药酒这点药力还是弱了些，调剂而已。我知道真正要治病，还是要大碗喝药才会有效果的。"

和聪明人交往就是这样的轻松，很多事很多话，根本就不要去多问，相互间都能明白。

钱九开方：面色淡暗，下眼睑稍浮偏红。舌嫩红稍胖，苔稍厚。脉弦涩而偏弱，重取无力。不时腰酸，两肩不畅。胃纳不佳，不时嗳气，大便黏滞。夜寐多梦，不时胸闷，太息。黄芪30g，党参30g，苍术30g，半夏15g，茯苓50g，陈皮20g，菟丝子30g，覆盆子30g，桑螵蛸30g，巴戟天30g，狗脊30g，泽泻15g，怀牛膝15g，当归20g，鸡血藤30g，麦冬30g，天麻20g。

钱九对甘长松说："这药你去省城正规药店抓药，质量一定要好，贵点无所谓。药量有些重，没法子，现在的药材质量，只有加大药量才会有效果。量轻了就治不了病了。药煎浓一些，不要看药量大就煎很多药汁，这样会喝坏胃口的。"

钱九走后，甘长松对甘凤如说："这个邋遢人，真的想不到他脉也不要把，舌头也不要看就能知道我的情况。他处方上所写的这些症状我全有。脉我不会摸，但其他都说对了，脉象应该也是对的吧。"

甘长松的老婆走过来说："还是明天去省城的名医馆里找个名医把下脉再作决定吧。"甘长松说："名医不是看过不少吗？"

甘凤如说："术有专长，业有专攻，人家就是吃这碗饭的。没有必要找专家求证脉象，你就安心吃药吧。钱九讲的没错，游戏别玩了。我要检讨，以前对你凶了些，以后我要好好的改正，你长大了，社会也变了，很多事我得尊重你的意愿。"

甘长松说："老爸什么时候变得这么开通了，你的独裁，我可是从小就习惯了。"甘凤如说："刚才钱九讲得没错，你要有你的尊严。我以前对你太严厉了，这是我的错。我不能把公司的情感带到家里来，家庭是家庭，工作是工作，要分开。"甘凤如的老婆接过话说："难得也会认个错，如果你不这么强硬，儿子会整天沉迷于游戏吗？"

甘凤如说："如果没有我的强硬，会有今天的上市集团公司吗？"全家人都沉默了。

三个月后，甘长松的老婆怀孕了，甘长松说："想不到这个邋遢医生，还有两把刷子。"甘长松的媳妇说："存在就是道理，老爸这么强硬的人都开始自我检讨了，你也要考虑如何去接班喽。"

治泄仙药

肾壮阳"和男人画上了等号，一想到男科病，就是补肾壮阳。这一观念直到现在还是牢不可破。

要知精气分阴阳，过于温热阳是扶上来了，但阴却耗伤。治疗男科早泄一类的病，切不能只扶阳，应阴中求阳。固肾养精才是治疗早泄的根本。

本案病人，因沉迷于电脑游戏，使精气耗散太过，由是造成早泄。白酒本就热，加上鹿茸等补药，是以服用药酒后病情加重。钱九叫病人吃梨子，无外是清上焦之虚热，让阳气下潜。但梨子终归不能补精固体，但放于药酒中清镇白酒的燥烈，效果很好。我泡制药酒时，视病情而定，常会把中药和水果一起用。

世上没有神药仙方，只有对症不对症。中医并没有什么稀奇，无外在天地人之间细心观察。但天地人三者之间，人为因素最复杂，治病之难，常常难在人为。

一个成功的男人

宋桥镇是江南一个小镇，经济繁荣，是中国百强镇之一。

宋桥的经济主要靠三大支柱企业，都是大型集团上市企业。几个企业家之间又合作，又相互较量，导致镇委很难平衡这几股势力。这年，省委调来了孙天心来当镇长，可别小看这孙天心，四十岁还不到，但为人机灵又有原则，他一上任就把这三大地方支柱企业平衡得很好。一任下来，宋桥的经济就提升了很多。省委市委看到孙天心的才干，决定把他调到市委任副市长一职。

孙天心调到市委工作后，一样的兢兢业业，做了很多有利百姓的好事，充分体现了一个人民公仆的形象。过了几年，又上调到省厅工作。调到了省厅，孙天心还是一样的作风，一切为民，做事公正客观，深得百姓的好评。

随着孙天心一路高升，孙家在地方上也越来越受到当地百姓的尊敬。孙天心很理智地对家人说："我上去了，你们在家里做人做事要小心，有几点原则一定要记得。一是不能拿村民的礼物和钱财；二是不能去欺负别人，对于有困难的人，要尽力去帮助；三是管好自己的嘴巴，能吃的就吃，不能吃的别吃。"家人很知道孙天心的不易，都小心翼翼地做人，日子倒也过得太平。

但孙天心成功后，身体却非常的差，经常彻夜不眠，胸闷气短，胃脘痞胀不舒。孙天心的妻子刘晓丹看到这样子，担心地对孙天心说："别太拼了，你们单位这么多人，靠你一个人怎么行呢？再说了，人一辈子也就这两三万天时间，过一天少一天，见好就收吧。"

孙天心总是生气地说："真是妇人之见，我现在所做的是为了自己吗？如果仅是为了吃吃喝喝，我早就下海经商了。当年在宋桥当镇长时，就有很多机会可以下海赚钱的。钱可不是万能，我只想当一个对得起自己良心的好官。"刘晓丹被丈夫这么一说，只好不作声。

日子一天一天过去，孙天心的身体越来越差，冬天也不怕冷，只穿一件薄衬衫和夹克就够了。刘晓丹对孙天心说："你的身体我想应该非常不好了，冬天怎么能只穿一件衬衫呢？"孙天心也觉得很是奇怪，怎么人会不怕冷的。别人大冬天包得像个企鹅，但自己真的不感觉到冷。

孙天心还是安慰刘晓丹："这是意志力的问题，当年红军过雪山时，条件比我们现在要差多了，不一样过了雪山。还不是因为他们一心想创建一个良好的政治体系，让国人过上好日子。如果没有这伟大的信念，我想他们应该早就不行了。"孙天心一心想当个好官，所以信念力很强，这点刘晓丹是很清楚的，觉得孙天心讲得也有理。

可是孙天心的失眠越来越厉害，去医院里看了很多专家都说是神经衰弱，配了些药吃也不见好。只有吃安眠药，人才会短暂的睡些时间。但吃安眠药后，孙天心觉得自己的记忆力越来越差，不敢再吃下去，只得去求助于中医。

省中医协会的医生针对孙天心的病情进行了会诊。

李医生，是省中医学会的前辈，德高望重，坐在那里真是派头十足。几个大专家望闻问切后，都不急着发言，你看看我，我看看你。李医生说："孙厅长为我们做了这么多的好事，这么好的一个官员，我们作为医生，也应该为他做点有意义的事吧？各位同仁，不知对孙厅长的病情有什么看法？大家各抒己见，争取讨论出最合适的治疗方案。"

李医生发话后，田医生看了看左右，压着声音说："孙厅长的脉偏浮，而带些数，重取中空。这是肾气亏虚，肾不纳气的表现。他的舌整体虽偏淡些，但舌尖也很红，舌的中部和根部苔白而腻。我觉得孙厅长的治疗应该以'固肾养精，运脾宁心'来治。不知在座各位有什么看法？"田医生是省中医学会肾内科的专家，是省内名老中医，在业内也有一定的威望。

田医生发言后，楚医生说："我很赞成田医生的治法，我无异议。"楚医生说完，边上几个医生都一致同意田医生的治疗方案。楚医生是省中医学会的会长，也是一位名望很大的名老中医。

李医生的弟子胡士源说："我觉得还有些要补充的。"大家的眼睛都望向了胡士源。胡士源说："孙厅长因为工作压力大，导致气机郁滞不通，气滞久了必定会影响血脉的运畅，所以我觉得必要加些活血化瘀药。另外，工作压力大，又长期的失眠，元气亏虚，气化就不利，由此而生湿。所以孙厅长的舌部见中根苔厚腻，这是明显的湿阻啊。所以我觉得有必要再加些化湿药进去。"

李医生见弟子开口，不悦地说："真是没大没小，我今天带你来是让你来跟几位前辈学习的。哪轮到你说话的份？还不向田医生道歉。"李医生虽说训胡士源的口气有些硬，但面部还是带着微笑。

田医生客气地说"哪里，哪里，李医生言重了。真是名师出高徒，刚才胡医生所提出的这两点我可真的没有想到。说到学习的人应该是我啊。"楚医生接过话说："是啊，我们今天本就是针对孙厅长的病情进行讨论，各抒己见，才能找到最合适的治疗方案。"

田医生说："是啊，各抒己见，各抒己见。胡医生，那你开个药方让大家一起商讨下？"

李医生见此，得意地对胡士源说："难得长辈们看得起你，还不开个药方让大家看看。"

胡士源开方：党参 15g，白术 15g，陈皮 12g，茯苓 15g，炙甘草 3g，淫羊藿 9g，仙茅 9g，怀牛膝 15g，麦冬 15g，五味子 15g，酸枣仁 15g，丹参 15g，龙骨、牡蛎各 30g。

胡士源把药方递给李医生，李医生满意地点了下头，把药方转递给田医生，田医生赞道："好好好，这样的药方，我可就开不出来了，真是名师出高徒。后生可谓。"

楚医生也叹了口气说："是啊，这样的药方，一看就是大家风范。异功散补气运牌；用淫羊藿、仙茅、怀牛膝、五味子、酸枣仁固养肾精；一味麦冬清肺肃气，让阳气下潜；一味丹参清心，合上龙骨、牡蛎和上述固肾药共起心肾交泰之意，但更胜交泰丸。难得，太难得了，年纪轻轻就有这般水平。"

药方通过了各位专家的一致认可。大家决定先让孙天心服用胡士源所开的药方，都在药方后面签了自己的名字。

全省最有名的几个中医大家会诊出来的药方，孙天心吃后却一点效果也没有，还是一样的失眠无力。孙天心是一个拼命的人，虽说身体症状没有好转，但还是认真地把工作做到最好。

时间一天一天过去，孙天心的身体越来越差。到了年休时，刘晓丹说："好好休息几天吧，我们出去旅游一趟，你也放松放松。"孙天心说："我哪有力气去旅游啊，还是待在家里休息几天好了。"

过了几天，宋桥镇的黄老板来访。这个黄老板，是宋桥三大企业的老板之一。当年孙天心在宋桥当镇长时，黄老板很配合他的工作，给孙天心的工作带来了很大的帮助。所以这些年，大家一直走得很近。黄老板一来，孙天心开心地迎了出去。

黄老板一见到孙天心就说："怎么了，看你很疲惫的样子，应该去看医生啊。"孙天心回答："看了，中医西医都看了。其实也没有什么事，就是觉得没力气，不怕冷，还有就是失眠很严重。"黄老板说："你工作拼得太过，伤了身体。你这样的情况，如果以中医来说，叫虚阳外浮什么来着的？"

孙天心笑笑："黄老板生意做得好好的，现在去学中医了？"黄老板说："哪有空学，还不是因为我前年生了大病，请了很多医生来治，后来终于有一个医生把我的病治好了，我就想把他留下来。没想到这家伙很滑头，被他溜了。"孙天心听了好奇地问："这医生溜掉，你就没法子找出来？"

黄老板说："要找还是好找的，就是人各有志，我也懒得去烦他。只是当时他为我治病时，没收一分钱，这个人情我是欠下了。"黄老板说着，叹了口气，又对孙天心说："你现在身体不好，我叫他来试试？"孙天心想，省中医学会最厉害的几把手，一起会诊都解决不了问题，便婉言拒绝了。

半年后，孙天心到宋桥考查工作。黄老板见孙天脸色有点浮肿，关心地问："怎么了？"孙天心说："上次京城来了个名医，他和省中医学会的几个名医又对我进行了一次会诊，可效果还不是很明显。"黄老板说："别熬了，我这个医生，技术还是真有两下子的。他今天就在宋桥，要不叫他来看下？"

盛情难却，黄老板叫来了医生。

孙天心见这医生，四十岁不到，穿着花衬衫和沙滩裤，脚踩一双旧拖鞋，不禁疑惑地问黄老板："这就是你说的医生？你上次不是说被他溜了？"黄老板笑笑说："是啊，他叫余文静。前些时间又被我抓住了。"

余文静理也不理孙天心，只问黄老板："老黄，这就是你说的什么厅长？"黄老板说："他就是我所说的孙天心厅长，因为太敬业了，操劳太过，身体有点虚，想让你看下。"

余文静淡淡地对孙天心说："把你以前的检查报告和用过的药方都给我看下吧。"孙天心叫秘书把所有的检查报告和药方交给了余文静。余文静看了看，对孙天心说："对不起，你的病我治不了，你还是去找别人吧。"黄老板不等孙天心开口，接过话说："怎么了？这毛病对你来说应该不难啊？"

余文静说："一个厅级干部，对我这小老百姓来说，是天大的官了。我怕的，不敢治。还有，给他治病的都是些什么人啊？我的级别不配。"

孙天心从基层做起，对搞好群众关系很有经验，一听余文静这么讲，知道他有能力治病，只是不太愿意。于是，孙天心客气地说："余医生，我知道在你们医生眼里，任何身份的人都只是一条命而已。黄老板会力荐你，想来你必有过人之处。为我治病的医生全是名医，可为什么他们就治不好呢？我想了解这个原因。"孙天心取出了先前的处方给余文静。

余文静见推不掉，接过处方坐了下来，耐心地对孙天心说："对你的事迹我也有所耳闻，你没有什么家庭背景，从基层做起，能到今天的位置已经是非常的不易，这个过程你付出了巨大的身体代价。为了把事做好，你不止一次的进行高强度的深思。中医学上，讲思则气结，气结则郁，气机郁结则血也由此不通，时间长了就会化热，这个热在中医学上称为郁火。郁火会消耗人的肾气，你的肾气一亏，脾就不运，脾肾两虚就会生湿。你去年冬天，中医药方上写到舌的中根苔厚，就说明了中下焦有湿，这个湿就是脾肾两虚造成的。会诊的药方初看起来是很合理，用异功散健脾，两仙温阳，五味子和酸枣仁收敛，再用怀牛膝和龙骨、牡蛎引火归元。"

孙天心说："是啊，你分析得一点没错，会诊的结果也是这么说这么治的，可为什么就是不行呢？"余文静说："诊断没错，治疗方向也没错，错在针对病情的标本之间的处理选药上。中医学讲'升清降浊'，冬天大寒，气机肃降内敛，这是天之常。人也要顺应天时，可你内湿未祛，区区十五克的茯苓加上这点量的白术和陈皮，怎么能祛湿呢？况且这药方里还有麦冬、五味子、党参、酸枣仁这么多养阴收敛的药。更要命的是还用了怀牛膝和龙骨、牡蛎强行把气机下压。这个药方里党参、甘草、麦冬、五味子、酸枣仁、怀牛膝、龙骨、牡蛎、丹参这个组合，是一个很强的养阴降气的药方；加上淫羊藿、仙茅两个温阳药，看起来是阴阳并补，但对内湿没化的人来说，这么点白术、陈皮、茯苓根本化不开，反而让体内的湿邪更重，胃口更不好。湿气越重，上浮的阳气就越下不来，你的人就越热，失眠就越严重。潜阳之法，不是说用金石药强行把气机往下压，而是要考虑是什么造成的阳气上浮。"

黄老板在边上听着，笑眯眯地对孙天心说："你这半年多时间看医生看下来，觉得小余讲的怎样？"孙天心说："我也不懂医，但听他这么讲，还是有一定道理的。"

余文静取来纸笔，重开了个药方：党参30g，苍术30g，陈皮20g，茯苓50g，麦芽30g，淫羊藿20g，巴戟天20g，泽泻15g，黄芩15g，菟丝子30g，覆盆子30g，丹参30g，鸡血藤30g。

余文静解释道："这是针对你去年冬天的药方进行了修改，加大了党参的用量，去白术用苍术，去甘草用麦芽，这样一来，你的脾胃就运开了。要引火下行，直接用泽泻来引，清上去麦冬的滋腻，而改用黄芩的苦寒直折上焦浮火。整个用药，苍术30g，陈皮20g，茯苓50g，麦芽30g，泽泻15g，黄芩15g，丹参30g，中焦运开，水湿一化，上焦一清，虚火自然就下潜。脾主升清，脾运化好了，水湿去了，气机自然就能上能下。去年给你会诊时刚好是年终大总结，那时全国上下各单位忙个不停。你自然也是很忙，要考虑很多问题。这时治疗还用原来那样强硬把你的阳气下压，你就变得内外交困。等会我把这刚才所讲的这些全部都详细写下来，你拿回去问下以前给你治病的名医们，看看我理解的对不对？"

余文静把针对冬天情况时的治疗方案、用药以及饮食情绪等变化情况和用药加减都详细的写了下来，交给孙天心。

接着，他又针对夏天京城名医一起会诊的药方进行了分析。

京城名医参与会诊的药方：黄芪30g，党参15g，麦冬15g，五味子15g，白术

15g，陈皮 12g，茯苓 15g，炙甘草 3g，神曲 9g，砂仁 6g，柴胡 9g，炒白芍 9g，当归 15g。

余文静说："现在梅雨季节刚过，天气闷热，这药方起手就是'黄芪生脉饮'来补气养阴。他们总觉得大夏天，要防大热天元气消耗太过。但你本就内湿很重的人，不去健运中焦，只知道机械地套方治疗，虽说加了些神曲和砂仁来运中，但夏天阳气外浮，体内阴气很重，再用这么大量的养阴药，效果自然不会好。"

孙天心不作声，黄老板说："有什么不对吗？我们江南不是到了夏天都很多人去买黄芪生脉饮来吃的，说是吃了人会有力气。"余文静说："中医治病要看天时、地域还有人为的因素。创生脉饮的人是谁？是孙思邈，孙思邈是西北人，西北多燥，而我们江南多湿。创方之人，自然是根据他行医的经验，根据他大量的病例来进行总结性的创方。但这方不适合我们江南啊。我们这里的夏天多热多湿。湿热不祛，哪里好得了？"

余文静开方：生黄芪 60g，党参 30g，苍术 30g，厚朴 20g，茯苓 50g，半夏 15g，巴戟天 20g，菟丝子 30g，鸡血藤 30g，黄芩 20g，生姜 20g。

余文静说："人之有命在于气机通畅，当升则升，当降则降。湿邪闭阻于体内，气机不通，身体自然不会好，更别说厅长大人要面临这么多的事务。"

余文静又把当前的药方进行了详细的分析，交给了孙天心，转头问黄老板："老黄，这个诊费是你出还是孙厅长出啊？"黄老板说："你这小鬼头，给厅长看病还要收诊费啊？"余文静说："我辛辛苦苦的写了这么多，讲了这么多。可是我花多年心血所得的，病人只知道药钱，不去考虑医生的劳动成果。这可不行。"

黄老板说："你平时对病人不是常常不收诊费的吗？"余文静说："当官的和生意人，我是要收的。我免费开方的病人是基层穷苦百姓。要么这五万元诊费你代付了？"

孙天心吃惊地问："这么几下就五万诊费？"余文静说："我的名字是我父母起的，其实我一点也不文静。我只是一个社会凡人，我要养家。大医院的名医国家会给他工资，他们也得罪不起官员。而我不一样，谁也管不了我。你如果觉得贵，把药方还给我，我当场撕掉就是了。"

黄老板和余文静交往了几年，知道这家伙说得出做得到，赶紧叫秘书去拿钱。孙天心见此也赶紧叫秘书付诊费。

孙天心回到省城，把余文静的药方拿给以前的医生看，先前的医生都说药下得太重了，最好别用。妻子刘晓丹说："大名医不是说没有技术，而是他们也有不得已的苦衷。人家辛辛苦苦的当了主任医生，哪里敢出半点差错啊？黄老板一个百亿富豪都对这个余医生这么信任，我们又怕什么呢。我觉得还是让余医生治些时间看吧。"

过了半个月，孙天心给余文静打电话，叫余文静出诊，可余文静说出诊费是五万起步，上不封顶。孙天心咬了咬牙，对余文静说："我可是一个普通的公务员，

137

一个成功的男人

哪来这么多钱？但为了身体，我豁出去了。"

余文静见到了孙天心，还给孙天心四万五千元。孙天心很好奇地问："这是什么钱啊？"余文静说："上次的诊费啊，不要五万的，逗你玩罢了。"孙天心被余文静弄得哭笑不得，问余文静："那你为什么还要留下五千元不还呢？"

余文静说："这五千元当路费。你的事迹黄老板早就对我详细说过了，你是一个好官，对你这样的好官我还是很尊重的，我怎么会收你的钱呢？但以后你的身体我总还是免不了要往省城来回跑，这个路费我总不能自己贴啊？"孙天心说："那你当时也不能在黄老板面前让我下不来台啊。"

余文静说："如果我上次不向你收五万元，你的身体会好得这么快？"孙天心不解："这和收钱有什么相干？"

余文静说："你当时是不是很气愤？中医学讲郁则发之，我激你一下，是为了让你郁结在内的气机疏通。"孙天心笑笑说："何止是气愤，我一上车就大骂你。"

余文静哈哈笑道："骂我一通，心情就很舒畅了是不是？骂了人就觉得累，累了就在车上睡一觉，第二天是不是觉得人就舒服多了？你去年的治疗过用收敛养阴和重镇药，使你的阳气下陷。今年又服养阴药，气机郁结不升，我不让你发怒怎么行呢？"

孙天心苦笑无语。

南京微言

苏东坡说"人生不如意十之八九"，世事无奈，人生在世，又有几人可以做到超凡脱俗？

当官为权，商人为钱，小百姓为了三餐而努力。

但小百姓不爽了可以骂人发泄，光环笼罩之下的人却无奈，为了良好的社会形象，有气没地方发，只好憋在心里。

有人捧我，只是提示我的存在；有人骂我，无非是从另一面证明了我的存在。

如人饮水，冷暖自知。

都是冻疮惹的祸

阿娣是个美女公务员，三十五六岁，为人和善，做事也很勤快，所以在单位里人缘很好。阿娣的爱人沈跃明，是一个成功的商人。这是一个幸福的家庭，真是让很多人羡慕不已。

花无常开，人生在世，总是会有烦恼。这年夏天，阿娣意外怀孕，去做刮宫流产。手术后，阿娣觉得精神下降了很多。几天后，办公室的空调温度调得低了些，阿娣得了重感冒，治了半个多月才好。感冒才刚好，月经就来了，并且拖拖拉拉的，十几天还没干净。

朋友见此对阿娣说："流产最伤身了，你还是去找妇科医生庞大庆看下吧？他可是我们市里名气最大的妇科医生了，他父亲就是妇科专家，他得到父亲的真传，技术也是我们有目共睹的。"

找到了庞大庆，阿娣把情况说明，庞大庆说："这大热天，你月经来了十多天还没有干净，这应该是有炎症了。你先去做个B超和白带常规吧？"

阿娣检查后，结果真的像庞大庆讲的一样，是妇科炎症。庞大庆说："流产后身体虚弱，但你现在有炎症，还得先把炎症治了才能补。如果这时补的话，反而会加重炎症。"阿娣暗想："果真是妇科名医，经验就是丰富，一下就知道自己得了妇科炎症。"

庞大庆开方：石见穿15g，半枝莲15g，白花蛇舌草30g，黄芩9g，连翘12g，金银花15g，蒲公英15g，黄连6g，红花9g，益母草30g，生地黄15g，大蓟、小蓟各20g，党参9g，白术12g，砂仁6g，神曲9g。

阿娣拿着药方开心地回家了。可是她没想到吃了一周的中药，月经是干净了，但胃口全没，人也一点精神都没有。原来红润的脸，虽说流产后是苍白了些，但这药吃了，脸色暗了些，两颧隐约有些斑点长出来。

阿娣找庞大庆复诊，白带检查后，庞大庆说："还好你遇上了我，要不你这妇科炎症真的会弄成大毛病来。你看到没，现在白带的清洁度很好了。"阿娣看到这样的结果，觉得找对了医生。但阿娣一直以自己的容貌为自信，现在脸上长了斑，又很是苦恼。

阿娣问庞大庆："庞医生，我的妇科炎症是好了，但我的脸上有斑要出来的样子，你能不能在给我调理身体时一起美容美白的？"庞大庆说："你这主要是身体虚造成的，你现在炎症消了，可以补了。身体补上来，斑就退了。"

阿娣不放心地问庞大庆："我听别人说颧部有斑是肝不好，这斑好像叫肝斑。我是不是因为肝不好啊？"庞大庆说："别听别人瞎说，主要还是因为你的身体虚弱，只要把身体补上来，就什么都好了。再说，治疗肝病，都是用清热解毒的药，上周我给你用的就是很多的清热解毒药，还有保肝护肝的效果呢。"

庞大庆开方：熟地黄15g，生地黄15g，白芍15g，川芎6g，当归9g，党参12g，白术12g，茯苓12g，炙甘草6g，砂仁6g，金银花15g，半枝莲15g。

庞大庆耐心地对阿娣讲解："女人主阴，以血为用。清代名医叶天士说'女子以肝为先天'，为什么肝是女人的先天，因为肝藏血，女人每次来的月经都是肝血所化，所以对于女人的病一定要补血养肝为主，因此治疗女人月经病，必定是'四物汤'为基础方。"阿娣问："你给我开的就是四物汤吗？"庞大庆说："不是，我给你开的是'八珍汤'，八珍汤就是四物汤加上四君子汤。你因为流产虚了身体，单纯的补血不行，一定要气血并补，因为气能生血啊，所以我用了八珍汤。现在是大热天，所以还加了生地黄，让补血力更强。另外考虑到你原来有妇科炎症，所以还加了金银花和半枝莲，以免炎症复发。"

阿娣回来后对朋友说："真没想到这个庞大庆人真是好，名气这么大，一点架子也没有，不仅认真为我看病，还给我讲解医学道理。"

阿娣安心地吃着药，又一周过去了，没想到她的胃口更差，人更没精神，脸上的斑也加深了些。对阿娣来说，胃口好不好不觉得怎样，可是脸上的斑加重，她的心情也随着往下沉。

她又找到了庞大庆，庞大庆说："不急，身体虚了要慢慢来，不调理三个月，哪会好啊。"阿娣回想二十年前，父亲一个小手术也养了很久，体质才慢慢地得到恢复，庞大庆说的也很有理，就安心的调治着。

庞大庆开方：熟地黄 15g，生地黄 15g，白芍 15g，川芎 6g，当归 9g，黄芪15g，党参 15g，白术 12g，茯苓 12g，炙甘草 6g，砂仁 6g，麦冬 15g，五味子 12g。

庞大庆讲解："上次怕你的炎症会复发，所以用了些清热解毒药，现在应该没事了，所以把这两味清热解毒药去掉。因为现在正值大夏天，天气这么热，所以加黄芪、麦冬和五味子。这三味药一加，整个药方的补力就上来了。党参、麦冬、五味子这三味药合在一起为'生脉饮'，是药王孙思邈所创，专门针对夏天人没力气的。后来有人在这基础上加了一味黄芪，补力更强。如果把八珍汤加上黄芪和肉桂，就成了'十全大补汤'，但因为现在天气太热了，所以去掉肉桂，以免化燥。"

阿娣一听什么十全大补汤，心里乐滋滋，觉得这药吃下去，肯定有效果。

药吃后，阿娣的胃口一点没好起来，东西吃了就顶胀着消不下去。但就这样子，人反而胖了起来，治疗一个多月，体重增加了五六斤。脸上的斑点也越来越深，越来越多。

月经来时，阿娣的肚子痛得要命，用热水袋敷小肚子才舒服些，月经来了四五天才正常的量，腰酸重。阿娣真的想不到一个流产刮宫术，就把身体搞得这么惨，连庞大庆这样的妇科名医调治了这么久也没有起色。庞大庆说要吃三个月的中药，如此看来半年都不够。

秋天到了，阿娣一次一次地找庞大庆调理身体，整整调理了近四个月。人胖了十三斤，面色越来越暗，脸上的斑越来越多，一闻到中药味就要吐，实在受不了。她决定先停些时间。

天气一天天转凉，冬天到了。往年从没生过冻疮的阿娣，今年手和脚都生了冻疮，严重的地方甚至溃烂。

冻疮是小病，但真是让人难受。白天戴手套时奇痒无比，不戴手套又冷。到了晚上，放在被窝里很痒，放在被窝外又很冷。阿娣买来冻疮膏，涂了也没有一点效果。

这下爱人沈跃明可受不了了，一个被窝弄得冷冰冰的。

一次，沈跃明因为厂里接到了一个大单，赶货赶了好几天，人也很疲劳。到了晚上回家想好好睡一觉，没想到阿娣的冻疮把手和脚一会儿伸到被窝外面，一会儿又缩回被窝，被吵得整整一晚没睡。不禁有些心烦地说："吵死了，一个被窝被你吵得像个冰窖。"

阿娣这几个月来身体不好，现在人又胖又难看，冻疮更是让她苦恼不已。阿娣一听到丈夫这么不耐烦的语气，也没好气地说："你觉得冷，那你去另一个房间睡就是了。"

第二天晚上，沈跃明一个人跑到别的房间去睡了。阿娣气得要命，又觉得很是委屈。但想想自己的冻疮真的让沈跃明睡不好，也不去说什么，只是整天阴着一张脸，话也不想多说。

过了几天，沈跃明在外应酬喝酒回来，把整个卫生间吐得一塌糊涂。阿娣清理了又脏又臭的卫生间，给沈跃明端上了热水。沈跃明看看阿娣水桶样的腰，长满了斑点的黑暗脸色，不禁皱了下眉头。

阿娣以为沈跃明还想吐，急忙拿来了垃圾桶。沈跃明带着酒气说："老婆啊，我想睡了，你这个破冻疮，真是让我难受。"

沈跃明此言一出，阿娣的心凉了半截。自己冻疮已经很难受了，晚上睡不好，白天工作也没有精神，天天都累得筋疲力尽。

第二天，单位里领导叫阿娣做一份材料，可阿娣就是集中不了精神。领导看了很生气地说"你这人怎么了，一份简单的材料做了三次还是错。这些时间我看你越来越不对，是不是身体不好啊，要么找个医生看下。"领导说完头也不回地走人。

自从阿娣流产后，发现领导对她的态度越来越差，近来更是差，稍有不对就是态度很严厉的训斥。阿娣偷偷地擦去了眼泪，继续修整材料。

下班回到家，沈跃明不在，屋里冷冰冰的，阿娣不禁又伤心地哭了起来。到了晚上十一二点，沈跃明才带着一身酒味回来，阿娣搀扶着沈跃明，劝道："以后少喝点酒。生意虽然重要，但身体更重要。一个小小的冻疮都害得睡不好觉。"沈跃明气愤地说："别提你这冻疮了，上次你把被窝搞得冰窖一样的冷，害得我近来没一点精神。听朋友说人受寒了要多喝酒，我才这么喝的。"

阿娣原来还以为丈夫喝酒是为了生意上的应酬，没想到是自己的冻疮害的。她很委屈地对沈跃明说："我也没办法啊，又有谁想生病呢？我天天都这么难过，你什么时候关心过我啊？"沈跃明说："怎么了，一个小小的冻疮还要我来关心？怎么关

都是冻疮惹的祸

心啊？你的手和脚都烂了，一看就恶心。"

阿娣再也忍不住了，气愤地顶了一句："怎么了？我现在生个冻疮你就看我恶心，那我以后生大病了呢？怎么办？那我还不就等死了？"

夫妻俩越吵越凶。沈跃明怎么也想不到，平时这么温顺的老婆，也会凶成这样，气得一转身离家而去。

过了好几天，沈跃明都不回来住，阿娣打沈跃明的电话也不接。后来沈跃明终于接了，却在电话里淡淡地说："这几天我想过，我觉得我们还是离婚吧？"阿娣反而冷静下来不再只会哭鼻子了，对沈跃明说："如果因为我流产后变胖变丑了就要离婚，如果说因为我一个小小的冻疮就要离婚，那由你吧。"说完阿娣挂了电话。

阿娣的冻疮越来越严重，手脚很多地方都溃烂了，去医院里弄来了一些药水涂也不见好。一次同村的小陈到城里，看到阿娣的手烂了，对阿娣说："我认识一个中医，他叫毛守仁，治疗冻疮很厉害的，你可以找他试试。"

阿娣找到了毛守仁，见是一个清瘦的中年人，四十五六岁的样子。下巴留着一把山羊胡子，满口牙齿被香烟熏得焦黄。毛守仁桌子上放着一把茶壶，说话时喝口茶，不时地摸一摸小胡子。

看到这样的形象，阿娣不禁皱了下眉头，但小陈说他治疗冻疮很厉害的，于是坐了下来让毛守仁看病。

毛守仁见阿娣的手背溃烂处颜色发暗，手指肿得很大。毛守仁说："看下舌头。"阿娣说："看冻疮还要看舌头？"毛守仁说："人是一个有机整体，为什么我不会得冻疮，你会得，是因为我们的体质不一样。我要治好你的冻疮，一定要了解你的身体情况，才能对症下药来治啊。"

阿娣伸出舌头，毛守仁见阿娣的舌淡胖，水样滑腻苔。毛守仁又说："把下脉。"阿娣伸出手，毛守仁见阿娣的脉象沉弱无力而带弦涩。

毛守仁摸了下胡子说："你这是阳虚湿阻，中焦不运，得花些时间来治疗，你要知道体虚没有速效之法。你在庞大庆那里治过不少时间了吧？最近一次月经是什么时候来的？"阿娣大吃一惊，但还是否认找庞大庆治过病，反问道："治疗冻疮也和月经有关吗？"毛守仁说："你是一个成年女性，不了解月经情况怎么治病啊。弄不好，这边冻疮还没有治好，那边把你月经调乱了。你这种情况，一定要内服和外治结合起来才行。单一通过外治，不会有什么效果的。要完全治好，一定要内调，把你的身体调上来，阳气通于四肢，你的冻疮才能真正得到治疗。"阿娣告诉毛守仁月经干净已经有十八天。

毛守仁开了两个药方，一个内服，一个外洗。

内服方：生黄芪 100g，苍术 30g，厚朴 20g，神曲 15g，茯苓 100g，姜半夏 15g，菟丝子 30g，巴戟天 30g，泽泻 20g，鸡血藤 30g，当归 20g，桂枝 30g，忍冬藤 30g。

外洗方：紫苏叶 30g，艾叶 30g，白芷 15g，桂枝 15g，黄芩 30g。

毛守仁又交给阿娣一瓶维生素 E 乳膏。

毛守仁说："这个外洗药很重要，你把这药煎好后，凉到温度手可摸时再来洗手，最好是两小时洗一次。手洗好之后，涂上这个膏药。"

阿娣看到这么普通的维生素 E 乳膏，疑问地问："这个东西可以治疗冻疮？"毛守仁说："单纯的维生素 E 乳膏自然不行了，但我在里面加了药物，你再不把这烂掉的创口治好，只用中药泡手，哪里会好啊。但记住了，中药一定要吃，再不吃中药，你这水桶腰瘦不下来，脸色会一直黑下去。"

阿娣觉得冻疮总是要靠外治的。但治疗月经病，阿娣觉得还是庞大庆更专业。于是她拿着毛守仁的药方去找庞大庆，庞大庆一看到这药方，大惊失色："还好你是个明白人，拿着药方来让我审。这药方你千万碰不得。我不是一直对你说，女人是以血为用，这药方大量的利水药，吃下去，保证你会闭经，因为都被这药消耗光了。你看这药方，用了苍术、茯苓、泽泻、桂枝。这几个药合起来是什么？这可是有名的'五苓散'少了个猪苓，但他茯苓的量用得这么大，并且还用苍术代白术，这样的药方，对你来说就是毒药。不过话又说回来，这个毛守仁还是不错的，会把理法方药全都详细地写出来。但这样的用药，我是从没见过。黄芪最大量我只用过五十克，茯苓也只用过三十克，泽泻只用过十五克。还有这个半夏，有毒的，一用就是十五克，我最多只用过九克。还有这桂枝，一用就是三十克。"

阿娣对庞大庆说："还好有你，要不我真的不知道怎么被人害死。我月经这块还是你给我调吧？"

庞大庆开方：熟地黄 15g，白芍 15g，川芎 6g，当归 9g，黄芪 15g，党参 12g，白术 12g，茯苓 12g，炙甘草 6g，肉桂 3g，砂仁 6g，金银花 15g，半枝莲 15g。

庞大庆得意地看着自己的药方，对阿娣说："这就是我上次对你讲过的十全大补汤，但你的手烂疮，金银花和半枝莲还是有必要用的。"庞大庆又看了看毛守仁的药方说："不过这个毛守仁医生，他懂得用些忍冬藤，这味药用得还是对路的。"

过了几天，阿娣找毛守仁复诊，毛守仁见阿娣的手疮好了些，但手还是很肿。毛守仁说："你没有吃我的中药吧？"阿娣骗毛守仁说："吃了，我就是吃你配的中药啊。"毛守仁说："你就别骗我了，如果你吃了我的药，现在的手指应该是皱皮的，开始瘦进去了。你体内水湿这么重，寒气这么重，没有我那样的猛药下去，你这冻疮很难好的。"阿娣说："但我现在的创口也开始复原了啊，你这外用药还是真的好，你这次就给我配外用药吧。你能告诉我，你这乳膏里面放的是什么药吗，我看有些绿绿的。"毛守仁说："我就是在维生素 E 乳膏里加了些绿药膏和地塞米松乳膏。你手烂得太严重，也只能这样治几天，等创口收了再单纯外洗。如果仅仅是外洗不通

都是冻疮惹的福

过这样的处理，会烂得更严重。"

阿娣又去找庞大庆开调理月经的药方，把毛守仁的外涂乳膏告诉了庞大庆，庞大庆笑笑说："唉，一个中医，为什么要去用西药呢，真是胡来。这东西别涂了，对身体不好的。"

过了几天，阿娣的手又溃烂起来。毛守仁说："你别再找那个庞大庆开方了，他用药太阴寒太滋腻了，你再这样子治，明年手会烂得更严重。你是不是把我这乳膏的成分告诉他，他骂我胡来？"

这次阿娣不再否认了，毛守仁说："这个庞大庆，他现在在中医院上个班就觉得自己高高在上，号称是成港的中医妇科名家，却死守一个四物汤，治得病人通身是病。"

阿娣不理解："女人主阴，以血为用，难道用四物汤用错了？"毛守仁说："血虚补血，不见得就是一定要用熟地黄、白芍。我们成港地处江南，每年都有梅雨季节。除了梅雨季节外，平时雨水也多，并且一次台风一场大雨，湿气就重。而且，冰箱里的冷冻食品、生冷阴寒的水果大量的吃，一个个脾胃都不好，吃进去的东西都不能有效地得到消化吸收。这个庞大庆不懂得气能生血之理，不懂得阴生阳化之理，只知道用这滋腻的熟地黄。体内已经充满了水湿，哪里补得进去啊。你这冻疮，我想也是被他治出来的。你赶紧回去把我上次开的药吃了再说，而且治溃烂的乳膏也要涂。作为中医，一定要有一颗包容之心，对于西医可取之处，还是要学的。又不是叫你整年都涂这乳膏，只是现在溃烂严重，暂时控制。等到溃烂控制住了，就不用了。但内服的中药不吃，你的冻疮真的没法好。水湿不祛，阳气不能充于四肢，四肢的血就不通畅，冻疮自然好不了。"

阿娣拿了外洗药，回去吃毛守仁的中药。一周的药吃下来，加上外用药的治疗，阿娣的冻疮溃烂创口全愈合了，手指瘦了一圈，晚上手脚放在被窝里也不会痒。这时沈跃明出差回家，看到阿娣的手好过来，向阿娣道歉："亲爱的，对不起，上次是我的错，我不应该向你发火。"阿娣说："夫妻之间还少得了磕磕碰碰，你上次也是加班太累，再因为我睡不好觉，的确难为你了。以后有什么事都好好商量着，夫妻又不是外人。"

阿娣告诉了沈跃明这段时间的治疗经过，沈跃明说："看来这个毛医生的技术水平比庞大庆要高，还是叫他调理吧。你上次小产身体弄坏了，在庞大庆那里调理了好几个月，脸色一次比一次暗，人也越来越胖。这次你吃了毛守仁一周的药，效果就这么明显，毛守仁的治疗思路应该是对的。"

阿娣找毛守仁复诊，毛守仁见阿娣的舌苔退去了不少，手指也瘦了下来，创口愈合，脉象也有力了些。毛守仁说："你的月经应该快要来了，方要换下。"阿娣说："自上次小产后，月经的量变少了很多，本来很准的，现在都要向后推个十来天，可能没这么快。"毛守仁说："你左脉动起来了，虽说上次的药用了很多的化湿药，但同时放了很多大补的药，这次应该会提前来。"

毛守仁一样开两个药方。

内服方：生黄芪100g，苍术30g，厚朴20g，神曲15g，茯苓50g，姜半夏15g，菟丝子30g，巴戟天30g，泽泻15g，鸡血藤30g，当归20g，益母草30g，桂枝30g。

外洗方：紫苏叶30g，艾叶30g，红花15g，桂枝20g，黄芩30g。

毛守仁说："这次乳膏不用再涂了，毕竟里面有激素。用外用药泡洗就可以，但这次的水温越高越好，以你的手能承受的最高水温来泡洗，要泡得手指的骨头都发热。你泡时，手指和脚趾里面可能会有蚂蚁爬的感觉，这很正常，不要怕，一定要这样泡洗才会有效果。还有注意保暖，因为你这样手脚一起泡，应该会出汗，汗出来后一定不能再受寒，冬天汗后受寒，又会生病了。"

阿娣说："我吃了上次几剂药后，人觉得轻松起来，也好像瘦了点，应该是化湿的猛药作用。你这次为什么把药方改了呢？"毛守仁说："再用上次的药方，那就不得了了。那样的猛药是急用一时，利湿太过会伤人的。但这次的药我算好了，你的月经应该不会像原来那来拖拖拉拉好几天才来，应该会比较顺畅。这药月经期间也一样吃。"

阿娣吃药后，果真如毛守仁讲的那样，月经按时而来，并且人瘦了很多，肚子也不再痛了。人的脸色也转红润了些。等到月经干净后，信心十足地找毛守仁复诊。

毛守仁开了两个药方。

内服方：生黄芪50g，党参30g，苍术30g，厚朴20g，茯苓30g，姜半夏15g，菟丝子30g，覆盆子30g，狗脊30g，巴戟天30g，当归15g，桂枝10g。

外洗方：吴茱萸30g，艾叶30g，黄芩20g。

阿娣问毛守仁："这次的药方改变很多啊？"毛守仁说："你现在月经刚干净，是卵泡期，药不能过散，所以活血药少用，桂枝也只是微微通下阳气而已。如果还像上次那样用药，你的月经就会提前来了。另外，你现在的冻疮也好了，这次的药方是泡脚用的。因为手脚一起泡，很易出汗。冬天是藏精的季节，最好别出太多汗。单纯的泡脚，反而可以起到引火归元的作用。"

阿娣好奇地问："你说冬天手脚并泡出汗会伤人啊？那些冬天去泡澡蒸桑拿大汗出，不是更伤人了？"毛守仁说："人是和天地同步的，随着不同季节的变化，人的身体也跟着变化。汗蒸是中医治病八法中的汗法，这是攻病之法，可现在很多养生馆，讲汗蒸、美容，也不就是刚蒸好后，气血通畅看起来肤色娇嫩些。但那种娇嫩是很短暂的，等到人离开了那个温暖的环境，气血又一样的郁滞起来。但为了那短暂的娇嫩，花钱伤身也去蒸汗。唉。中医治病中的汗、吐、泄三法，是针对急症的攻病之法，可以短时间内把风寒等外邪祛除，但是汗出必损元气。在这样一个藏精的季节去汗蒸，实在不明智。"

阿娣经过毛守仁两个多月的调治，精神大好，脸色虽说没有流产前红润，但已经好了很多很多。

毛守仁告诉阿娣，在清明节前一定要再来调理两个月，因为那时江南多雨水，元气亏虚之人，气化不足，如不做好预防性的调治，对身体很不好。

南京微言

四物汤成为妇科调经圣药，导致很多医生调理月经病，起手就是四物汤。现在人的体质和以前完全不一样，特别是江南一带，雨水很多，湿气很重。加上现在条件好了，家家都有冰箱，过食冰物伤中阳而造成中焦不运，殊不知脾胃为后天之本，气血化生之源。脾胃健运，吃仙丹也不能消化吸收，只谈滋腻补血，哪能补得进去？

泥于成方，不如无方。

叶天士说"肝为女子先天"，肝肾同源，肝血源于肾精；肝之疏泄源于阳中真阳。肾精不足则肝无血可养，肾阳不足则肝疏泄无权。体弱久郁之人，不固肾保阳，只用香附、柴胡又有何用？叶先生没错，错在后学。所以我素以菟丝子代熟地黄，这样补养不腻。如病人脉细明显，再加枸杞子，但应用枸杞子时必加陈皮、厚朴之属以运中。

《内经》说治病"必先岁气，无伐天和"，讲的无非是治病要针对时节之变而变。不懂五运六气之变动，动不动就是汗蒸、美容，得病了再去烧香拜佛，这是一大笑话。

有同行对本案提出疑问：庞大庆之方，阳滞之药实轻，断乎时下中医之常用！宁乎八珍加银花、枝莲、砂仁、黄芪可致酷暑阴积，至冬而发冻疮？……闻人尚有一阳气生化，纵阴毒寒凝如癌，也有出厥阴返太阳之常！……兹事玄乎？

我回复：医之道，必先求五脏阴阳之本。本患夏月流产又逢外感，元气必虚。这是医之常识也。夏月阳气外浮，内阳不足。于小产加外感，后再经西医抗生素治疗半月，阴积已成，再服清解之品，结果如何？审方不易，必视医案之前因，合天地人三才于一体。并于本草之体用，四诊之德能，参合体悟。

我已把本案病例病情发展的前因后果做了详细的论述，病人先因流产刮宫而伤元气，再患重感冒西医治疗半月之久。这事发生在夏天。夏天阳气外浮，半月的西医治疗，阴积已成，在此基础上再用大剂清热解毒药，只有徒伤中阳。中阳一伤，运湿无权。脾主四肢，湿邪内阻，更服熟地黄、生地黄、白芍等阴腻之药，中焦脾胃的运化必然受损，清阳也由此不通达于四肢。冬天一冷，从而生冻疮，这是起码的中医常识。

　同行说庞大庆的药方阴寒之药不算重，看整个处方：用石见穿 15g，半枝莲 15g，白花蛇舌草 30g，黄芩 9g，连翘 12g，金银花 15g，蒲公英 15g，黄连 6g，益母草 30g，生地黄 15g，大蓟、小蓟各 20g，这大阴的阴寒之药，总量达到 190 多克，如果连这样的药方都不算阴寒，真不知道什么样的药方才算阴寒。方中虽也用了党参 9g，白术 12g，砂仁 6g，神曲 9g，但这区区调中之药，在已经通过半个月的西医治疗后的体质，是否能运化重达近 200 克的阴寒之药？

　此同行审这病案，前因后果不细看，图以一个处方用药来对待，这是一失；就单纯以一个处方来对待，方中用药的阴阳比例也不去做一个比较对待，这是二失。

　如果一个中医，连四季更迭的阴阳变动都不明白，五脏气血运化功能都不了解，弄些之乎者也卖弄，这实是中医的大不幸。

　我认为，中医要发展，同行之间一要团结，二要相互学习促进提高。但是如果连起码的中医常识都没有掌握，放弃基础知识而主观臆断，实是有些心寒。

　中医要普及，要发展，一定要把中医的一些看似神秘的内容，用最通俗、最直白的方式表达出来，让广大民众能真正认识什么是中医。病人理解了中医，才能更好地配合中医治疗，才能有更好的治疗效果。病人看到了中医的治疗效果，中医强大的生命力才能得以展现，中医才能蓬勃发展。

　中医知识的普及，不仅仅靠医生，还要有广大民众的参与。

出人头地

　仙霞岭山系腹地，有一个叫仙源的小山村，住着一个纯朴的农民叫范大江。20世纪 60 年代初，范大江生了两个儿子，大儿子叫范天飞，小儿子叫范东杰。

　常言说穷人的孩子早当家，范天飞和范东杰兄弟俩和父亲一样很纯朴善良，学习也很努力，兄弟俩的学习成绩都是数一数二。

　高考时，兄弟两人双双考入大学。这是仙源村有史以来最大的喜事，范大江看到两个儿子这么有出息很是开心，但为了儿子的学费也在发愁。范大江只好变卖了家产供两个儿子上大学。

　老大范天飞读的是师范大学，老二范东杰读的是医科大学。几年后，范天飞毕业后进入飞云市一所中学教书，而范东杰则留在省城大医院里上班。范天飞人长得帅，能力又强，在学校里才干了两年就升为教导主任，并娶了飞云市政协副主席的小女儿岳梅。

岳家在飞云市权大、钱多、势强。岳梅的父亲及叔伯三人在当地都是官员，岳梅的两个哥哥也是办大企业的。岳梅这个小公主，上门提亲的人很多，但偏偏看上了范天飞这个外地来的山村小伙子。

范天飞娶了岳梅后，房子、车子等一切马上一步到位。同事们都很羡慕他，都说范天飞家的祖坟冒青烟了，才会有这么好的运气。但也有人说范天飞是一个吃软饭的家伙，全靠着老丈人家。

一次父亲范大江到飞云市，对范天飞说："你娶到了岳梅，是我们范家的大幸，但就是苦了你啊！"

面对外界的言论，范天飞一点也不在乎，对父亲说："总是有人心里不平衡，自己吃不到葡萄就说葡萄酸。如果因为别人的闲言碎语就不要过日子，那我还不如回家种地去好了。如果村里有人说起，你就说我们范家风水好。"

儿大不由爹，每个人的人生路都是自己选的，范大江见儿子能娶到当地的望族公主，也就意味着他这一辈子都有着落了。实在没有必要去为了些许言语而放弃自己的选择。

一年后，范天飞和岳梅生了个女儿，范天飞觉得女儿的名字要起得男人点，就给女儿起名范男男。岳梅觉得范天飞给女儿起的名字太难听了，对范天飞说："女孩子的名字要秀气些的，哪能起什么男男，弄得男不男，女不女。一点也不好听。"

范天飞笑笑说："别人总说我是吃软饭的家伙，我不论怎么努力，别人还是说我靠的是你。我自然要把女儿的名字起得男性化点了。"岳梅也觉得范天飞和自己在一起，一切由着自己，的确有些软。但一想到范天飞对自己的好，看看孩子，还是很温馨，女儿名字的事也就由了丈夫。

时间一年一年过去，女儿范男男已经六岁了，范天飞刻苦努力，先后被评上市、地市、省级名教师。在学校里的职务也一路上升，当上了副校长。范天飞望女成凤，生怕自己教不好自己的女儿，就请别的老师到自己家里为女儿指点书法和音乐。范天飞对女儿寸步不离，天天盯着女儿的成绩。

在范天飞的监督下，范男男进步很大，在上小学之前，就会背写几百首古诗，毛笔字也写得很工整。有时家里来了客人，小姑娘马上就信手写字背诗，要么弹几首优美的钢琴。

面对这多才多艺的小姑娘，大家都很是喜欢。岳梅见女儿被范天飞调教得这么出色，也很是开心，只要有空就带着女儿出去炫耀。范天飞见此，劝阻说："我是一个教育工作者，深知教育的厉害性，你这样子做会害了孩子。"

岳梅说："你是怕我们的孩子像仲永那样吗？仲永的父亲是什么级别的人，而我们又是什么级别的人？你可是一个省特级教师，难道还对自己的女儿教育问题把不了关？"

范天飞也觉得有理，仲永的父亲的确不如自己这个省级的特级教师。但见岳梅总带着女儿出去炫耀，只好自己再加把劲来教育女儿。从此，除了有特殊情况，范天飞只要一下班就待在家里陪着女儿。四五年下来，范天飞当上了正校长，女儿范男男的学习成绩、书法以及钢琴等都非常的出色，每一年学校的才艺大赛都能获奖。范男男小学毕业，以优异的成绩考上了飞云市第一中学。

范天飞对女儿的成绩很满意，自己十多年的努力没有白费。

可能是太操劳的原因，从没生过病的范天飞，这年暑假感冒了。感冒后，范天飞先是接受西医治疗，再接受中医治疗，先后治疗了一个来月也没有痊愈。刚好二弟范东杰来访，范天飞对这个医科大学的高才生弟弟讲述了详细的治疗经过。

范东杰一听说范天飞用中医治疗，淡淡一笑，说道："中医，什么是中医，和求神问佛一样。吃点中药，买个安慰罢了。我们讲的是科学，中医讲什么科学？"

范天飞也觉得范东杰的话讲得很有理，这中医实在不科学，自己吃了七八天中药，胃口反而更不舒服。

这些年，范东杰在省城大医院里也混得不错，早在一年前就当上了医院的泌尿科主任，是医院的骨干之一，所以对于医学上的问题，在范天飞面前是绝对的权威。

过了数天，范天飞有一个同事来访。这个同事叫胡昭华，和范天飞一样来自于山村，所以在学校里和范天飞一直走得较近。胡昭华见范天飞面色不对，便问道："范校长，看你精神不太好啊？"范天飞说："感冒了，没事的，我二弟来叫我多喝水就是。"胡昭华说："我有一个叫高永达的初中同学，中医技术很好，昨天他来电话，说是明天会到飞云来。要不请我这位老同学明天给你看看？"

范天飞摇头："算了，中医这种伪科学的东西，还是不要看了。我二弟说得没错，看中医还不如去拜鬼神。"

第二天，高永达来访，胡昭华感叹地对高永达说："我们学校的范校长病得不轻，我本想叫你帮他看看，没想到他说中医是伪科学。这些年我家人的健康一直是你用中药把关，效果这么好。他为什么会如此感叹呢？"高永达说："这是二十一世纪的鲁迅，一次遇上庸医，就排斥整个中医。这种人啊，除非像当年的胡适一样，病入膏肓，遇上个陆仲安起死回生，才会相信中医。"

胡昭华叹了口气说："也是，人没到这份上，总是会有些想法的。范校长主要是太操劳，太压抑了。山村里出来的农民孩子，娶了权势很大的小公主，面对社会上方方面面的舆论压力，的确不易。他整天围着孩子转，没有自由。"

十年后，高永达又来到飞云市，和胡昭华又谈起了范天飞。

高永达问胡昭华："现在范天飞的女儿应该有二十多岁了吧？"胡昭华想了下说：

出人头地

"她今年二十三了。"高永达问："我记得当年听你说起范天飞为了女儿的成长，整个心思都花在女儿身上，现在他女儿情况怎样了？"

胡昭华说："别提了，他女儿得了严重自闭症，不敢见陌生人。有好几次范校长故意请我们这几个玩得好的同事一起吃饭，想把他女儿也带出来一起吃。可他女儿就是不敢出来。"高永达又问："那小姑娘的钢琴和书法呢？"胡昭华说："写写春联还是可以的。说到钢琴呢，无聊时自娱自乐的弹几下也是不错的选择。"

高永达说："又是一个仲永，就是这些年苦了范天飞。一个省特级教师，一个优秀的教育工作者，真是想不通。"胡昭华接着说："还有一件事被你言中了，现在夫妻之间的感情非常差，范校长常常住在学校里。"

原来范男男得了自闭症，岳梅整天说女儿是被范天飞带坏的。有时范天飞实在气不过，也和老婆顶几句嘴，可岳梅就泼皮一样的态度来对付范天飞。范天飞一个外来人，碍于岳家的势力，只好硬压着自己的情绪，不敢和岳梅吵。

高永达说："这下麻烦了，范天飞可能会得大病。"胡昭华说："你别乱说，你这乌鸦嘴。"高永达说："五脏的平衡得靠元神来主持的，五志失常，这是直伤五脏。范天飞娶了个小公主当老婆，持续这么多年的压抑，五脏不失衡才怪。我敢断言，他不出五年，必生大病。"

胡昭华和高永达两个老同学说说谈谈，时间很快过去。第二天，高永达走时，胡昭华来送，问道："像范校长这样的情况，有什么法子预防吗？我觉得他一个山村里出来打拼的人，混到今天这份上不易。"

高永达说："天道平衡，有得必有失。他当年能娶上这小公主，从物质上来说，也享福二十多年了。但说到要怎么预防，除非他找到发泄口。我是一个医生，对这些事实在无力帮助。"

三年后，一次胡昭华和高永达通电话，胡昭华说："你这破嘴，这次范校长又被你言中了。"高永达好奇地问："怎么了？真的生病了？"胡昭华说："生病了，是大病，前列腺癌，听说省城大医院里已经确诊是晚期了。"

高永达说："他家有的是钱，兄弟又是这方面的专家。"胡昭华说："世事无常，其实范校长人很好。做事认真负责，对同事也很好。真的想不到会得这样的病。"

高永达说："岳家在飞云市是有钱有势，但这又能怎样？岳梅应该好好珍惜范天飞才对啊。"

范天飞去省城治疗，化疗了几个疗程后，病情没有得到很好的控制，西医治疗失败。不得已只好求助于他向来视为鬼神般的中医。

胡昭华给高永达打电话，询问范天飞的中医治疗方法。高永达说："病情到了这份上，人的免疫力都垮了，还有什么法子。我只能让他多活些时间，让他在最后的岁月里活得舒服些，死得有尊严些。"胡昭华问："听说你们那里有一家专门治疗癌

杏影 寻因究源 探病纪实

症的民营医院？"

高永达说："现在很多中医治疗癌症的民营医院，无非是赚死人钱。病人反正是死路一条，治死了也没有什么大不了。如果在治疗过程中，让病人的精神好些，胃口好些，就可以借此到处吹嘘。你试想，人的元气都溃散了，还怎么治？人的免疫力崩溃，哪怕是罗汉大仙下凡也是无能为力的。"

礼尚往来

熊海龙、方幸福是中医药大学的同班同学。

熊海龙身高一米八二，长得很是帅气。家庭条件富足，加上性格开朗活泼，零花钱多，在学校里一直很受女同学的青睐。但方幸福则是从山村里出来的农民儿子，五短身材，性格内敛沉静，父亲给的生活费，天天算计着用。

但就这样两个人，熊海龙的学习成绩是班里倒数一二，而方幸福的成绩则在班中名列前茅。就这么两个人，却在班里交情最好。同睡一个寝室，下课后同去食堂打饭。可所有的女同学都只对熊海龙打招呼，对方幸福视而不见。

而方幸福一点也不在意，在同学们忙于其他事情时，他一个人偷偷地猫在大学的图书馆看医方古籍。

熊海龙的父亲给他买来了笔记本电脑，是全班唯一一台。对这新奇的东西，同学们都争着想摸一摸。熊海龙很大方，总是说："玩吧，这东西也不怎么贵的，听我爸爸说，也就不到三万。"

熊海龙对方幸福说："我看你有空去图书馆里看书，来回太不方便了，以后要看书在电脑上看就是了，电脑里全都有。"方幸福说："我觉得还是看纸质的图书好，拿在手里翻，这样才有感觉。"说着又拿着一支笔和一个本子去图书馆了。

同学们见到方幸福这样子，都说他傻，有高科技的东西不用，还要去翻那些破书本。

毕业前，熊海龙对方幸福说："哥们，毕业后有什么打算？"方幸福指着一纸箱这几年从医方古籍上抄来的中医学精要回答："行医，去找个地方坐诊。你呢，有什么打算？"熊海龙说："省城大医院里我父亲都帮我安排好了。"

毕业后，因为省城的开支太高，方幸福到了徐村，一个经济相对薄弱的地级市，在一家中药房当坐堂医生。

方幸福刚把自己安顿好，二姐打算离开老家出来打工。方幸福说："我刚从学校毕业，自己的日子都过得很辛苦，要不我找同学帮忙，看有什么事适合你做。"

方幸福拨通了熊海龙的电话："哥们，我二姐想出来打工，你老家那边经济发达，你父亲也是办厂的，能不能帮个忙？"熊海龙说"我们老家工厂很多，但最好是有技术。你二姐是学什么的啊？"方幸福说："我二姐小学都没有毕业，以前跟着我父亲种田。"

熊海龙大笑起来，对方幸福说："你这家伙，真想不到变得幽默了。还说跟你父亲在田地里学种田。不过你二姐这样的情况要找什么好的工作都很难，最多只能做保洁员一类的工作。"

熊海龙把方幸福的二姐安排到一家工厂里当保洁员，方幸福很是感激。过了两个月，方幸福抽空去了趟省城，见熊海龙和原来完全变了个人，显得很是机灵老练，衣服也穿得很讲究。浅色西服，加上一根条纹领带，皮鞋也擦得雪亮。这时天气已经开始转凉，方幸福还穿着学校里带来的旧校服。

熊海龙看到方幸福还是一个学生样的打扮，拍了拍他的肩膀："怎么？离开学校了还在装嫩啊？"方幸福说："这校服还很好啊，丢了怪可惜的。"熊海龙爽快地说："不过说得也是，你在徐村这种地方，本来也赚不到什么钱。你当时留在省城多好啊。"方幸福说："省城哪是说留就留的。你看现在中医一片萧条，用人单位没有几家会用中医师。我听说班里很多同学都当医药代表去了。"熊海龙说："是啊，我们班现在还在给人看病的，也就只有我们两个人了。我本来也不想在医院里从医的，是我父亲非叫我留下来当医生。真想不通，为什么不让我跟他一起去做生意。"

过了一年，熊海龙当上了中医科的副主任，并且买了一辆小车。一个双休日，熊海龙到了徐村，见方幸福在药房里坐诊，一天病人几十号，忙得天昏地暗。

晚上，方幸福开了个房间安排熊海龙住下，熊海龙笑笑问："老同学，你这么忙，一天下来能赚多少钱啊？"方幸福说："多的时候，一天赚五百，有时一天赚一两百，平均一个月赚万把元吧。"熊海龙说："不得了，你这家伙，以前在学校里也就你学习最刻苦，现在不全用上了？我在医院里混着，赚的钱还不如你多。"方幸福说："你是不在乎钱的，房子车子，你一开口，你老爸就全都一步到位。"

次日，熊海龙要走了方幸福一大堆病案资料，方幸福不解："你拿我这些药方去干什么？"熊海龙说："我要研究啊，我不做总结，怎么写论文。我明年打算升副主任医师，现在还差两篇论文。在医院里要写出什么好的论文来是不现实的。"

方幸福迷惑了。熊海龙告诉方幸福，原来在医院里上班，病人治得好治不好是其次，一定要安全。中药的用量，全部都按国家制定的标准用量，超过了就麻烦。所以在医院里也没有医生会为病人冒风险。另外，医院里还经常和兄弟单位进行一些学术交流，弄一些标准药方，平时看病，针对某病把针对性的某个药方用上就是。所以，医生要写论文，素材就很少。有的叫人代写，有的则去抄别人的。

方幸福听了心里很不是个滋味，对熊海龙说："在医院里上班，医生的评级一切以论文说了算。治病以一些所谓的标准药方来机械对号入座，那中医辨证论治的灵活性不是全没了？"熊海龙说："我们也想把病人的病治好啊，可是有什么法子？有些病，附子得用二十克才会有效果，但国家规定最大量只能用到六克。用到二十克，所发生的一切责任就全部由医生个人承担。我就拿这几个钱，为什么要为病人去冒这个风险。再说了，我冒风险为病人治病，病人也不见得会来感激我。我跟你讲，给病人治好了病是应该的，在治病过程中稍有不对，就一切是医生的错，就找人来医院闹事了。我现在出来工作一年多了，工资还能养活我自己，如果不是家里有钱，我这工作是干不下去的。我何苦为这点钱来冒这个风险啊？"

153

这真是一个麻烦的事，病人总是说医生不讲医德，但医生也真是被病人逼怕了。在医院上班，也就拿这么点工资，实在没有必要去冒这风险。

熊海龙问方幸福："你在药房里坐诊，难道就这么安宁，没有病人来吵的？"方幸福说："有是有，但极少，对于一些信得过的病人，我会很详细地和对方讲解中医知识。病人理解我们了，也就会配合的。"熊海龙说："在医院里就不现实了，面临的事很多，根本静不下心来学习。"

过了几年，熊海龙和方幸福相继成家。熊海龙当上了中医科主任，方幸福也在徐村一带做出了点名气。

一次老同学之间又见面，熊海龙对方幸福说："老同学啊，你在基层治病，练就了一手好技术，应该到医院里去再练一练。"方幸福说："我这样也很好啊！"熊海龙说："你这样没有话语权的，就算你的技术天下第一，病人还是觉得你是一个民间土郎中。我今天带来了点东西，你看完再说。"

熊海龙从包里取出了一些药方，方幸福接过一看，原来是自己开的药方，只是用熊海龙医院的纸打印出来。方幸福说："怎么，徐村的病人还跑到你医院去抓药了？"熊海龙笑笑说："这是一个你治了几次没治好的病人，到省城找我治了。我诊断后，觉得你开的药方很合理，是病人心急，一个慢性病恨不得三五天就能治好。于是我就拿你原来的药方抄上去给病人吃，病人从你们徐村到省城一次一次的跑。病人就吃你原来的药方，一天一天的好转过来。你知道为什么吗？"

方幸福呆住了，半天说不出话来。熊海龙说："老同学，什么叫权威，这就是权威。我是省城大医院里的主任，我叫病人吃药，病人自然会乖乖地把药吃了。用药治疗，得有一个量变到质变的过程，你的技术是好，药也对路，但面对一个慢性病，没有足够的药量怎么能达到质变呢？你开最好的治疗处方，病人不相信你，看你怎么治病。"

方幸福是彻底无语了。

半年后，方幸福也进了一家民营医院，这家医院原来没有中医科，刚开始半年多时间就方幸福一个中医。病房、急诊科、重症监护室、门诊等，到处都要跑。这下倒好，方幸福没有像熊海龙说的那样形成了权威，但对于中医急诊和大病的治疗，总结出了很多宝贵的经验，技术水平有了大幅度的提高。

过了两年，因国家扶持中医，全国突然到处谈健康，名医遍地。当然方幸福因善于治疗疑难重病也变得小有名气，并且经常去省城出诊。

熊海龙见方幸福名声渐起，便找方幸福开心地说："真想不到，老同学成为名医了。"方幸福说："哪里，哪里，你才是名医。你发表过上百篇论文，还做过几个课题，都成主任级别了。"

方幸福省城刚回来，熊海龙来电话："老同学，有急事，能去我老家一趟吗？我父亲中风，当地医院说是脑干血栓，没法手术。这个毛病，我想也只有你才能治了。"

方幸福一接到电话，二话不说，马上开车就出发，不到三小时就赶到三百公里外熊海龙的老家医院。

方幸福见熊海龙的父亲昏迷不醒，面部潮红，在医院重症监护室里躺着。但熊海龙父亲的手腕用胶带绑在病床上，无法把脉。医院的主治医生说："病人的血栓在脑干处，无法手术。脑疝没法控制，能不能过这一关，只有等待了。"方幸福问："那中医呢？试过没？"边上一个护士接过话说："中医能治这样的危重病人？"

正说着，熊海龙也到了，见面便说："老同学，一切看你的了。"

方幸福开方：生大黄20g，茯苓100g，怀牛膝30g，泽泻30g，天麻20g，地龙20g，苍术30g，厚朴30g，桃仁15g，杏仁15g，石菖蒲10g。一剂。

方幸福叫医院马上去煎药，并取来一次性注射针头，给熊海龙父亲的两个太冲穴放血。放血后护士取来了针灸针，再刺内关、合谷、三阴交。

不一会，中药煎来了，通过鼻饲进药。不到两小时，病人排出了几粒燥粪，微微出了些汗，面部潮红已退，边上所有的人都松了一口气。

熊海龙见父亲死里逃生，请医院医生及方幸福一起吃饭。期间问方幸福："你这家伙，想不到还有这一手绝活，能说说这治病原理吗？"方幸福说："你父亲应该是生意上的事，劳烦太过，气血上冲。治病无非是调理气机，上逆太过则要导火下行，人体之中，最烈莫过于肝火和阳明之热。所以我在太冲刺血以泄肝火，合谷泻阳明之热。再刺内关通脉，三阴交以调三阴之气。用药上更是一路沉降，使上逆于脑的气血速解。这是保命之法，明天不能再用针刺，只能用药调，并且药方也要换了。"

第二天，病人神志已醒，脉象还是弦劲有力，方幸福开方：生大黄10g，茯苓100g，怀牛膝30g，泽泻30g，天麻20g，地龙20g，苍术30g，厚朴30g，桃仁15g，杏仁15g，石菖蒲10g。一剂。

第三天，病人脉象稍缓，方幸福开方：生大黄10g，茯苓100g，怀牛膝30g，泽泻20g，天麻20g，地龙20g，党参30g，苍术30g，厚朴30g，桃仁15g，石菖蒲10g。一剂。

第四天，见病人无大碍，方幸福要回徐村。留下药方：生大黄10g，茯苓50g，怀牛膝30g，泽泻20g，天麻20g，地龙20g，党参30g，苍术30g，厚朴30g，桃仁15g，全瓜蒌30g。一剂。

数天后，熊海龙的父亲出院了。熊海龙见父亲已无力打理生意，也回省城医院辞了职。

过了二十多天，熊海龙打电话给方幸福："老同学，我父亲现在全身没力，右半身不能动，你有空再来看下。"

方幸福又开车去看，见病人脉象沉弱无力而浊，舌淡胖，苔滑腻。方幸福开方：生黄芪100g，苍术30g，厚朴30g，茯苓50g，怀牛膝30g，泽泻20g，天麻20g，地龙20g，鸡血藤50g，全瓜蒌30g，桂枝10g。

一个月后，病人可以起来走路了。熊海龙通过网络把父亲的舌象和脉象告诉方幸福，方幸福通过手机短信开方治疗。

从此熊海龙家所有人的身体健康全都交给方幸福了。方幸福一次次热情地往熊家跑，别说诊费，就算是药钱和往来的油钱都是自己贴。

熊海龙因为生意上的事操劳，体质大幅度下降，要么满脸痘痘，要么失眠腰痛。特别是腰痛，有好几次是痛得他不能开车。方幸福去治了几次，总算缓解过来。

过了三年，熊海龙扩建一个新厂房资金有些紧张，打电话给方幸福："老同学，有一事相求。"方幸福说："什么事？我能办到的一定尽力。"熊海龙说："我现在企业上资金有点紧张，想向你借点钱，也不要多，五六百万就够了。"

方幸福说："我只是一个小医生，哪来这么多钱啊。再说了，我现在也开始学着做生意，也要花钱。但我在省城有一个商会关系和我不错，我可以介绍你认识，你

礼尚往来

可以通过他们弄到钱。"熊海龙说："向商会里弄钱，要付利息的。"方幸福说："你现在去银行问问看，能不能弄到钱。生意上借钱要付利息，这是很正常的事啊。"

熊海龙听到方幸福这样的回答，悻悻地说："真是的，一点忙也不帮。"说完挂了电话。

方幸福只好回拨电话："老同学啊，我觉得你这样对我是很不公平的。早年我二姐要出来找事做，你是帮了她一把，但我救你父亲一命，这事应该说可以偿还了吧？再说这些年，你一整个大家族的健康全是我在把关，我什么时候收过你一分钱？说到社会人脉的相互介绍方面来说，你介绍过两个人让我认识。我通过这两个人让我走出了一条路，但我也把我的一些人脉给你介绍了啊。你不能说我把你介绍过来的人脉用起来了，就觉得我欠你什么。我觉得做人做事是相互的，我平时总是会说你帮助过我。如果我们俩把这笔账算一下，欠的人是你，是你欠我，我没欠你半点东西的。"

熊海龙听完方幸福的话，一句话也没说，挂了电话。

过了半年，省城有朋友对方幸福说："你那个叫熊海龙的老同学，在省城见人就说你的坏话，说你这人不讲义气，一直在利用他。熊海龙的腰痛又犯了，找了很多医生在治也没效果，你怎么也不为他治治呢？"

方幸福淡淡一笑，对朋友说："是啊，我是利用了他，利用他家人的健康提高了我的中医技术。至于别的，好像就没有欠他什么了。如果说欠的话，那我欠我所有的病人，是因为我的病人让我的技术得到了提升。你说到他腰痛，他没和我讲过啊，我怎么知道他腰好不好。"

朋友说："一切交给时间吧，我们还年轻。"

是啊，时间是最好的证明人。谁是谁非，时间会说明。

～∞ 南京微言 ∞～

《礼记》："礼尚往来，往而不来，非礼也；来而不往，亦非礼也。"做人做事得有个度，如果分寸没有把握好，就会造成很多不必要的麻烦。

熊海龙曾经帮助过方幸福一些举手之劳的小事，但方幸福总是觉得滴水之恩要涌泉报，不仅平常会说熊海龙对他有过很多帮助，并且自己对熊家也是几年的健康把关，从不收钱。

人总是对于来之不易的东西很珍惜，对于顺手可得到的往往就不去珍惜。方幸福的态度，让熊海龙真的觉得对方欠了自己很多东西，对方所有的付出全是应该。一个电话，方幸福就马上到位，也使熊海龙不懂得去珍惜。

但做任何事都是有底线的，最后熊海龙商业借钱的态度，这是超出了游戏规则的事。对方幸福一个向来很尊重游戏规则的人，自然不会去妥协将就，但一直拿惯了的熊海龙就受不了了。觉得本应属于自己的东西，一下子全失去的感觉。

等到方幸福最后算账时，自我感觉良好的熊海龙，自然受不了这个。由是兄弟反目，熊海龙也只得拖着一个病体在挣扎。因为熊海龙是不会低下他高傲的头再去求方幸福治病了。

人生在世，没有筹码是没法交换的，只有自强不息，努力提升自我的社会价值，才会有足够的筹码去交换。

难道医患之间不是一种交换吗？

中风有闭脱之分，闭是气机郁结、闭阻，脱是元气涣脱。治疗上，闭在于通，脱在于固养。本案病人是中风闭证，脑干血栓形成脑疝，治疗之急在于通降气机，才能解决颅内高压，用药果断，待病性缓解，后期的功能修复，则以平衡五脏、调和气机为重点。

猎　艳

江南水乡，随着改革开放的深入，富豪层出，孙孝连就是一位很有代表性的商人。

孙孝连出生于二十世纪五十年代初，后来知青下乡时认识了一位村姑，生下了一个儿子。进城后，孙孝连又先后娶了两任老婆，但都没留下一子半女。到了八十年代，孙孝连放弃了铁饭碗下海经商，没想到生意越做越大，到九十年代，已经是千万富豪。

生意是做起来了，但膝下无子，这可是孙孝连的一块心病。多次打电话到乡下，想请当时下乡时留下的儿子孙奇回到身边，可那村姑就是不放，一定要把儿子留在乡下。不得已，孙孝连只好亲自下乡找村姑商量，接儿子回城当帮手，也好继承家业。

孙孝连开车找到了村姑，只见当年年轻漂亮的村姑已变得身材臃肿，脸上的皮肤被晒得漆黑，斑点比天上的星星还要多，粗布衣上沾满了泥巴，指甲缝里填满了污垢。

孙孝连不禁皱起了眉头，直接问村姑："儿子呢？"村姑悻悻地说："你现在知道回来认儿子了？"

孙孝连强笑说："你这说的是什么话，这些年我不是一直寄钱给你们娘俩吗？我也是身不由己，当时我不能留下，又不能带你进城。我知道这事是我的不对，苦了你们娘俩了。这下好了，我的生意做得还可以，这次来主要是接你们俩进城的。"村姑说："我不和你进城，我就和儿子待在乡下，哪里也不去。反正现在儿子也长大了，给他娶个媳妇，我安心当我的奶奶。要回，你自己回去吧。"

157

猎
艳

孙孝连知道村姑这人心肠特别软，但意志很坚强，要不也不会把孩子生下来就不再嫁人，硬是自己把孩子养大。于是孙孝连对村姑说："这千错万错都是我的错，最困难的时期已经过去了，我也知道你以前带着孩子在村里受尽了别人的讥讽和嘲笑。你吃了这么多的苦，现在把孩子留在乡下，让孩子过苦日子，你安心吗？不要说儿子了，就是以后我们的孙子呢？怎么办？也一样的留下受苦？"

村姑听到孙孝连这么一说，不由得掩面痛哭。这时，门外一个男孩喊道"妈，妈，我回来了。"孙孝连看到个二十来岁的小伙子，肩上扛着一把锄头，快步走了进来。孙孝连急忙迎了上去，对这男孩说："孩子，你就是我的儿子啊！"

这男孩歪着头看了眼孙孝连，问村姑说："妈，这人是谁啊？以前你不总是一直不让别的男人进我们家的吗？"

村姑早已泣不成声，抽噎着对儿子说："孙奇，他就是你的亲生父亲。"孙奇大声说："你以前不是一直说我父亲死了吗？怎么一下子冒出了个父亲出来？"村姑说："是真的，当年他是下乡知青，我们认识后才有了你。你就是他的亲生儿子，以前我去邮电局取钱，你问我钱是谁寄来的，我骗你说是你大舅寄来的，其实就是你的亲生父亲寄来的。"

孙孝连这时细看了下孙奇，样子和当年的自己就是一个模子里刻出来的，让孙孝连开心得掉下了眼泪。孙奇看到孙孝连的表情，知道这男人的确是自己的亲生父亲了，但从小没叫过，一时也叫不起来，只是呆呆地看着孙孝连。

村姑对孙奇说："孩子，这次你父亲来是想接我们娘俩进城的，你意下如何？"

孙奇一直在乡下，初中还没毕业就离校出来务农，对外面的世事一点也不知道，更别说进城了。他反问村姑："妈，你觉得怎样呢？"孙孝连抢过话说"进城，我帮你们买的房子都安排好了。孩子，你以前书读得少，你进城后，我再送你去读书。你读几年书后再出来帮我打理生意上的事，你想想，我就你这么一个儿子，将来我老了，这生意全是你的。你如果不进城读书锻炼的话，以后怎么接管生意啊？"

村姑不作声，孙孝连转过头去，对村姑说："你为了我和孩子，吃了这么多的苦，也应该跟随我进城，好好享几年清福。"村姑见此，决定带着儿子跟随孙孝连进城。

进城后，孙孝连安排孙奇到一家职业中学继续读书。孙奇很聪明，虽说以前在乡下所受的教育不多，但进步很快，两个学期后就是班里的尖子生了。职业中学读了三年书后，孙孝连把孙奇安排到了财经大学里再深造，过了几年，孙奇又以优异的成绩毕业。村姑看到儿子越长越帅，孙孝连的生意也越做越大，并且孙孝连对自己也很好，只要开口的事无不依从，想想以前所吃的苦，也渐渐的淡忘了。

进入二十一世纪，孙孝连的企业已经做成了一家上市公司，孙奇也从国外留学回来。是时候给儿子娶个媳妇了，孙孝连和村姑商量着儿子的婚事，物色了一个姑娘，各方面的条件都不错。

时间一天天过去，三年过去了，孙奇很能干，企业里的事，孙孝连大多都丢给儿子，处于半退休状态。可让孙孝连和村姑发愁的是，孙奇结婚三年了，还没能让他们抱孙子。

　　一天，村姑对孙奇说："你什么时候让我抱孙子啊？生个女儿也行。"孙奇说："不急，等公司的事稳定些再生，目前事这么多，很多事我还接不了手。"村姑说："做生意你父亲会帮你一把的，但生孩子的事是有时间性的，等你老了，想生都生不出来了。"

　　其实村姑的话说到孙奇心里去了。结婚三年还没有孩子，就是因为孙奇自己的原因。孙奇曾带妻子到五六家大医院里去做检查，结果都是男方造成不孕。孙奇也吃了很多医生开来的药，有中药、西药、中成药，治了快两年时间，也不见效果。孙奇心里也很着急，但越急越怀不上，但这事又不好对父母说。

　　有一次，孙奇参加了一个商界活动，认识了一个叫孙不为的年轻中医师。孙奇觉得很是好奇，以往去大医院里找过的中医师都是一大把年龄，怎么这个中医师这么年轻，看起来也不过三十来岁。并且，这个中医师很傲，边上朋友介绍时，这年轻中医师对自己爱理不理的。但孙奇觉得能参加这样高层次活动的人应该不会太差，想到自己说不定还要求人家，于是抽了个机会，走到这个年轻中医师孙不为边上扯话题。

　　孙奇说："孙医生，我们可是本家啊，想不到我们孙家有这么厉害的中医师，真是我们孙家的骄傲。"孙不为淡淡地说："不厉害，一般般。治好几个病人，运气好罢了。"

　　孙奇见对方不太搭理自己，觉得很是没味，想走人又觉得不好，留下又觉得尴尬，正进退不得时。有一个企业家走了过来，对孙不为说："神医，怎么你今天也有空来参加我们这个活动啊？"孙不为说："是你们会长叫我来的，说有一个义诊活动，这是一个医生应该做的。于是乎，就过来讨杯茶喝了。"

　　孙奇见此，想趁机离开，可没想到被这位企业家拉了一把，对孙奇说："孙总，你这本家可了不起，什么病都会治，特别是擅长治疗男人的毛病。"

　　孙奇问："真的？"企业家回答："真的，我就是被孙医生调了三个月，精气神全回来了。觉得精力特别旺盛，总有使不完的劲。"有了别人的认可，孙奇面对这个高傲的家伙，可一点也不敢马虎了。他认真地坐了下来，晚宴更是挨着孙不为边上，不断地向孙不为敬酒。

　　次日，孙奇给孙不为打电话："本家，能否请你过来为我诊下脉啊？近来公司上事很多，觉得有些劳累，想请你帮忙调理下身体。费用好说。"孙不为说："对不起，今天没空，改天吧。我门诊里生意忙，还有十几个病人没看。"

　　过了两天，孙奇又打电话给孙不为，孙不为还是一样没空。不得已，孙奇只好去孙不为的门诊部找。没想到，一到孙不为的门诊部，孙奇很是失望，孙不为的门

猎艳

诊只有一间门面，装修也很差。

孙不为见孙奇来了，叫他坐下诊脉。大夏天，只见孙奇的脉象又沉又细又弱，细寻又见涩象，还稍数。孙不为看看孙奇苍暗的脸色，对孙奇说："孙总，可别贪玩哦，小心无子。常言说无子是最大的不孝，父母把我们养大实不易，总要留下个孩子给他们看看。"孙奇听了这话，很不是个滋味。看看这简陋的门诊部，借口有事起身走人。见孙奇走人，孙不为也不送。

过了半个月，孙奇给孙不为打电话："孙医生，我经过多方打听，知道你是一个技术非凡的中医师，我是真的想请你帮我调治下身体。有空的话来我办公室里坐一坐。"孙不为说："要治病，你上次来不就可以治了吗，为什么一定要等到今天，还一定要我上门服务呢？看来有钱人的病，真是不一样。"孙不为说完就挂了电话。

一个小时不到，孙奇又到孙不为的门诊部里接孙不为了。孙不为没法子，只好坐上了孙奇的车，孙奇在车上说："上次你门诊部里人多，我不方便说，我要治的是男人的毛病。上次你一语说中，我真的是因为孩子的问题来找你。希望你能帮上这个忙。"

到了孙奇的办公室里，就两个人，孙奇说："你先帮我看下我的检查报告单，我再慢慢地把病史给你讲讲。"

孙不为看到孙奇患的是死精症，并且有严重的前列腺炎。孙不为说："性生活这事，人一辈子是有定数的，你以前用得多，以后就用得少了。"孙奇说："是啊，我现在就很少用了，和我爱人半个月才一次。你也知道这个毛病，人很难受的，整天小腹坠胀，不一会就要尿尿。还老腰酸头痛的，有时公司里事稍多一点，就觉得力不从心，加班两天，人就像虚脱一样。我和我爱人结婚三年还没有孩子，我比你大五六岁，但我还没当父亲，这事我急啊。我听说你治疗不孕症是一绝，不论男女都好解决，所以才会多次请你来帮忙。"孙不为说："这是你的事啊，以前只知道快活，现在报应来了吧？"

孙奇说："是报应，的确是报应。其实前列腺炎已经困扰我十多年了，到处治也没治好。几年前在国外留学时，西方国家有名的西医师也看过不少，就是没效果。回国后，中医方面也找了很多专家，也一直没有解决问题。"孙不为说："那你把以前吃过的中药方拿来给我看看。"

孙奇到抽屉里取出一大打中药方，孙不为见孙奇以前所吃的中药，主要是用石苇、车前子、半枝莲、泽兰、滑石、牛膝等通淋利尿药。而治疗死精症的药方又集中在锁阳、鹿茸、附子、肉桂等温阳药。

孙不为让孙奇把舌头伸出来，见舌质淡暗而胖，舌面一层滑滑的水样苔，舌边齿痕很深。孙不为说："你这是气阳不足引起的。性生活太过，大损肾气，肾气亏虚，可不是一天两天可以补得上来，你得做好这个心理准备，不能心急。"

孙奇说："我不急，都治过这么多医生了。我就是有一事不明白，西医说精子就是一些蛋白质，放了还会再生的，怎么中医上又讲会伤肾气呢？"孙不为说："你想想以前古代的皇帝，为什么一个个都早死。天道是平衡的，各有定数。怎么能以西医的蛋白质三个字来理解中医的肾气呢？如果真是这样，肾虚的人补点蛋白质不就好了。时间也不早了，我开个药方，你自己去抓药吃吧。我还有事要先回去。"

孙不为开方：生黄芪 100g，苍术 30g，厚朴 20g，茯苓 30g，防风 10g，干姜 20g，菟丝子 30g，覆盆子 30g，补骨脂 30g，巴戟天 30g，淫羊藿 30g，狗脊 30g，泽泻 15g，炮附子 15g，败酱草 30g，鸡血藤 50g。

孙不为告诉孙奇："我这药下得有点重，你去抓药时，一定要按照这个量，量少没用。一剂药煎出两大碗的药汁，少量多餐，当喝开水一样，慢慢地喝下去。不能一次喝一大碗。"

过了半个月，孙奇给孙不为打电话："孙医生，吃了半个月，我的精神是明显好了，小肚子也不会像原来那样坠胀了。但性生活方面还不行，你看要加些什么药吗？"孙不为说："原方不变，再吃半个月。"

但半个月后，孙奇没和孙不为联系，过了三个月也没联系。第二年春天，孙奇给孙不为打电话："孙医生，我去年吃了你一个月的中药，效果不明显，我去京城找了一位这方面的专家治疗，治了大半年，现在我的身体觉得比原来反而要差。"

孙不为说："不会的，京城的大名医怎么会把你治差了呢，你一定是毛病又犯了吧？"孙奇回答："真的没有，我说的全是真的。"孙不为说："医有六不治，你这种病人是我不治之一，你以后也别再打电话来问治病的事了。"孙不为说完挂了电话，并且把孙奇的电话拉入了黑名单。

第二天，商会会长陪着孙奇一起来找孙不为。商会会长和孙不为交情不错，孙不为也没法推脱。给孙奇诊断后，见孙奇的脉象和去年无大异。孙不为开方：生黄芪 100g，苍术 30g，厚朴 20g，茯苓 30g，桂枝 20g，菟丝子 30g，覆盆子 30g，补骨脂 30g，巴戟天 30g，淫羊藿 30g，狗脊 30g，泽泻 15g，炮附子 15g，败酱草 30g，鸡血藤 50g。

孙奇见药方，对孙不为说："今年的药方和去年的一样啊，上次京城回来后，我觉得还是吃你去年开的这药方效果好些，又去抓了半个月来吃，可是没有什么效果啊。"孙不为说："今年的药方和去年的怎么会一样呢：今年的药方去了干姜，把桂枝换成了防风。"

孙奇拿药方走后，过了十来天，打电话给孙不为，惊奇地说："中药真是邪了，一样的药方，就这点细微的变化，这次的药吃了就有效果。那我接下来要怎么办？"孙不为说："原方再吃二十天，二十天后再说。"

过了二十天，天气转入阴雨天，孙不为换方：生黄芪 80g，苍术 30g，厚朴

猎艳

20g，茯苓 50g，桂枝 20g，菟丝子 30g，覆盆子 30g，补骨脂 30g，巴戟天 30g，淫羊藿 30g，狗脊 30g，泽泻 15g，炮附子 15g，败酱草 30g，鸡血藤 50g。

孙不为对孙奇说："这药方吃一个月，应该可以怀上了。但你怀上孩子后记得给我两瓶五粮液，这是规矩。"孙奇说："别说两瓶，两箱，二十箱我都给。"孙不为说："话别说太早，我可是一个认真的人。"

一年后，孙奇喜得一子，孩子满月时请孙不为吃饭。饭后闲聊时叫孙不为给孩子起名字，孙不为说："那就叫孙好奇吧，好者，君子好逑也；奇者，君子大可为也。"孙孝连觉得孙好奇的名字怪怪的，觉得喜添孙子，这是孙家之福，孙孝连给孩子起名叫孙得福。

但孙奇觉得孙得福太俗气，可又一时想不起什么好。选来选去，决定把孩子的名字起为孙好奇。

五年过去，孙好奇已上幼儿园了，孙奇当年答应给孙不为的两瓶五粮液还没有兑现。这五年间，孙奇也一直没有和孙不为联系。

这五年里，孙家的产业不断地扩大，但孙奇的身体却越来越糟糕，平时神疲气短，两腿乏力，总是会时不时地觉得心慌出汗，一变天就会感冒，气喘得不能躺下去睡觉。到医院里去检查说他得了慢性心衰，配了些药来吃也不见好。病情一天一天加重，看了很多中医也没有什么效果。商会会长说："孙不为就是治疗这方面的高手，当年他都能让你生孩子，怎么不去找他医治呢？"孙奇说："我以为他只会治疗不孕症呢，谁知道他会治疗心衰的。"商会会长说："我们商会里，有一个房产商的老婆，病情都很严重了，医院里说除了换心脏别无他法，后来这个孙不为花了一年多时间治疗，治好了。"

第二天，孙奇拎着两瓶五粮液去找孙不为，孙不为问孙奇："我的五粮液放你那里存了五年，利息呢？怎么付啊？"孙奇说："利息一定会补上的，我现在是心脏不太好，想请孙医生帮忙。"孙不为说："还好你又生病了，要不我这两瓶五粮液真没个着落。不过，治疗心脏病我很外行，你还是去找别的专家吧。你们有钱人，什么级别的大名医都能找得到，你的脉能让我把下已经是我的荣幸了，我真的不会治疗心脏病。"

孙奇说："我听商会会长说你治疗这方面的毛病也很拿手啊，商会里有一个房产商的老婆得了很严重的心衰，医院里说要换心脏，也是你帮她调治好的。"孙不为说："运气，运气，这全是运气。这种江湖传言，你可千万别当真。纯属传言，我没这能力。这两瓶五粮液是你五年前答应的事，我今天就收下了，至于说到治疗心脏病，真的不是我的专长。我很想为你们有钱人治病，可是我能力有限，力不从心。"

孙奇失望地走了。

过了一年，听说孙奇的心脏病加重住院，医院建议最好换心脏，可是一个上市公司的老板，有钱却买不到一个合适的心脏。

孙不为叼着一根烟，望着天上聚散无常的白云出神，谁也不知道他在想什么。

万物总有因果，天下没有无因之病。孙奇患了十几年的前列腺炎，是其纵欲太过伤了肾气所引起。佛家讲报应不爽实有道理。孙奇出生背景不好，年幼时受过很多气，从而导致了他从小就懂得察言观色，做事能屈能伸，为他后来接手父亲的生意打下了良好的基础。但从另一个方面来说，他母亲怀孕后就不再嫁人，母子二人在乡下相依为命，母亲必定一直很宠溺他。后来父亲接他进城，为了弥补他也是百般顺从，由而导致了他人格的两极分化。一个成功的富二代，光环下面的躯壳竟是如此的不堪一击。

本案前列腺炎的病之本在于肾气亏虚，肾气一虚则无力升发，清阳随之下陷，湿热就结于下焦，日久生毒。治疗的核心根本在于补气升阳，才是解下焦热毒之道。但从古到今，治疗下焦温热毒的思路，还是从通淋利湿为治，虽说近些年官方中医对活血解毒加上通淋利湿的治法做了些研究，但还是没有找到合理的解决之法。我对下焦湿热毒的治疗，向来用以补阳升清之法为核心，也取得了些效果，算是一种补充。对本病，孙不为敢重用生黄芪来治，实是难得。

中医之变化，只在一些精细之处。第一次开方，重用生黄芪，配合干姜温中，少加些防风以升提下陷之气。第二次开方，因为是春天江南多湿，于是去掉干姜和防风，而是加大茯苓用量以祛湿，合以桂枝温经助气化。同是祛湿升提之法，些许变化，效果完全不一样。

现在很多中医学子，泥于成方，只别人说某药怎样用怎样好，就跟着去试用。局限于一药一方之学，终难入中医大门。十天前，我治疗两个阳虚之人，一个用黄芪、苍术、桂枝；另一个用黄芪、苍术、麻黄。时值山东房华刚也到横店，我解说："这两个都是变通的玉屏风，玉屏风用黄芪、白术、防风。一补气，一健脾，一风药，是一个补内托外的思路。我无非是因湿阻去白术改成苍术，一患因痹而用桂枝，一患因喘而选择麻黄。学方药之药，在于先明医理和药理。理不明，机械地套药套方治疗，终难成效。《方学剂学》无外是教我们一个思路，如泥于方不如无方。"

病人向来崇拜和迷信专家，商人因为长期为商，少于对生命的参悟，更不知去尊重医生。即使在某个医生那里已经取得了疗效，还是会到处去找其他医生。因为在很多商人的眼里，金钱是万能的，社会上医生众多，可选择的很多，更加不会来尊重医生。孙奇不是个案，而是一种社会现象。

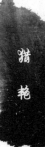

大医精诚

"解放了,解放了。"省城边上二十几公里的贾村,家家张灯结彩,十岁的贾顺成带着一群孩子边叫边跑,手里拿着根棍子,挑着块破红布在玩打仗的游戏。

贾顺成是个农民的孩子,兄弟姐妹五六个。小学一毕业,作为长子的他,已被父亲算作家中的劳力,由是叫他下地干活赚工分。贾顺成就从此结束了他快乐的童年。

二十世纪六十年代初,贾顺成娶了邻村的姑娘金喜翠,从此分家自己独立生活。过了两年,贾顺成生了个儿子,因为一直盼望能早日吃上白米饭,于是把儿子娶名贾盼金。可是儿子的好名字,没有给家里带来白米饭,而是迎来了红卫兵。

时间飞快地过去,改革开放的大潮席卷了整个中国,贾盼金已是一个二十来岁的青年。

一天,贾顺成对贾盼金说:"金儿,你也长大了。常言说'男大当婚',你应该成家立业了。"贾盼金说:"我听说现在国家恢复了高考,我想去参加高考。"贾顺成说:"你小学毕业,还想去参加高考?我看你平时是会看些书,但就这样子也能考上,我们贾家真是祖坟冒青烟了。"贾盼金说:"两年,就两年时间行不行?现在分田到户了,田地里的活我一样干,余下的时间我要自学看书。"

省城的姑父来访,听说贾盼金要去参加高考,对贾顺成说:"大舅子,现在时代变了,再不让年轻人学习,将来盼盼怎么办啊?改革,意味着什么?意味着国家将要发生巨大的改变,将来必定是一个知识社会。你如果不让他读书只种田,会害他一辈子的。"贾顺成听妹夫这么说,觉得城里人见识总是广些,也就答应了贾盼金的要求。

贾盼金从此便没日没夜的学习。两年过去了,贾盼金高考失败,只好服从父亲的安排,娶妻生子。

结婚半年,妻子舒晓蓉怀孕了。舒晓蓉问贾盼金:"阿金,你猜咱们的孩子是男还是女?"贾盼金还没有从高考失败的阴影中出来,没好气地说:"男的女的还不是一个样。"说着只顾自己干活去了。

傍晚干活回来,村委通知贾盼金去开会。贾盼金好奇地问妻子:"奇怪了,我们家在村里一直很安分的,什么时候村委会通知我去开过会啊。"舒晓蓉告诉贾盼金:"听说村长承包了村里的鱼塘,有些账目算错了,乡里要进行处分。现在全村就你的文化水平最高,可能是想让你去当村长吧。"

农村的法律向来是家族势力大的人说了算的,贾盼金怎么会去争这个村长呢?就算乡里不让原村长当,而面对他们家族的势力,要当好这个村长也是很难的事。

贾盼金去村委会开了会,会议的结果,果真是让贾盼金去当村长。

贾盼金当上村长后,承包了村里的鱼塘,并且把鱼塘进行扩大,把鱼塘的股权进行改制,把大股份给了原村长。这样一来,不到三个月,他这个村长就当得很稳当。

看着舒晓蓉的肚子越来越大，贾盼金开心地对妻子说："你肚子里的这个孩子，是我们家的福星。你看，自从你怀上孩子，我就当上了村长。我看孩子的名字得有个福字，如果是个男孩叫福生，是个女的就叫福花，你觉得怎样？"舒晓蓉却觉得这两个名字有些俗气。

舒晓蓉的父亲是教书的，舒晓蓉也是初中毕业，从学校教育上来说，要比贾盼金高。听到妻子这么讲，贾盼金也觉得这样的名字俗了些，可一时也想不出什么好名字来，只好先放下。

因为鱼塘股权改制，村民们做事很积极，一年下来，都分到了不少钱。贾盼金到乡里开会，受到了乡里领导的表扬，还要在全乡推广养鱼。这时妻子舒晓蓉生了一个女孩，贾盼金对妻子说："现在是春天，这可是双喜临门，我们的女儿就叫贾明芳吧？"舒晓蓉说："这样的名字男不男，女不女的，还不如叫敏芳的好。春天来了，燕子回来了，让女儿像燕子一样的敏捷，又有春草的芬芳，不是更好。"

"敏芳，敏芳。这名字好，还是妻子厉害。"贾盼金在女儿的脸上亲了一口。

贾盼金做事认真，几年间带动了几个村的养鱼业，被调到乡里当副乡长。舒晓蓉说："你现在总算是个官了，但人的能力越大，责任就越大，你这个乡长大人，接下去只会更忙，没空管我们娘俩了。"贾盼金说："我们贾家世代为农，总算出了我这一个可以算得上当官的。为了家族的名誉，我自然要好好努力。"

贾盼金当上副乡长后，对工作更加努力，每天都亲自到各村鱼塘边，和其他村民一起研究高产养鱼的方法。过了两年，因为业绩突出，贾盼金就当上了乡长。

165

20世纪90年代初期，刚好进行乡镇合并，县里调了一个镇长，介于贾盼金在地方的威望，组织上决定让贾盼金任副镇长。

贾盼金是一个很有思想的人，虽说是养鱼起家，但是对于经济方面的问题一点也不含糊。他觉得时值社会大建设，这是一个很好的商机，如果全镇开展养鱼业，对全镇的经济来说不是件好事，于是他提出了发展钢构产业。

贾盼金把原来集体化的几个打铁厂进行了改制，但钢构做得不是很顺，过了两三年也没有什么起色。县委针对贾盼金提出的钢构产业出现了两种声音，一种声音是觉得城市大建设是迟早的事，现在镇委先咬牙把厂办着；另一种声音是把钢构厂关掉，发展别的产业。最后县委决定，坚守钢构业不变，再找其他经济突破口。

于是，县委决定让贾盼金任镇长。随着全民经济的好转，贾盼金所辖的汤桥镇也面临发展，钢构业稳定发展，并且还吸引外资，发展了汽车配件和日化产业。贾盼金也由此上升为副县长。

十年后，贾盼金已经是县委书记，他调到平江县上任，在他的带领下，平江县的经济飞快增长，被评上中国百强县。女儿贾敏芳也很争气，考上了大学。

舒晓蓉原来所嫁的一个农民，想不到经过二十多年如一日的不断努力，成了一个地方官，回想起来是苦是甜真是一言难尽。

贾盼金二十二岁生日，贾盼金夫妻和贾敏芳的几个同学一起为他过生日。贾敏芳的一个同学问贾盼金："贾书记，我平时听贾敏芳说起你的事，很是佩服。我很想知道，你是怎么从一个农民变成县委书记的呢？"

贾盼金说："为公办事，勇于承担就行。为官之道，没有别的，只要一心为百姓就行了，没有必要去考虑太多。当然这个过程中，要承担的事很多，勇敢面对，了不起这乌纱帽不要了。当你为自己的一点小利益在努力时，别人其实是全部看在眼里的，只是不说出来而已。你为百姓努力时，别人也一样看在眼里。但我的官当不了大的，因为我知道自己的局限性，当个副市长还行，当一个省会城市的市长，我可没有这个能力了。"

国家加快城市化建设，平江县划入了省城，成了平江区。一次，贾盼金主持平江经济报告会，会议结束后，企业家申正颜见贾盼金面色很暗，关心地问："贾书记，我看你面色不太好，是不是失眠了啊？"贾盼金说："申老，你是我们省工商界的前辈，为我们平江的经济发展做出了很大贡献。想不到你经商厉害，观人也这么厉害。"

这申正颜可谓改革开放的风云人物，也是贾盼金所敬重的企业家。申正颜说："我也是听一个中医讲了些关于健康方面的一点知识，他教我看舌头，看脸色。"贾盼金说："我听说你当年办钢构厂时，左肩受伤，失于及时医治，成了陈年旧伤。看来现在全好了。"申正颜说："当时条件不好，有几个不受伤的。这个伤真是苦了我整整二十年。一到变天就痛，有时痛得碗都拿不了。后来找了很多医生看，先是吃止痛片，可胃吃坏了，不敢再看西医。只好去找中医治疗，可是什么针灸、按摩、中药全部试过了，就是不见效果。后来我一个朋友推荐了个小年轻来治，没想到被他三下两下就治好了。"

会开好了，左右没事，贾盼金就仔细问起了申正颜的医治情况。

申正颜说："我受伤时也就四十来岁，过了些时间伤痛好转，也不去当一回事。过了四五年后，渐渐地痛起来，特别是在梅雨季节，更是痛得穿衣服都困难。吃了止痛药疼痛好些，但不吃又一样。吃来吃去，伤没治好，反而把胃吃坏了。我去找省城一家百年老药店里的坐堂医生看病，医生开了些治胃的药，胃是治好了，可别的毛病又治出来了。我又去找另一个中医看，第二个中医说活血药用太多，药太燥，所以引起失眠。又治失眠，失眠治好些，肩膀又痛起来。治来治去就是治了这里治不了那里。后来药店老板组建名医馆，说是请来了一个很厉害的针灸师。针灸师在我的肩膀上扎了很多针，还在针尾上用艾叶来烧。这样的治疗，疼痛是好了些，但失眠又严重起来。反正就这样子，我也懒得去治了。去年开全国乡镇企业大会，有一个朋友说他边上有一个小中医，技术还行，叫来试试。就这样被这小中医治好了，于是我现在全家人的健康都交给他了。"

贾盼金好奇地问："这小中医的治病方式和别的中医有什么区别吗？"申正颜说："这小中医足足花了半个多小时看我以前治疗的药方，他说以前那些医生见病治病，没有综合考虑。他说上了年龄的人，治病一定要调和五脏，以培补气血为基础。如果强行的用祛风湿药和活血药来治，会治伤了气血。另外对于陈伤，一定要重视局部治疗。他说针灸对局部的治疗是有一定的作用，但操作不当，反而伤人。他先在我的肩膀上找痛点，针对痛点按摩。按摩的力度较重，按摩后又弄了些中药粉放在肩膀上，再用热水袋来烫，洗澡时也配了些中药来洗。治了几次下来，就不见痛了。这两年多时间，已经基本不痛了。难得，真是难得。我还以为这疼痛要带到棺材里了，唉。"

申正颜的这一声叹息，贾盼金也是颇为感慨。贾盼金因为早年养鱼，接触水太多，也是弄得腰膝不利，变天就痛。看了很多医生，结果也和申正颜的情况一样，这里治得舒服点，那里又是病。

过了几日，申正颜带着小中医来见贾盼金。时值盛夏，只见这小中医不修边幅，手里捏着一根香烟，一进贾盼金的办公室，开口就问："烟灰缸呢？"申正颜说："别没大没小的，像什么样子？"

申正颜是平江当地的名流，德高望重，连省委大员都对他很尊敬。记得有一次，省委问申正颜："申老，你企业缺钱吗？"申正颜说："不缺。"又问："那缺项目吗？"申正颜说："也不缺。"省委领导又问："那申老您缺什么呢？"申正颜说："等我缺时再说吧。"自此，申正颜在当地的威望日高一日，一般人根本就不敢正视他。后来和这个小中医认识后，两人一老一小，反而很是投缘。这个小中医到了省城，有事没事也会去找他聊天，有时酒瘾犯了，还主动讨酒喝。

贾盼金接话："没事，年轻人嘛。"说着拿了个一次性纸杯，装了点水，递了过去。

小中医香烟抽好，对贾盼金说："干活，活干了还要去城西吃晚饭。"申正颜说："现在才几点啊，就想着去吃了？"小中医说："吃是大事，人生在世，不就是为了找点好吃的。"

贾盼金从抽屉里取出以前看过的药方和检查报告，小中医审了审，对贾盼金说："药呢，大体是对路的。主要是你病重药轻，犹如隔靴搔痒。"小中医把了下贾盼金的脉，见脉象黏滞不畅，舌象淡暗而胖，舌苔水滑。

小中医说："湿邪内阻，好治的。就是不知道你想药的口感好点还是差点？"贾盼金说："中药还不就是中药，哪有什么好口感的？"小中医说："那可说不定，申老的药，就像可乐一样可口，甜的，不信你问问他？"

申正颜说："我喝的那个，真是口感不错，是有些甜甜的味道。"贾盼金说："有好喝的，为什么一定要去喝难喝的呢？"小中医说："喝点苦药也是好的，这不是药，是回味人生。我觉得做人受点苦也是好事，像我大夏天，常会在烈日下走路，回味当年习武时在烈日下跑步的感觉，回味下当年在山村里种田的日子。做人不能忘本。"

贾盼金说："有理，如果做人忘本，就会飞起来的，脚不踏地是最危险的事了。"小中医说："不说了，开好药方，我要去吃晚饭了。我把你的腰膝治好，你也请我吃一餐。这是规矩。"

小中医开方：生白术50g，茯苓100g，泽泻20g，当归20g，独活50g。五剂。

药方开好后，小中医说："这药较猛，先吃五剂，这五天之内，你空调别开温度太低，生冷的东西少吃。"说完转身走人。

贾盼金把药抓来吃，没想到一点也不好喝，又苦又麻，说不出的味道。但效果很好，才吃一剂，原来感觉很沉重的腰，一下就轻松了很多。

过了一周，小中医到贾盼金家，见贾敏芳和舒晓蓉也在。小中医问："怎么，老申不在啊？"舒晓蓉说："是申老吧？"小中医说："老申和申老，还不是一个样。"贾敏芳说："怎么会一样呢？老申是贬义的，申老是褒义的。"小中医说："唉，你这大学生啊，只会咬文嚼字。申老是你们叫的，老申是我叫的。明白不？有不明白的，可以请教你的父亲大人。"

舒晓蓉亲自下厨，忙了两个小时。晚饭时分，申正颜来了，一进门就半生气半笑地对小中医说："你啊，真是的，吃个饭还要这么麻烦。"小中医说："你是我和贾书记的红娘，我在贾书记家里吃饭，你怎么能不在呢。饮水要思源的。"舒晓蓉接过话说："有理，饮水思源。难怪上次老贾回家后对你赞叹不已，看来你真不是一般的中医。"申正颜说："是我那老朋友许可然发现这个活宝的，许老爷子要称得上我们工商界的鬼才了，难得他敢重用你这号人。"

晚饭后，闲聊了半个小时。小中医说开工，活干了去老申家吃酒。贾敏芳笑了起来，对小中医说："虽然都是通过嘴巴，但液体是叫喝的。"小中医说："看你这胖嘟嘟的，就是吃冰东西吃坏身体了。吃就是喝，喝就是吃。你吃的就是由液体变成固体的东西，现在月经吃不对了吧？"

舒晓蓉暗暗吃了一惊，贾敏芳这两年的确是月经不对，一次比一次后推，人也越来越胖。去医院里检查，医生说贾敏芳患了多囊卵巢综合征，治了很久也没什么效果。但舒晓蓉还是在边上不动声色。

小中医给贾盼金把脉，见脉象已不像上次那样黏滞不畅了，舌苔也清爽了很多。

小中医开方：生黄芪60g，苍术30g，陈皮30g，茯苓50g，泽泻20g，狗脊30g，杜仲30g，巴戟天30g，菟丝子30g，生姜30g。三十剂。

小中医解释："上次湿邪太重，不得不用重药速祛病邪。现在不能再这么治了，再吃上次的药方，会吃出别的毛病。这一个月的药吃完，是立秋季节，可能会有台风，台风一来，又是下雨。那时的药方又得变一下，但这个月的中药喝了，人就变帅起来了。"

舒晓蓉见贾盼金的药方开好了，对小中医说："你刚才一眼就看出我女儿的月经不对，我想你应该有法子帮忙吧？能再给我女儿也看一下吗？"小中医说："把小姑娘以前的药方拿来看下吧。"贾敏芳说:"我以前没看过医生的。"小中医叹了口气:"你啊,有这么好的父亲,不学父亲,却要耍小聪明。小姑娘,再这样下去,会害了你的。做人做事,别把别人都当傻子。我和你家有缘,我说两句,如果是我看不来的人,我才懒得来说。"

贾敏芳红着脸不说话,舒晓蓉拿来了以前的药方。小中医见以前的中医治疗,不外于桃红四物汤加些活血化瘀药。有的药方活血化瘀药多达十来味,总药量达到一百二十多克。小中医说:"治错了,治错了。小姑娘的身体是瘀湿内阻,而医生却活血化瘀。中医学虽有'血不利则为水'一说,这小姑娘也是因为月经不利才胖起来。这样的治疗看起来是对的,但病之标本,从瘀血和湿阻来说,瘀血是本,湿阻是标。现在吃了这么多活血化瘀药,精气耗伤,治疗得固肾养精为根本来治。但对于水湿这个标中之标,更要祛除。湿性黏滞缠绵,湿邪不祛,光是活血,哪里活得动啊。"

小中医把了下贾敏芳的脉,见脉象沉细弱稍弦涩,舌胖。

小中医开方:生黄芪 80g,苍术 30g,茯苓 60g,陈皮 20g,枸杞子 30g,菟丝子 30g,覆盆子 30g,巴戟天 30g,泽泻 20g,桂枝 15g,皂角刺 20g,鸡血藤 30g,益母草 30g。

小中医对舒晓蓉说:"这个药方让你女儿一直吃,吃到下次月经干净为止。等到下次月经干净了再换方,经期不能停,连着吃。"舒晓蓉不解地问:"来月经也可以吃?"小中医说:"你女儿体内湿瘀互结,月经期间是治疗的最佳时期。来月经时,经水下泄,这时吃药,因势利导,效果更好。"

贾盼金见此,对小中医说:"我有一事相求,不知道你是否有空,能帮忙看下我们市的柳副市长吗?"小中医说:"算了,我可不想为他治病,你是第三个为他开口的人了。他阳气过亢,非药力能治的。我如果估计不错的话,他明后年,可能会出事,并且是大事。"申正颜说:"小陶说得没错,柳市长的阳气的确是过亢了些。上次我也想带小陶去看下他,但想不到小陶是一个原则性很强的人,不见得会为他治病的。"

贾敏芳说:"我学过古文《大医精诚》,讲的是一个真正的医生要有大慈悲之心,把病人看成他的子女来对待。怎么你这个医生还有病人不治的?刚才听申老叫你为小陶,你姓陶?"

小中医说:"是的,我叫陶大朋。不是大鹏鸟的那个大鹏,是朋友的朋。你刚才说的《大医精诚》知道是谁写的吗?"贾敏芳说:"药王孙思邈啊,怎么了?"

陶大朋说:"小姑娘,我今天给你上一课,这是你在学校里听不到的。如果你以后想了解某一名著,必定要去了解作者的详细信息,这才能对名著有一个客观公正的认识。你告诉我孙思邈的职业是什么?"

贾敏芳说:"他是药王,自然是学中医中药的了。"陶大朋说:"他的社会身份是一个道士,道士意味着什么?意味着单身,一个有名气的道士,还意味着什么?意味着他很有钱。一个没有家庭负担的单身道士，有花不尽的钱，他自然可以做到当病人为子女。而其他医生呢？上有老，下有小，家人要开口吃饭的啊，小姑娘。"

贾敏芳有些不服气："你说孙思邈有很多钱，他的钱哪里来的？"陶大朋说："在中国，哪个名山大观没有善男信女去捐香火钱的？我们灵隐寺的和尚会没钱花吗？道士和尚的社会价值观和社会有家庭的人是不一样的。有大把的金钱，又不用承担家庭责任，这样的医生自然可以做到视病人为至亲。医生啊，对每一个接手的病人认真医治，以当前物价合理的收费，这样的医生就是好医生了。大医，什么叫大，不是论文写得多，名气大就叫大，而是先必须要有精湛的技术，再以当前社会价值观来认真对待病人，做到光明不欺。至于说一定要把医生拿孙思邈写的《大医精诚》来对比，可以说，天下没有一个真正的大医。作为一个医者，最起码的就是把病人的病治好，如果连这个都做不到，谈什么大医小医。像你父亲是一个好官，所以我会为他跑来跑去。换做其他人，不一定请得动我去为他治病。你打听下，省城有多少富人和官员的毛病，我是治了一半就不再来治的。"

贾敏芳歪着脑袋，对陶大朋说："算你说得有道理，但我和我父亲都是你的病人，你总要负责吧？"陶大朋说："只对你这个病负责，而不是对你的人生负责。这个病治好了，以后再有其他的毛病，我可以不负责。每个人，一生中总是免不了会生病的，我哪能负责一辈子？我对接手的毛病治好了，就是一个敬业称职的医生。你不能对医生要求太多的，因为我没欠你什么。有些医生觉得你父亲是一个官员会来拍马屁，这是他们的事，我只知道守好我自己的这一亩三分自留地。"

小姑娘还想再说，舒晓蓉打断她："你把今天陶医生讲的话好好想想，能和你父亲及申老过招的人，不是你一个二十来岁的大学生能明白的。"

陶大朋站起来，对申正颜说："走，去你自己的小饭店里再吃点小酒。我记得你还有几瓶许老爷子送的陈年茅台吧，我就好那个。"贾敏芳不解地问："申老还开小饭店？"舒晓蓉笑着说："这是申老自己的私人小厨房，不是一般的重要客人，是没机会到那里去吃的。"

贾敏芳要走了陶大朋的联系方式，遇上这小姑娘，还真是没法子。

过了几天，贾敏芳在网络上给陶大朋留言：我看你的网络空间很热闹啊，有很多人赞你，也有很多人骂你。你为什么不把骂你的内容删除掉呢，放着多难看？陶大朋回复：当空气不就是了，这无非是证明了我的存在。这也说明了我的存在价值，如果我是一个没价值的人，会有人来关心我的网络空间吗？"

陶大朋陆续为贾盼金父女治了半年多时间，贾氏父女的病已痊愈，从此陶大朋和贾家也走得很近。

一年半后，柳市长出事了。贾盼金问陶大朋："小陶，你当时说柳市长会出大事，真的被你言中了。你当时是怎么判断他会出事的？"陶大朋说："这个柳市长啊，精力亢奋，工作能力也很强。精力亢奋的人，阳气时时上扰，这样的人元神最易受扰。他私生活不检点，元神早就不固了。场面上有些事我也知道很不易，但我觉得不能乱，这才是真男人。乱了，就是说明他的元神无所主。人的五脏平衡是靠元神来把持的，所以中医学研究的不仅仅是治病，而是研究生命。特别是人这个有趣的动物，一定要考虑人的社会性，如果不去考虑社会性，这个人是不健全的人。"

贾盼金拿起茶杯说："吃茶，吃茶。"陶大朋也拿起茶杯。

申正颜来电话："许老爷子又送酒来给你喝了。"陶大朋说："行，我晚上就过来吃，把小贾也一并带来。"贾盼金说："小贾在学校里上课呢。"陶大朋说："我指的是你这个小贾，晚上去老申的小饭店，吃的是许老爷送来的酒，我代他们称你为小贾。"

两人相对大笑，又在茶杯里加满了开水。

〽️ 南京微言 〽️

治病有标本缓急的问题，治疗原则是"急则治标，缓则治本"。但以我的临床治病来看，病急为标，哪个急先治哪一个。

但在解决主要矛盾的同时，一定要留意次要矛盾。如果忽略了次要矛盾，难。

一箱芋头

江东兰山口盛产香芋，到兰山口游玩过的人都知道，大街上到处可见香芋。大个的有一斤多重，小个的也有六七两。

一年冬天，吴永飞到兰山口玩，也一样看到了满街的香芋。

吴永飞是一个中医，泰地人，三十五六岁。吴永飞在工作之余喜欢开车到处走走，但大多是在江东省范围内，很少到省外。

到兰山口这天，天下起了雨，又湿又冷，但吴永飞还是到处玩，直到晚上天黑才找地方住宿。

房间开好后，吴永飞又饿又冷，拖着疲惫的步伐到酒店厨房找吃的。可是别人早就吃过，饭菜全无，只得叫厨师煮点面条填充肚子。

吴永飞等了十几分钟，一个六十多岁的大妈端上了一大碗热气腾腾面条。吴永飞见这大妈的左小臂用纱布包着，细看大妈的面色，见面色萎暗无华。出于职业的原因，吴永飞问："阿姨，你这手怎么了？"大妈回答："说来话长，我这手臂的伤有二十多年了，一直看不好。反正我都这个年龄了，这辈子就这样过去算了。"

蝼蚁都有生命，何况是个人。但生命质量有好有差，才六十几岁的人，怎么能说就这样算了呢。

吴永飞顾不上吃面，赶紧叫大妈把纱布解开。只见大妈左小臂内外侧各有一个一厘米大的洞，洞口有脓也有痂，洞口边上的肉是黑色的，距洞口四五厘米的肤色也是黧黑。吴永飞用拇指按了下大妈的小臂，觉得指下发紧，而且木木的。

吴永飞问大妈："阿姨，怎么也不去找个医生看看呢？"大妈回答："我这伤是二十年前拆旧房子时留下的。以前的旧房子都是用木头加瓦片做的，木头上有很多钉子。我扛木头时，这手臂被木头上的钉子从内向外穿了出去。那时去找了个赤脚医生治疗，赤脚医生看我这手流血，就用了些药粉敷在伤口处，扎上了纱布。因为那时太忙，也没有去管这小伤。可没想到五六天后，觉得手臂很痛，再去找这赤脚医生治时，一解开纱布，我都吓一跳，原来我这伤口已经烂得不像样子了。赤脚医生一看，也不敢给我治了，我就去县人民医院治。可是治来治去也不见好，后来就断断续续地到处找医生，可是没有一个医生能帮我治好。唉，反正都这把年龄了，由它去吧。"

吴永飞说："我略懂点草药知识，信得过我的话，我帮你把下脉看看你的身体情况，如何？"阿姨伸出手给吴永飞把脉。吴永飞见大妈的脉象沉细弱几无，细寻又见有涩数之象，大妈的舌淡胖，舌尖偏红，苔稍腻。

吴永飞对大妈说："阿姨，信得过我的话，我给你开一个中药方，你吃上半个月试下，或许会有些效果。"

大妈可能是对于自己的伤已失去信心了，也不在乎于什么人开方，打电话叫儿子去拿来了纸笔。

原来这大妈的儿子是酒店的老板，大妈的儿子衣冠楚楚，见吴永飞一个年轻人，脸上露出不信任的眼神，对大妈说："你还看这手伤？不是看了二十多年了，如果有效果早看好了。"

吴永飞见此，对大妈儿子说："我是一个游客，出于好心帮你妈妈看病。不图你什么，也不会骗你钱，房间的钱我刚才已经付过了，这碗面条的钱我也不会赖账。"

也许是吴永飞的话说得在理，酒店老板放下笔纸给吴永飞开方用。吴永飞开方：生黄芪100g，苍术30g，厚朴30g，忍冬藤30g，连翘20g，黄芩20g，败酱草30g，鸡血藤50g，益母草30g，荆芥20g。15剂。

吴永飞对大妈说："阿姨，我这药方下的药有些重，你去抓药时药店里的人可能会说这药量太重不能吃。但我告诉你，一定要用这么个量，没有这个量治不了病的。因为现在的中药是化肥种出来的，中药的质量相对较差，只有加大药量才会有理想的效果，所以一定要用这个药量。喝药的方法是把两次煎好的药汁放在保温杯里，一次只喝一口，少量多餐慢慢地服用，但一天一定要吃一剂，你不能觉得药量大，一剂药分两天吃，就达不到理想的治疗效果了。"吴永飞说着，用手机把药方拍了下来存档。

酒店老板听吴永飞讲得很在理，对吴永飞说："先生，你也帮我看看吧，我近两年来，胃一直不好，经常反酸，稍吃多点就觉得胃口发胀，还打饱嗝。经常拉肚子，只要肚子一痛就要拉。晚上也睡不好，心烦，稍有点动静就会醒过来。还有腰酸痛，颈椎也不太好。是了，还会头晕，太阳大点就睁不开眼睛。我看了很多医生也不见效果，医生都说我的病太多了，不好治。"

吴永飞说："你的病下次再说吧，先等你妈妈的病看好再说。"

酒店老板说："那我不知道你下次什么时候到我们这里来啊？"吴永飞说"看缘分吧，有缘分应该会再见面的。"

药方一开好，面条已经不烫了。吴永飞大口大口吃起来，酒店老板母子呆呆地坐在桌子对面看着。

吃完面条，吴永飞询问面条的价钱，酒店老板客气地说："不要付了，一碗面条而已。你还帮我妈看病呢。"吴永飞说："要算的，这是两回事。如果说到看病的诊费，我的诊费很贵的。"

吴永飞付好面条的钱后起身走人，刚走到门口，突然想起忘记给大妈留电话号码，便转身回来，笑笑对大妈说："对不起，刚才忘记给你们留电话号码了。"大妈递上了纸和笔，吴永飞留下了电话号码后对酒店老板说："我的身份证刚才在登记时，总台已经扫描过了，我的身份信息你也很好调查，放心让你妈妈吃药。你妈妈的身体很虚，没有我这样的药方是治不好的。"

半个月后，大妈来电话："吴医生，非常的感谢，真没想到我这二十多年的老伤被你治好大半了。伤口的肉开始转红润，流脓也少了，人的精神也感觉很好，人很有劲。请问接下来要怎么治？"吴永飞回答："原方不变，再吃半个月。"

过了一个月，吴永飞收到了一个很沉的包裹，打开一看，原来是一箱香芋。里面还有一封信，是酒店老板写的，信上写着：感谢你帮我母亲无偿治病，我母亲的病现在已经差不多好了，身体其他情况一切安好。我知道上次不应该对你怀疑，但你也知道世事多变，我一个商人经历的事多了，对社会上的人和事的确会多个心思，希望你能理解。我的身体不好，我知道你有能力帮我治疗，很多次想打电话询问你在哪里坐诊，可是想到贸然打你电话也不太好，所以写信给你。

吴永飞告诉了酒店老板自己的坐诊地址，约好看病时间。酒店老板开车带着五六个人一起来看病。

吴永飞见酒店老板脉象弦涩数浊，重取无力，舌淡，但舌尖舌边很红，舌苔白稍腻，舌根很厚。吴永飞给酒店老板开方：党参 30g，苍术 30g，厚朴 30g，茯苓 50g，姜半夏 15g，麦芽 30g，黄芩 20g，防风 15g，丹参 30g，狗脊 30g，菟丝子 30g，钩藤 20g。

所有病人的药方开好后，酒店老板说："这些都是我酒店的服务员，全来自农村，家庭条件都很不好。不知能不能让我们把药方带回去抓药，可以用农保报销些费用。"

一箱芋头

吴永飞欣然同意，酒店老板临走时，千道谢万道谢。

等病人走后，门诊部的同事小方问："你刚才看了这么多病人，诊费好像还没给你吧？"吴永飞淡然一笑："谢谢他们又给了我一次实践的机会，技术的提高又哪是几个诊费可以衡量的。"

吴永飞回到家里，见妈妈已经把香芋蒸熟了，真的很香，很糯。

南京微言

外科之病和内科同理，只是生病的地方不一样。前人总结对疮疡的治疗以清、消、托等法为主，清是疮疡初起，火毒炽盛之际，治以清热解毒。但也要考虑到病人身体的其他问题，比如气阳两虚的病人，清热药不能太过，要考虑伤阳的问题。妇女月经来之前一两天，更要注意不能清太过。热毒总是瘀结，所以清热解毒之时，必要考虑到局部气血瘀阻的问题，所以有必要酌加丹参、益母草等辛凉通瘀之药。单纯的清热解毒，反而会使气血瘀阻而不利。热毒祛后，治以消散。疮疡后期，气血多虚，但局部的毒邪还没有尽。针对内见体虚，局部又有余毒未尽之机，治疗得内补元气，外清透毒邪，这样的治疗方法称为托法。

本患初起虽说是外伤，但因误治，只片面的考虑止血为能事，导致毒邪内攻而生溃烂。伤二十年，还见局部流脓，可知这二十多年的伤口使人气血大伤，所以见脉弱几无，这时的治疗无大剂补药不能为功。久病必瘀，这瘀有两方面，一是久病之人元气必弱；二是病的局部瘀阻问题。所以对于久病之人必要活血化瘀，气血不畅病不得愈，所以用鸡血藤、益母草。本患总因外伤所起，必要考虑到外风的问题，加一味荆芥以散外风，引内元以托外毒。

对于久久不愈的外科疮疡，我的治疗经验颇多。记得三年前我曾治疗一例仙居牙龈瘘痛的病人，已十几年不愈，面部肿胀变形，我用生黄芪100g，苍术30g，陈皮20g，连翘20g，黄芩20g，鸡血藤50g，皂角刺20g，防风10g，白芷10g，狗脊30g，为基础方加减，先后两个多月而愈。

至于酒店老板的毛病更是多见，就是肝郁化火。治疗肝郁化火必要健运脾胃，只是本患化火日久，已然耗伤肾气，导致脾肾两虚很明显。治疗肝郁之病，必要活血。气为血之帅，气机郁滞则血为之不畅，所以单纯理气往往治不了郁结的气机。另外，还要看郁结的程度，如果已见明显的瘀血内结，则要逐瘀为治，瘀闭不祛，郁不得解。胃反酸，必有热，有一分酸必有一分热。这热是腑气不通，积食化热而成，所以治疗胃反酸一定要考虑到胃腑的通降问题，而不是用碱性药来制酸治疗，如果用酸碱反应来制酸，反而会引起胃胀气。

林根明之死

林学海是一个偏远山村的青年，外出打工几年后，回到当地县城买了房子，并且开了一家水果批发店。林学海能说会道，水果店开得很成功，后来又开了两家分店。

林学海的父亲林根明，见儿子生意有成，渐渐地在村里也牛了起来，家里常年餐不断酒。只要有村民来串门，林根明总要多喝两杯，以显家中的财力。

过了两年，时值梅雨季节，林根明觉得胃脘痞胀、不舒服，闻到油腻味就要吐，大便溏黏。他到乡卫生院检查，卫生院医生诊为消化不良，配了些促消化的药来治，效果不佳。

林根明一次外出被雨淋而感冒，赶上一个村民来访。村民告诉林根明："你这是湿气啊，现在是天天下雨，你要吃点消水的东西才行。"

林根明觉得村民所言有理。妻子对林根明说："不是说白酒是消水的吗？那你再多喝些酒不就是了。"林根明给县城里的儿子打电话，叫儿子买些白酒回家。林学海是一个孝子，接到父亲的电话后，立刻买了几箱白酒给父亲送去。

林根明喝酒数天后，胃出血，被连夜送到县人民医院急救，被诊为胃出血、酒精肝。住院数日后出院，医生叮嘱林根明要戒酒。林根明回家后很配合医生的治疗，果真是滴酒不沾。

两个月后，林学海带几个朋友回乡下老家找野味吃，打了只山鸡，还有一条蛇。林学海把野味在老家杀了吃，朋友说："这里山高天凉，虽说现在清明节都过了，但还是这么冷，得多喝些白酒以祛寒。"

林学海的母亲说："是啊，我们这里雾气重，如果不喝点白酒，以后会得风湿痛的。我就是想不通，为什么县里的医生叫学海他爸要戒酒。"

林学海的朋友说："现在的医生，靠几个小工资过日子，还要养家供孩子上学，哪来的钱喝酒啊。这种人，一定是自己没得喝，看到别人有得喝，心理不平衡，所以都叫病人别喝酒。病人的酒都不喝了，难道都送给医生喝吗？"

这两个来月，林根明的身体也没有什么不舒服，也觉得儿子的朋友说得有理，于是叫儿子拿来了酒杯。几个人喝着美酒，边吃边说，你一言他一语的把医生骂了一通。林学海带着朋友一身的酒气开车回县城。

林根明一开戒，喝酒比原来更凶了。妻子叫他少喝点，林根明对妻子说："庸医害人，这是什么世道，看我喝几杯酒，都要不平衡。我要把戒了这两个月的酒给喝回来，要不太亏了。"

秋天到来，妻子觉得林根明的面色发暗，对他说："他爸，我看你的面色好像比往年要暗些，而且眼睛下面也好像有点肿。"林根明说："夏天太阳太烈了，面色晒黑点很正常啊。没事，没事。"林根明的妻子说："还是注意点好，你的眼睛下面真

175

林根明之死

的好像有点肿。"林根明说："这一定是前几天我去小溪里抓鱼引起的，反正家里有的是酒，我多喝几杯就是了。"

大年二十五，林学海送年货回家准备过年，见父亲面色很暗，面浮肿。林根明说连着几天下雨，山上到处是雪白的冻雨，是天气寒湿造成的，林学海叫父亲多喝酒来御寒。

春耕到了，林根明也下地干农活。几天下来，林根明的双脚肿得不能穿鞋子，手一按就凹陷没指。休息数日，他继续喝白酒消水湿，可没想到肿势更严重。林根明连忙打电话给林学海，接他到县人民医院里检查身体。

医院检查，林根明得了严重的肝硬化腹水，肾功能不全。林根明住院治疗半个月后，浮肿消退出院。

林根明出院回家后，戒酒休养。一次到县城里看儿子，从摊上买来了一本中草药的书，书中还有彩色图片对照。林根明看到书中记载商陆能消水。商陆在江南山村处处都有，是一味很常见的药。于是，林根明看到商陆就挖来煮水喝。没想到，过了半年，浮肿又复发，到县人民医院治疗，但效果不明显。

这时林根明刚好看到电视里有一家医院做广告，这家医院专门治疗肝硬化腹水、癌症等。

林学海带着父亲，按广告的地址去治疗。经这家专科医院治疗近一年时间，林根明的病反而越治越严重。实在没法子，林根明只好回家休养。

过了不久，县人民医院中医科来了个中医生，技术很好，治疗各种疑难绝症很有心得。这中医医生叫苏雷，从小就爱好中医，高考时考上了中医学院，毕业后就在县人民医院里工作。可是工作数年后，发现从学校里学来的知识根本治不了病，就到处打听哪里有技术好的医生，想再去拜师学习。后来听说省城有一个名老中医技术很好，就去进修了两年，今年苏雷进修刚回来重新上班。

林学海带着父亲的检查报告单，以及以往的治疗用药找到了苏雷。

苏雷分析后，对林学海说："你父亲的毛病很严重了，肝硬化要再逆转，根本不现实。但他这是酒精肝引起的，只要调治得好，虽说肝硬化不能逆转，但再活几年不是问题。"

林学海问："以苏医生的看法，我父亲还能活几年呢？"

苏雷回答："这没有一个固定的，要看你们的配合。有的活个二三十年都没问题。"

林学海一听说父亲还能再活二三十年，觉得很有希望，但因为以前在专科医院里治疗，父亲曾吐过两次血，生怕他坐车不舒服又吐血，便邀请苏雷到乡下出诊。

苏雷在省城学习时，看过老师治疗这方面的疾病，效果很好。但自己回到县人民医院后，这类疾病碰到的不太多，虽说整体效果不错，但是总想多接几个这样的重病号来提高下自己的技术水平，便欣然答应林学海的要求。只是苏雷平时要上班，只能双休日出诊。

苏雷到林根明家，见林根明面色黧黑，但两颧微微有点潮红，舌淡胖多津，脉弦劲有力，偏数。苏雷分析，林根明先是过饮伤肝阴血，阴血一伤，则阳气无所依而阳气亦伤。后来过服商陆利水，阳气更伤，后来在专科医院，也不外是商陆、泽泻、茯苓、泽兰、益母草、丹参等药利水活血为治，从而使阳气更伤，这脉弦劲有力，是体内水湿过重造成，治疗得补气温阳急复阳气，并且大剂利水药来利水保阳。

苏雷开方：生黄芪50g，白术30g，苍术30g，陈皮15g，厚朴15g，茯苓100g，干姜20g，炮附子20g，菟丝子30g，枸杞子30g，泽泻20g，地龙20g，益母草30g，桂枝15g。

苏雷给林根明开好药方后，林学海很客气地对苏雷说："苏医生，非常感谢你为我父亲看病。等我父亲的病好了，我一定重谢。"苏雷说："治病救人是我分内的事，不要说什么谢不谢的。"

两周过去了，林学海又来找苏雷去为父亲出诊。但林学海说自己的车坏了，叫苏雷开车去。苏雷开着自己的车去给林根明看病。苏雷见林根明的脉象已明显缓和，林根明的精神也好转。苏雷原方不变，只是把茯苓的用量减少了一半。

又过两周，林学海的车还没有修好，苏雷还是开着自己的车，带着林学海去给他父亲看病。

每过两周，林学海都来叫苏雷出诊，林根明的身体一次比一次好起来，但林学海的车就一直坏着没法开。苏雷每一次出诊，油钱也是自己出，林学海也从没给过一分诊费，总是说等父亲好了，会重重有谢。

几个月过去了，林根明的身体恢复得很好，一家人很开心。

林学海把苏雷每一次的药方都保存好，并且仔细的分析，见苏雷给父亲治病的药方，都是和第一次的药方差不多。要么这个药量大点，要么那个药量减少点。受寒了加些紫苏叶、生姜；天气下雨，舌苔变厚，加大茯苓的用量……

林学海对林根明说："真想不到中医这么简单，就是几个药变来变去。我看这个苏雷也没有什么本事。"说完顺手把药方往边上一丢。

林学海的母亲说："这种医生，本就是没有什么本事的，所以才会一次次的来帮你父亲看病。还不是看到你开水果店有几个钱才会这么卖力？"

一天，林根明到了县城里检查身体。林学海也不带父亲去看下苏雷，检查好直接又回乡下去了。

苏雷一次次开车去乡下为林根明治病的事，医院里很多同事都知道，早就有同事叫苏雷别这么热心。苏雷一直也没当一回事，可没想到这次林根明到了医院里检查身体却不见他。苏雷心里不是滋味。

到了周六，林学海又来电话，叫苏雷去乡下为父亲出诊。苏雷说："你父亲几天前不是刚到我们医院里检查身体吗？那时为什么不直接来看？我这周没空，要考试，下周去吧。"

林学海说："你这医生怎么了？难道我还会少你诊费？"苏雷说："如果为了诊费我就不去出诊了，我开车到你老家，来回三小时，这么多次下来，光油钱都上千元。我只是觉得你有这份孝心，加上你父亲的病我也想治。但这周我是真的没空去了，下周再去吧。"

林学海有点不高兴了，悻悻地说："你们医生就知道赚钱，同样的药，我们乡下比县城里就要便宜好些。"苏雷说："乡下店租便宜，各方面开支也少。而城里店租贵，各方面的开支都要大些，这很正常啊。"

林学海挂了电话，再不找苏雷治。

过了一年，林根明疾病复发，林学海打电话找苏雷。苏雷告诉他，自己在省城学习。林学海对苏雷说："苏医生，你以前给我父亲开的药方，不知道怎么被我弄丢了，你能不能通过手机再发个药方来啊？"苏雷说："治病要看病情的变化，调整用药。中医学讲因人、因时、因地制宜，季节不同，气候不同，用药也不同。这么长时间没看到你父亲，叫我通过手机发个药方来治疗，我实在没有这个能力。你如果方便，还是带你父亲到省城来一趟吧。"

半年后，苏雷听说林根明死了。

从苏雷接手治疗起，他从没收过林家一分诊费，并且每次出诊的油钱都是自己出。

苏雷听到这样的消息，默默地叹了口气。

南京微言

从一个医生的角度来说，苏雷仁至义尽了。他没有收林家一分钱，并且还在贴钱。

人的品性是环境造就的。林学海以他所处的环境来衡量医生的价值。这样的事，在社会上何其多。不仅是医生，有多少人会去尊重技术人员？

中国文化讲的是以孝为先，林学海是一个孝子，但孝子对长辈的孝敬也要讲合理性。第一次父亲胃出血后，林学海就应该对父亲的戒酒加以督促，而不是有了几个小钱就看不起医生，把医生的话当耳边风。

只考虑自己的利益而忽略别人的付出。林根明的死，与其说是死于病，还不如说是死于一家人的无知。

杏影 寻因究源 探病纪实

方华减肥记

南江是一个小县城，改革开放后，经济发展得很快，在中国百强县里名列前十五。近年来，南江县的人口快速增长，市区常住人口就有一百万，外来流动人口每天也有上百万。

丁峰五十五岁，行医二十五年，自己开诊所，病人很多，是南江县的名医。暑假的一天，来了个四十多岁的男子，形体偏胖，面色淡暗。病人进门就说："丁医生，我要减肥，用了好多种方式都没有效果。不知道你们中医对肥胖有没有好办法？"

丁峰见病人脉象沉弱而稍见涩浊象，舌淡偏胖而多津。

丁峰问："你身高多少？"病人回答："一七五。"丁峰又问："体重呢？"病人回答："一百六。"丁峰说："也不算很胖，但中药调理身体得有一个过程，不能急。"病人问："那要多久啊？"丁峰说："得有三个月。当然，你还得增加运动，你是哪个单位的啊？"病人说："我是卫生局的。我叫方华。"丁峰笑笑说："原来是领导大人啊，专管我们当医生的。"

方华说："也算不上什么领导，只是一个小科长。说到管你们，还真是可以管得上。如果你帮我把身体调理好，不就没人来管你了吗？"

丁峰很害怕，吓得面色都青了，急忙摆手对方华说："领导大人，你还是去找人民医院的医生看吧。他们调不好你的身体，你们是一定不会去管他们的。你也知道我们胆子小，最怕的就是官了。"

方华很随和，笑笑对丁峰说："刚才是和你开个玩笑，天下又有哪个医生能包治百病。我长得稍胖点倒没有什么，最主要的是痛风要了我的命。这个毛病虽不会死人，但是一痛起来，这个难受只有自己知道。你刚才把脉没有把出我有痛风吗？"

丁峰说："方大人，真是对不起，我的能力有限，没有把出你有痛风。你还是另找高明吧。"

其实南江县城也就这么点大，方华怎么会不知道丁峰的为人呢。这个丁峰，如果心情不好，哪怕是县委书记来也不理会。曾记得有一次县委书记生了病，想请丁峰来看病，丁峰假装醉酒。县委书记硬是叫驾驶员把满身酒味的丁峰给拉到家里来。后来丁峰诊好脉走后，还故意忘了一只鞋子在县委书记家，县委书记只好买了一双新鞋送到他诊所里。这事在南江县已成为笑话，场面上的人全知道这家伙最会装。

丁峰见方华一定要治，满脸的无奈，只好为方华开方。

丁峰给方华用药：生黄芪60g，土茯苓100g，苍术30g，陈皮20g，鸡血藤50g，晚蚕沙30g，独活50g，蜈蚣3条。

丁峰把药方交给方华，对他说："你们是可以公费医疗的，还是拿着这药方去医院里抓药吧。"

边上还有两个病人等着丁峰看病，对刚才所发生的事全部都看在眼里。有一个病人站起来，对丁峰说："你这人真是糊涂，领导大人来了，这是你表现的好机会啊。你还和领导讨价还价，难道你真的要收领导的药钱？"

丁峰说："我是一个凡人，要生存。我这门诊部一年的租金是三十万，还有水电费，有两个抓药工，一个煎药师傅。这些人员的工资全要我付的啊，我怎么能不收钱。"

这病人说："你这人真是弄不懂，面对领导，别人巴结都来不及呢，你反而往外赶。"

方华听到丁峰和这病人的对话，觉得很是无味，拿着药走人了。

不到一小时，方华来电话："丁医生，医院药房说你的药量太重了，要你过来签字才给抓药，你有空的话过来一下。"

丁峰回答："我的诊费很贵的，在城里出诊一次三千元。如果是外地的病人，要以天来计算，出诊一天的诊费是三万起步。"

方华在电话里说："天啊，我以前只是听说你的诊费贵，没想到你的诊费还真是这么贵的。你出诊一天三万元，不早就发了吗？"

丁峰："我守在诊所里会有病人来，我出去了，病人就跑了。我到外地出诊，要花两天时间。这两天一出去，我的收入不就没了吗？"

方华说："你这个医生怎么能这么功利呢？"

丁峰说："我刚才就对你说了，我是一个凡人，我要吃饭要生存的。你问下医院药房的人有没有空，如果他们有空的话，叫他们过来，我签字就是了。"

方华没法子，只好拿着一张医院里用电脑打印的药单送了过来。刚走到丁峰诊所的门口，听到有个老太太问丁峰："丁医生，多少钱？你这是第五次给我换药了，你每次都不收钱，我都很难为情了。你的药也是买来的，也要有成本。"丁峰说："阿姨，算了，你一个老人家，家里条件也不太好，钱就算了，反正这药也不算贵。你这疼痛不是一下子就能好的，要多敷几次药才行。"

方华听后，气得火冒三丈，气冲冲地走了进去。

丁峰看到方华拿着药单来，笑笑说："我不是说了，我留在诊所里可以赚钱的，所以出诊一定要收诊费。"

方华听到丁峰这么说，不怒反笑道："刚才那老太太你收钱了吗？"

丁峰说："她是一个孤寡老人，常言说'上天有好生之德'。"

方华看着丁峰把字签好，拿着药方转头就要走。

丁峰的儿子丁文今年二十八岁，在省城读博士。见父亲这样的态度，笑笑对丁峰说："老爸，何苦与你的顶头领导过不去呢？"

丁峰怒目瞪着儿子，训斥道："小孩子不懂就别乱说，读好你的书。记住，你以后到社会上，一定得有立足的资本。你有了立足资本，才有资格傲立于社会。心理不平衡没用，拍马屁也没有用。交换，是天地万物生生不息的源泉。"

丁文见此吓得赶紧跑开。

过了一个月，方华来复诊，很不开心地对丁峰说："别人都传你技术很神，也不过如此。吃了你十剂药，我的体重一点没下降。"

丁峰说："我本就一凡人，我也没有对你说包治包好啊。我早叫你另找高明了。"

方华说："真是一个刁民。我再信你一次，今天是过来复诊的。"

丁峰看了看方华的脸色，不紧不慢地说"原方再服十五剂，诊费两百元。"

方华说："你就看我一眼，一句话，就要诊费两百元？"

丁峰淡淡地说："今天你的诊费一分也不能少，如果你不付我诊费，我见人就说南江县卫生局的方华到我诊所里看病不付诊费。"

方华见此，只好从包里取出两百元，狠狠地丢在丁峰面前走人。

丁峰喝了口茶，自言自语道："啊，今天我又赚了两百元。"

因为丁峰名声在外，就南江县的中医来说已是权威。方华火归火，但丁峰叫他原方再吃半个月，还是老老实实照做。

天气渐渐转凉，秋天到了。

这天，有一家健康会所开张，给方华还有卫生局的一些领导送来了免费体验券。

方华的同事楼晓明说："这家是目前我们南江县规模最大的健康会所，有美容、按摩、足浴、运动等七八个项目。什么时候我们也抽空体验下？"

方华说："别再去信这些无聊的事了。健康是一个大概念的问题，这些人懂医学和健康吗？老百姓不知道，我们还不知道？"

楼晓明说："我听说他们还从外省请来了一个佛医作为健康顾问，很神的。这样的高人在我们南江难得一见，去见识下吧，反正也是免费的。"

吃过午饭，楼晓明带着方华到了健康会所，见一个四十来岁的男子在指导四五个人做原地踏步。只听这人说："动起来，快，更快，越快越好。快快快。"

几个人听到口令，加快了踏步的速度，只听到脚踩空气发出的呼呼声，头上和身上的汗飞到几米外。

楼晓明介绍："这就是他们分所请来的佛医，我们先看看他有什么惊人的水平。"

只听佛医讲解："一天之中，最佳的运动是在中午午时。为什么呢？因为一天之中，午时阳气最旺，在阳气最旺时运动最好，越剧烈越好。"

在原地跑的几个人中，有一个胖子。佛医走到胖子边，说道："我收了你的钱，就要对你负责任，要对得起你交的钱。像你这么胖，这时运动有两个要点，一是强度要足，二是不能吃午饭。人只有在阳气最旺时，又空腹运动，这样才能瘦下来。"

胖子问佛医："为什么啊？"

佛医说："动则生阳，越动阳气越旺。你为什么胖，就是体内水湿太重了。水是阴物，要有足够的阳才能化。我让你们在一天之中阳气最旺的时间里运动，这是最科学的运动方式。因为这样的运动能让你身体的阳气最足，体内的湿气就最易消耗。"

楼晓明对方华说："高人就是不一样，对运动也这么讲究，还要考虑到阴阳的问题。他讲的很有理的。"

胖子咬牙切齿，双脚飞快地动着。

不一会，胖子去称体重。方华走过去问："你来这里训练多久了，轻了多少？"

胖子回答："这个大师真是厉害，我来这里才运动了十来天，我原来一百九十几斤的体重，现在只有一百七十来斤了。平均每天轻两斤半。"

方华惊讶："这么厉害，我的体重比你轻，应该比你瘦得要快。我明天就来运动。这个大师是什么来头？"

胖子说："这大师可不得了。他原来是学西医的，但他家传是中医，这两年又参悟佛法。从而把西医、中医、佛法结合到一起。他给人治病从不用药的，就是教人怎么吃东西，按照他的方式去运动就行了。"

方华说："真是大师，真正的大师治病都是不用药的。"

第二天，方华正式到健康会所来运动，严格按照佛医的话去做。一是每天中午空腹连续运动一小时，到了下午两点才能进食（包括喝水），如果饿了的话，只能吃一个苹果，体力消耗大时可以吃两个苹果。

第一天运动下来，方华累得头晕眼花有气没力。到了傍晚时分，整个人像虚脱了一样。第二天再运动，还是一样。连续来健康会所运动了五天，体重下降了十来斤，方华开心得不得了。如此运动了一个月，方华的体重由原来的一百六十斤下降到了一百二十五斤。

到了冬天，方华穿着厚厚的衣服也不显胖，很是满意。

过年时，方华严格按照佛医大师的要求，不论到那里，吃得很是清淡，清一色全是素食。他的形体一直很好，最开心的是这半年时间里，痛风没有发作过一次。

清明节后不久，单位统一体检，让方华大吃一惊，结果显示他得了严重的营养不良。

因为佛医大师很忙，过年后就没有来上过班。方华打电话给大师，问为什么会营养不良，大师告诉方华："你这是一个正常现象，人为什么会生病，就是因为体内的垃圾太多。你现在是在放垃圾的关键时期，这是正常的。像水库一样，淤泥太多了，要把水库里的脏水全部放掉，再把淤泥清洗掉。放进新水，水就清了。"

方华感叹："大师，就是大师，这么一个深奥的道理，可以通过这么通俗的道理，一句话就讲明白。"

清明时节，气温变化很大，方华感冒很久不好，于是问楼晓明："晓明啊，我觉得不太对劲，近来我总是感冒。怎么你不太会感冒呢？"

楼晓明说："这很正常啊，这个季节感冒的人本来就多啊。"

李影　寻因究源　探病纪实

方华想想也有道理，还是严格按照大师的话去做。到了夏天，方华觉得人很困，精力体力大不如去年。并且他的体质也很不好，在空调房里，别人一点事没有，他就会感冒。方华想想不太对劲，又打大师电话，没想到大师的电话已变成空号。

方华找到了健康会所的老板，问道："怎么大师的电话变成空号了？"

会所老板说："人家多忙啊，每个人的电话都来接，哪里忙得过来？"

天气变热，方华的体质一天不如一天。没法子，只好又去找丁峰看病。

丁峰诊方华的脉，见脉沉弱如无，急忙对方华说："你元气大伤，得大补。夏天出现这样的脉象非常不好。"

方华问丁峰："夏天的脉应该怎样才算好呢？"

丁峰回答："人和大自然是息息相通的，春天的脉是要拉得有点紧，夏天的脉是要轻轻一摸就摸到，并且脉管较粗，跳得较快。这样的脉象，中医学称为洪脉。而你出现了沉脉，并且脉弱如无，这是元气大亏的表现啊。再不补养身体会生大病的，并且这样的病很难治。虚证是最难治了。"

方华说："我知道你出名了，不就是靠吓病人吗？我一个大男人，才四十来岁，哪会这么虚？"说完头也不回，站起来就走。

丁峰看到方华这样，急得赶到诊所门口，对方华说："方科长，我说的是真的，你的身体真的非常不好。你是不是这一年来都没有痛风发作了。这是我那些药的作用，但这药是治标。如要治本，还得有些时间。你现在的身体真的要好好调治了，再不补养元气，真的会得大病的。"

方华说："别装模作样了，我不是那种小家子气的人。去年的事我早就忘记了，我不会来找你麻烦的。只是你名气这么大的中医，用这样的方式来忽悠我，实在令人不齿。你好自为之吧。"

丁峰叹了口气，呆呆地看着方华远去的背影。丁文走过来问："老爸，怎么了？"

丁峰说："可惜了，一个年轻人，他要得大病的。"

丁文说："这也不关你的事啊，又不是你害的。"

丁峰说："你懂什么。"

一个月后，丁峰接到人民医院急诊科电话，叫他去救一个危重病人。丁峰急忙跑到人民医院急诊科，一看病人是方华。

方华的同事说，有一个同事结婚，方华因为开心多喝了几瓶啤酒，第二天就起不来了，送到医院，医院说是急性心衰。

丁峰把了下方华的脉，见脉象弦劲而数。

丁峰说："方华上次脉象就不对，夏天阳气外浮。在空调房里，加上过量的喝啤酒，阳气不足以化，湿邪内生才会这样。中医学叫'水气凌心'。"

丁峰叫人民医院的医生用参附注射液滴注，又叫护士取来热水袋温敷小腹的关

方华减肥记

元、气海等穴位。

丁峰开方：炮附子50g，茯苓100g，泽泻20g，生黄芪100g，当归20g。丁峰叫医院马上煎药，药煎好后马上鼻饲进药治疗。经过一天一夜的抢救，方华度过了危险期。

丁峰看到方华醒来，轻轻地拍了拍方华身上的被子，只说了一句："好好养身体，傍晚我再来看你。"

几天后，方华出院，身体恢复得很好。方华又来到诊所，叫丁峰帮忙调理身体。

丁峰用药：生黄芪100g，苍术30g，陈皮20g，茯苓50g，当归20g，菟丝子30g，覆盆子30g，五味子20g，巴戟天30g，泽泻15g。

丁峰对方华说："你才四十来岁，正值壮年。但你伤了元气，调补得有一个过程。这药吃个把月就会好起来。但不会全好，冬天你要过来，我给你开膏方进行慢补。明年还要这样调补，要不对你的阳寿有损。"

方华说："丁医生，以前我对中医不够了解。这两年，国家开始扶持中医，媒体上很多关于中医的报道，我才开始关注。我作为一个卫生系统的工作人员，对中医学不了解，这是很失职的。如果你不嫌弃，我想当你的弟子，跟你学中医。"

丁峰笑笑说："当我弟子吧，有空过来走走，只要我知道的，我都会教你。"

多云天气，一片乌云刚过去，一片又来。不一会，乌云又走了。

丁峰看了看诊所外的天空，对方华说："你真想学，我选几本书，你明天来拿就是。"

❧ 南京微言 ❧

随着社会经济的发展，肥胖的人越来越多，减肥成了现代社会的一个热门话题。目前社会上流传的减肥方法各式各样，有的吃减肥药，有的通过运动，有的通过汗蒸等。

肥胖是一个渐近加重的慢性病，治疗肥胖也不是一天而成。但心急浮躁，是当前病人求医治病的一个最麻烦的问题。常年引起的一个毛病，恨不得一下子就治好，这是不现实的事。减肥也一样，得有一个较长的过程。不论怎样，总是要在不损害身体的前提下进行。

我以前在湖南体育学院系统地学习过有关运动方面的知识。方华这种运动方式最不可取。饿着肚子进行高强度的运动，最损人体的元气。以这样过度消耗的方式来减肥，自然是很伤身体。《内经》说，人的年龄过了四十，肾气就只有一半了，张景岳据此论提出四十岁要调补身体。而方华一个四十多岁的人，则是反其道而行，不病才怪。

付出惨重的代价，获取了一些表面很光鲜的利益，人们就会很珍惜。方华以损伤身体元气的代价，让他的形体看起来好看些，自然不会再去相信丁峰的话。因为方华要的目标，丁峰原来没有做到，而省外来的大师做到了。由是让方华不再相信丁峰的话，这是人之常情。方华和丁峰之间的矛盾在于两个人的目标不一样，方华要的是在短时间内就瘦下来，而丁峰作为一个专业的医生，考虑的是一个人的整体情况。不同的目标，自然很难让两人走到一起。

身体大亏之人，无力运化水湿。方华在同事结婚时，在冷风空调的环境下，身体的阳气更伤。啤酒一过喝，体内积聚的水湿量，大大超过了阳气气化的力量，心脏的负担一下子就加大，由此造成了水气凌心的重症。

水气凌心的治疗，最主要在于温阳祛湿。温阳为治本之道，祛湿为治标之要。温阳可以促进气化增加祛湿药的效果，祛湿又为温阳提供帮助。对于水气凌心的治疗，丁峰用了《伤寒杂病论》中记载的"真武汤"。因为方华元气大亏，是以去真武汤中甘苦的白术，而用纯甘的黄芪大补元气；去白芍的酸收，加泽泻以合茯苓的通利；"血不利则为水"，但水不利则血亦滞，所以加一味当归以通脉。最关键是在服药之前，急用热水袋温敷小肚子的关元、气海等穴来急敛阳气。可见针灸用于应急治疗，丁峰很有心得。急中生智能以热水袋来代替温灸，这是难得的反应。

丁峰救了方华的命，方华也由此改变了对健康问题的一些看法，想跟丁峰学中医。后来丁峰买了《中医基础理论》《中医诊断学》《中药学》三本书。可是方华把书拿回去后，根本没有看。

人总是这样，危险期一过，就会变得很健忘。

185

人 脉

江南的冬天很冷，以北方人感觉来说，是又湿又冷。

但有暖风的空调房是暖和的，饭店更是如此。一张大大的圆桌，中间挖个洞，放着一个电火锅。边上是一个比桌子稍小可以转动的玻璃台，满满的放了一圈菜。十几二十人围着，吃吃菜，喝喝酒。这是中国人脉关系的一个重要组成部分。

王大为，一个四十来岁的男人，就是这样一个人，他很懂得人脉的重要性。王大为整年出入于大小酒局和饭局，要么在 KTV 里放声高歌，充分体现他的男高音。据他自己说，在金顶山这个地级市里，没有他不认识的人。

姚启明是外来行医的中医，很荣幸，刚到金顶山不久就认识了王大为。

过了一年半，正值阳春三月，姚启明去了金顶山的一家民医馆坐诊。第一天，姚启明看了六个病人，两个月后一天就看四五十号病人了，忙得不亦乐乎。

人
脉

突然，姚启明的一个酒友来电话："中医，王大为骑摩托车摔伤了，你有空来看一下吧。"姚启明忙问："他在哪家医院？"酒友答："我也不知道他在哪里，只是他来电话说摔倒了，现在公路边，好像是在十八里那边，具体位置我也不知道。"

姚启明顺着去十八里的方向开车，找了近两个小时也没找到。原来王大为已经被交警送到了金顶山郊区的湖西镇卫生院。

到了湖西卫生院，姚启明见王大为满脸是血，左手两个手指骨折，皮开肉绽，骨头裸露。姚启明问医生："伤者到多久了？为什么不手术缝合？"卫生院的医生反问："你是伤者的家属吗？伤者酒醉了，身上也没带钱，我们没法手术啊？"

姚启明大怒："交警把伤者送到卫生院已经尽责。难道你们这里没看到钱就不救人？"卫生院医生说："我们这里不是慈善机构，我也不是救世主。"

姚启明拿出一打钱，对卫生院医生说："马上消毒，进行缝合手术，剩下的我自己处理。"

伤口处理后，卫生院里配了些抗生素和止痛药。姚启明带着王大为回到了他的住所，把体重一百八十多斤的王大为背上了楼，交给王大为的儿子才走开。

次日，姚启明见王大为酒已醒，见他舌胖苔腻，脉象弦数。姚启明面对形体肥胖的王大为说："怎么了，还高血压？不要命了？"王大为努力地举起了手打拱："谢谢，真是谢谢，真想不到平时看你很冷漠，有时疯疯癫癫。关键时刻还帮了我。"姚启明说："上天有好生之德，我是一个医者，这不算什么。你的左手伤口较大，加上你血压又高，得吃点中药，好得快点。"

王大为说："昨天你花了多少钱，把卫生院的发票给我，我有钱了还你。"姚启明说："不要说钱不钱的事，你的伤不仅仅是破损的地方，你身体上还有很多处碰伤呢。如果现在处理不好，以后会得风湿，变天就痛。这可是要苦你一辈子的事，这点钱我为你付也没有什么问题。"

因为王大为有抗生素和止痛药在吃，疼痛并不是很严重，但这两样药对脾胃的损害都很大。王大为又是肥胖的人，治疗必须以运脾化湿为核心根本。姚启明用药：生黄芪 30g，苍术 30g，厚朴 30g，茯苓 50g，紫苏叶 30g，干姜 20g，黄芩 20g，忍冬藤 30g，丹参 30g，土鳖虫 15g，延胡索 20g。

姚启明把药送过去后，一天探望一次。王大为恢复得很好，过了一周就拆线了，不到半个月就可以下地到处走了。

自此，王大为和姚启明的关系走近了不少，王大为也时不时地带姚启明出去吃吃饭，唱唱歌。

第二年，姚启明到了家医院里上班，接到了一个酒友的电话："中医，王大为中风了。我知道你治疗中风有一手，能不能帮他啊？"

姚启明二话没说，马上找院长协商："院长，我有一个朋友中风了，我们医院能不能收来治啊？"院长说："医院哪有不接收病人的道理。"姚启明说："可是我这朋友很困难，没有钱的。"院长说："那你自己用中医治疗不就是了，一切风险和所产生的费用你自己签字承担。"

王大为住院后，姚启明签字用纯中医治疗。

姚启明见王大为神志昏迷，面色潮红。问边上护送的人，才知道王大为是喝酒太过引起中风。于是给他做了 CT，见脑部血栓，还好没有形成脑疝。姚启明针刺足三里、血海、三阴交、太冲、内关、合谷。先刺足三里、血海、三阴交留针；再给太冲、合谷刺血。

姚启明开中药方：生大黄 20g，柴胡 20g，茯苓 60g，泽泻 20g，天花粉 30g，怀牛膝 30g，菊花 20g，厚朴 20g，姜半夏 15g，石菖蒲 10g，丹参 30g。

由于送得及时，救得及时，王大为恢复得也很快，一周后便出院。姚启明配了些中药，后来又先后巩固治疗了三个多月，王大为的血压也正常了。

王大为很开心，请姚启明吃饭："中医，你一次又一次地帮了我。我真的不知道怎么感谢你才好。"姚启明说："没什么，我是一个医者。以后注意点，不是什么时候都会有人在你身边的。"

王大为说："我河南有个亲戚，他那里有很好的铁棍山药，到了冬天，他会给我寄来，我到时送些给你吃。"姚启明说："好的，那先谢谢你了。"王大为说："你帮过我两次，药钱都是你帮我付，我还没给你呢。下次一次性给你吧？"姚启明还是淡淡地说："没事的，不急。"

冬天，一个酒友关节痛，叫姚启明去他家吃饭。

这个酒友是金顶山本地人，并且是一个机关单位的中层干部，为人倒是很爽气，和姚启明虽说没有什么深交，但也一直走得较近。

姚启明一进酒友家，见他家客厅里放着五箱铁棍山药。姚启明开心地说："这是好东西啊，大补的，就是吃了会胀肚子，得配些佛手一类的东西一起煮才不会胀气。如果放厚朴、陈皮等口感又差了些。最好是炖着吃，比如炖鸡、猪筒骨等，再放些生姜片一起炖，这样就补而不胀肚子了。"

酒友说："这是王大为送来的，我说送一箱就够了，他一次送五大箱来，我哪里吃得了这么多。"

饭后，姚启明给王大为打电话："我的山药呢？你欠我的药钱可以不要还，但你说过要送山药给我吧？"

王大为说："中医，真的对不起，我忘记了。我现在在外面忙于应酬，要不你去我家里拿吧，我儿子在家。"姚启明表情复杂地盯着手机通讯录，最后也没去拿山药。

夏天到了，姚启明带了个朋友去南山水库玩，见王大为和一群朋友也在那里玩水。

人脉

王大为走过来和姚启明打完招呼，又回到朋友堆里。姚启明听到王大为边上一个人问"他是医生？还是中医，有这么年轻的中医吗？别忽悠人了。"王大为说："他说他自己是中医，具体是不是，我也不是很清楚。"另一个人说："我看他开二三十万的小车，一个外地人来金顶山行医，这车应该是真的吧。"王大为说："现在汽车租赁公司也很多啊。租个车子还是有能力的。"

他们几人距姚启明也就十来米远，麻烦就麻烦在姚启明和他的朋友听力都很不错，把他们的对话听得一清二楚。

和姚启明一起去玩的朋友问："这人你认识？他怎么会说你是不是做医生的都不知道呢？"姚启明淡淡地说："我和他见过几次面，我们自己玩吧，不用理睬。"

晚饭后，王大为打电话给姚启明："中医，发达了？什么时候请客啊？"姚启明说："好的，我们有些时间没聚了，是应该找个机会聚聚。只是我现在较忙，不怎么待在金顶山。"王大为说："金顶山可是你的根据地啊，你怎么能说走就走呢？这样吧，明天晚上聚，我安排个饭店，叫上几个朋友热闹下。"姚启明说："我真的没空，你们自己吃吧。"王大为很不开心地说："发达了就不理人，看来一切都得靠自己。"姚启明挂了电话，朋友在边上气愤地说"天下怎么会有这样的人，你又没欠他的。哦，看别人有钱都要别人请客，他算什么？"

姚启明笑笑说："他算本地人，有大批的社会人脉。而我仅仅是一个外来行医的，屁股还没捂热呢。"

自此，王大为接二连三地给姚启明打电话，但从不提欠药费的事。姚启明一次在省城出诊，王大为来电话："中医，什么时候回来，很多朋友都想念你啊。"姚启明说："我在省城出诊，真的没空回来。下次回来打你电话吧。"王大为悻悻地说："难怪不理我们这些小市民了，原来是混到省城去了。"

姚启明不由得想起了鲁迅《故乡》里的豆腐西施，嘴巴里骂着，拿了妈妈的手套，又拿了个狗气杀，飞一样的跑掉。

省城的病人是一个处长，为人和善，与姚启明也有几年交情。见姚启明笑，好奇地问："大医生，怎么了？"姚启明把事情原原本本地说了说。省城病人说："人有三六九等，你花这么多精力在他身上有意义吗？人脉是很重要，但要看是和什么样的人在一起，我觉得你还是来上课吧。"

姚启明不解地问："上什么课啊？"省城病人说："现在很多大学都办学习班，来学习的都是一些企业老板，要么是一些小领导。通过学习可以认识一大批人。"姚启明说："我一个小医生去认识这么多人做什么。信得过的人自然会找我。信不过的，我认识也没有用。不见得在一起上几天课就能混到一起去吧？"

省城病人还是有些不服气地说："你连认识都不去认识，怎么知道就没用呢？"姚启明说："人生如天平，没有筹码交换，认识了也没有用。"省城病人说："你有筹码啊，你的技术就是筹码。"姚启明说："省城名医何其多，在省城我治愈一半的病人就有上百号，而且以后会越来越多。你叫我把你一家四口人的毛病治好，年底给我一万元钱。可这一万元钱，连我药的成本都不够，还有我来回的油钱。今天是有别的事来省城，顺便过来给你看下病。"

门铃响了，进来了个四十几岁的中年男子，原来是一个企业老板。老板一进门满脸笑容的对姚启明说："原来大医生也在啊。看来这世界真是小，你和张处长也认识的？"姚启明笑笑说："和你一样，都是我的病人。"老板说："你们刚才在聊什么了，一脸严肃的样子。"

张处长说："刚才我们在谈人脉关系的问题，我劝大医生去你们那个大学的学习班学习，多认识些人。可姚医生觉得没这必要。"

老板叹了口气对姚启明说："你太傲了，这样会吃亏的。"姚启明说："那像哈巴狗一样跑来为你们服务的医生，你又给了他什么呢？"两人听姚启明这么一说，相对无语。

姚启明拿起茶杯喝了口茶，问张处长："这杯多少钱买来的？"对方回答："超市里买来，也就十五元钱一个的普通杯子啊。"姚启明问："如果这杯子放在地摊上卖，你觉得值多少钱？"对方回答："我不会去地摊上买东西的。"姚启明又问："那么把这个杯子赋予一个生命，向外界宣传，说是某某大师亲手烧制的，并且放在奢侈品专卖店里卖，你觉得又能值多少钱呢？"

过了半年，姚启明在北京拜师，王大为来电话："牛人啊。混到北京城去了？"姚启明一声不响地挂了电话。省城张处长也来电话了："兄弟，难得，难得你的思想转变过来了。我早告诉你，人脉很关键的。你现在组建了属于自己的人脉，这是一件很难得的事。"姚启明淡淡地说："谢谢兄弟的点拨。"

姚启明和王大为有三年没有见过面了，一天，有一个酒友来电话："中医，王大为胃出血，你能回来帮他治下吗？"姚启明问："怎么了，市区有这么多的大医院，赶快送到医院去急救啊。我在外面呢。"酒友说："他又没钱，谁会为他治啊。"姚启明说："我远在几百公里外，也无能为力啊。"酒友气愤地说"还当医生的，也是见死不救。"说完挂掉了电话。

姚启明长叹一声，点了支烟，呆呆地望着远方。正出神间，省城一个朋友来电话："兄弟啊，当时你没选择来上课，还真是正确的。"这朋友是一个企业家，生意做得也不错，但面临经济转型，他也急于寻找突破口。姚启明说："你大老板有钱，花几个无所谓，而我一个穷医生，就舍不得去花这十几万元了。"老板说："别提了，就是浪费精力，浪费钱财。你大医生说得对，种好自己的一亩三分自留地，这才是核心的根本。"

《黄帝内经》中说大吃大喝会伤脾胃,可是当今社会,大吃大喝的人何其多?

王大为为了人脉关系四处应酬,脾胃伤败使水湿不运,后天气血生化无源,由是造成中风之大证。

本案病人大吃大喝少运动,和《方华减肥记》中的饿着肚子剧烈运动的病人,都是饮食方面的问题。人生在世,饮食入胃得视身体的消耗能力才行。

第一印象

广和地处江南,北边福寿山从平原中雄起,南边鸡鸣山委婉清秀。南北山之间是相距五六十里的盆地,盆地中间有广和江由东向西而过。如果站在福寿山顶俯望,见广和江如锦带回栏,和巨水合流向北而逝。因有山水之隔,以至于广和一直无战事,文化气氛浓厚,英才辈出,李清照到广和,写下了著名的"水通南国三千里,气压江城十四州"的名句,充分展现了广和的雄壮和秀美。

福寿山脚有个许家村,村长许大虎头脑灵活,改革开放后下海经商,经过三十年的努力打拼,已然成为富甲一方的企业家。但长年的操劳,让许大虎患上了三高和类风湿关节炎,并且还有过两次中风。手指和膝关节的疼痛,加上三高,着实让这个才五十几岁的成功企业家感觉到有些力不从心。许大虎经多方治疗也没有明显的效果,索性不去理会。

许大虎放心不下的就是独生女许小瑛,总是担心地说:"你是很争气,也很机灵,可惜果决不足,并且心胸小了些。以后怎么接我的这个盘子啊?"许小瑛对父亲的话总是不满意地顶回去:"你是创业者,而我是守业的人,做事方式自然不一样。"

许小瑛虽说从小受父母的娇宠,很有个性,但面对父亲的疾病还是很着急,四处打听名医。

一次,许小瑛和几个朋友去野外郊游,闺蜜刘雪红说:"我们广和来了个外地中医,人很狂,扬言天下没有他不敢接手的病。听说也治好了些病人,要不我们抽空去试探下?"许小瑛说:"那还等什么,马上就去。我倒要看看这个人有几斤几两,敢这么狂。如果真有水平,我就叫他为我父亲治病。"

在刘雪红的带领下,许小瑛找到了西城街道的一家小门诊部。这门诊部只有一间店面,一盏日光灯照着漆黑的中药柜,一进去就让人感觉到非常的压抑。一个年龄与自己相仿的男子坐在那里看书,见许小瑛两人的到来,只是微微抬了下眼角,便低下头继续看书。

杏影 寻因究源 探病纪实

许小瑛不禁皱起了眉头，但还是坐了下来，伸出右手，对年轻人说："你是医生吗？"年轻人问："有什么事吗？"许小瑛说："给我把下脉，看看我有什么毛病？"年轻人说："我这三根手指不是医院里的仪器，你叫我把下脉就知道你有什么毛病，我可没这样的能力，你找错地方了，应该去寺庙里找这样的高人。"

许小瑛生气地问："你叫什么名字？"年轻人说："我叫吴文武。"许小瑛说："你这名字好，真是无文武，文也不行，武也不行。"吴文武说："是的，我是文武都不行，你还有什么事吗？如果没有事的话，可以走了。"

没想到许小瑛脸色一变，满脸微笑着说："我听人家说你很狂，今天看来传言的确不假，你真是又臭又硬。"吴文武这时才抬起头来正视许小瑛。

吴文武说："原来在装嫩，我说呢。"许小瑛说："我什么时候装嫩了，又没告诉你我的真实年龄。"吴文武说："你的眼睛把你出卖了，猛一看你是很年轻，但你一笑起来，眼角的鱼尾纹就出卖你的真实年龄了。"刘雪红和许小瑛马上提起了精神，异口同声地追问吴文武："你告诉我，怎么看的？"吴文武说："眼角鱼尾纹的地方，不论怎么化妆都化不出来的，随着年龄的增长，这个地方的皮肤就越来越坚厚。"

许小瑛接着追问："那你还看出我有什么不对的？"吴文武说："你面色偏白，两颧偏红。这是肾气不足的表现，别的就不要说了。"许小瑛催促："还有什么不好的？"吴文武说："再说就是你的隐私了，还是别再说了吧？"刘雪红说："没事的，我们是多年的朋友，平时无话不说。"吴文武对许小瑛说："你多次流产，失于调补，以至于肾气大亏，并且我刚才看你坐下时，上半身明显向前倾，屁股向后翘，这说明你还有严重的妇科炎症。我想应该是盆腔粘连、输卵管不通一类的病。"

许小瑛大吃一惊，暗想自己的确谈了三个男朋友，流产了五六次，开始不感觉身体不舒服，后来才渐渐出现腰酸痛、没力气、易感冒等症状，并且不时有恶臭的白带，她才去找医生看，医院里检查说有盆腔炎、阴道炎、一侧输卵管不通，另一侧通而不畅，但找医生看了很久也没有效果。广和乡下有一个监狱医院的医生，把脉把得很准，但治病的水平却不高，说不定这个医生也差不多是这样的人。

许小瑛心里是这样想，但表面还是不动声色："你猜错了，我没有男朋友，怎么会流产？"吴文武叹了口气说："难得，难得。"许小瑛说："好了，不说这些了，你根据我的情况给开个药方吧。"

吴文武说还要看舌头和把脉，见许小瑛脉象弦细无力而偏数，右关寸和两尺都很弱。舌淡苔白，舌尖有芒刺。

吴文武问："最近一次月经是什么时候来的？"许小瑛说："你不是很厉害吗？你难道把脉把不出来？"吴文武觉得许小瑛左手脉象已经开始内动起来，暗想排卵期应该就要到了。虽有炎症，但用药还是不能过寒，否则影响排卵。

吴文武开方：生黄芪 30g，党参 30g，苍术 30g，陈皮 20g，狗脊 20g，淫羊藿

第一印象

20g，杜仲 20g，菟丝子 20g，覆盆子 20g，枸杞子 20g，土茯苓 30g，败酱草 30g，益母草 30g，鸡血藤 30g，威灵仙 20g，皂角刺 15g。

许小瑛抓了七剂药，又带着药方找到中医院一个熟悉的老中医那里去询问。老中医接过药方看了看说："没什么得了，不就是一个健脾补气，加点补肾活血的药而已，我以前也是帮你这么治的。"许小瑛问老中医："那这药方会把我的身体吃坏吗？"老中医说："这药很平和的，吃不坏身体。但要真的起到什么治疗效果，那就不好说了。"

药吃完后，许小瑛觉得有了点力气，本想再找吴文武看看，可没想到过了几天，她又忙着和男朋友吵架闹分手。另外，她觉得这药吃了以后，除月经的颜色鲜了点，其他的也不见得有什么明显的效果，也就把这事搁下了。

一年后，吴文武到广和市福寿堂名医馆坐诊。一天，许小瑛也去名医馆里看医生，看到吴文武的个人简介，于是走到他的诊室，见吴文武在看书，许小瑛坐下半分多钟他还没有反应过来。许小瑛一拍桌子，吴文武抬头看了看许小瑛问："什么事？"许小瑛气愤地说："你不认识我了？"吴文武说："对不起，我真的不记得了。你是？"

许小瑛说："我是你以前的病人啊，真没想到你这么健忘。看来你现在高升了，跑到这里来坐诊。"吴文武说："过来学习而已，门诊部还是在做的。我真的想不起来你是谁了。"许小瑛从包里取出了一年前吴文武开的药方，往吴文武面前一丢："我整天把你的药方带在身上，没想到你竟然把我忘记了。"

吴文武看了看药方，对许小瑛说："一面之缘的病人多了，我真的想不起来，对不起。今天找我有什么事吗？"许小瑛说："今天不找你的，我是找冯医生，你的药吃了没有效果，今天找冯医生看下。"吴文武说："是的，他的技术的确比我要好。再说，你一个多次流产失于调养的情况，身体虚弱，叫我短短的七天时间就把你治好，我没有这个水平。你还是去找能在一周就把你身体治好的医生吧。"

两人正说着，进来了两个病人。病人看好后，吴文武收了一百元的诊费。许小瑛大吃一惊，问吴文武说："冯医生一个号才收五元，你收五十元？"吴文武说："我就这个价。病人应该尊重医生的技术，而不是只看几个药钱。药到处都有，但不同病人的配合就会产生不同的效果，这配合的问题是医生的技术。"许小瑛说："难道你的技术比冯医生好？"吴文武说："我不敢说比他好，但我就值这个价。你如果没事可以走了，我还要看书。"吴文武说完理都不理，只顾自己看书。

许小瑛见此，提起包来悻悻地离开。

秋天，吴文武进了家医院，因为医院刚组建中医科，事务很多，病房、门诊、急诊都要忙，很少有时间待在门诊看病。

许大虎中风住院，病房医生对许小瑛说："你父亲现在这样的情况，生命是没有什么大碍，但这中风后遗症的问题，还是中医的治疗效果好些，要么我叫中医科的吴主任进来会诊？"

吴文武到了许大虎的病房，许小瑛一看到是吴文武，没好气地对病房医生说："你叫这样的中医给我父亲治病？"病房医生说："吴主任很厉害的，我们医院的重症和急诊，大多他都参与治疗。有时西医没法子处理，他用针灸和中药来治疗，效果真的很好。"许小瑛气愤地说："算了，我们还是办理出院手续吧。我自己去外面请医生来治，我就不信了，有钱会请不到好中医。"

吴文武见此，一句话也不说就走了。

过了两年，许小瑛结婚一年多时间了，一直没怀孕，治了很久也没有效果。一次，许小瑛到省城出差，一个朋友告诉她："有一个叫吴文武的中医治疗不孕症效果很好，省城有很多不孕症病人都是他看好的。听说以前是在你们广和行医的。"许小瑛说："这人就一骗子，我早就知道了。没有什么本事，我三年前就找他治过，吃了一周的药，根本就没有什么明显的效果。"省城朋友说"慢性病是要慢调的，你一周就要治好，怎么可能呢？我的子宫腺肌症疼痛这么多年，也是他帮我治好的，我可是乖乖的配合他治疗近一年时间才治好。"许小瑛还是不服气："反正我是不会找他治病的。"

到了晚上，许小瑛拨通了吴文武的电话："听说现在你很牛了，治病都治到省城去了？"吴文武一看是一个陌生号码，便问道："你是？"许小瑛说："怎么，连我都忘记了？真是贵人多忘事。我是许小瑛，现在想找你治病。"吴文武说："哪个许小瑛啊？我不记得。"许小瑛说："好了，明天我来找你就知道了。你还在西城那里坐诊吧？"吴文武说："我把门诊部搬到农贸城边上了。"

次晨，许小瑛来到吴文武的门诊部，这里宽敞明亮，和原来西城又暗又小的门诊部完全不同。许小瑛揶揄吴文武："看来你现在发了呢，租这么大的店面，车子换了又换。"吴文武说："我来广和已有四年了，人总要生存吧。"许小瑛说："说得这么客气，你看，今天我又送钱给你了。"吴文武说："你这钱，我不敢收的，你还是去找别的医生吧。我真的没有能力在一周之内就把你的病治好。我努力三四年，现在的这点名誉，可不想在你这里毁掉。"

许小瑛轻蔑地说："名誉，什么名誉，一个小医生还有名誉？"吴文武说："任何人都有他的名誉，哪怕是一个清洁工也有名誉。我希望你能尊重别人的人格，人生在世，在我吴某人眼里不外乎一条命。"

许小瑛也算是见多识广，马上换了一副笑脸说："我昨天晚上没睡好，身体不太舒服，你是一个男子汉，应该不会和一个小女子计较吧？"吴文武说："我和你计较什么，你们许家马上就要破产了。明年你们家的日子会很难过的。"许小瑛说："明年的事明年再说，我现在来找你是为了怀孕的事。"

吴文武真是没法子，诊了下许小瑛的舌脉，和当时没有什么大变化。吴文武开方：生黄芪80g，苍术30g，陈皮20g，狗脊50g，菟丝子30g，败酱草30g，益母草30g，鸡血藤50g，紫苏叶20g，皂角刺15g。

第一印象

许小瑛说："药方和以前都大不一样了。"吴文武说："人，总是要不断进步啊。你现在处于黄体期，再过十来天月经就要来了，只好用这样的组方。"

过了十天，许小瑛月经干净了，吴文武见她左脉细弱，舌头的芒刺也退去，于是换方：党参30g，苍术30g，陈皮20g，狗脊30g，淫羊藿20g，杜仲20g，菟丝子20g，覆盆子20g，枸杞子30g，败酱草30g，益母草20g，鸡血藤20g。

许小瑛问吴文武："为什么同是补气药，上次重用黄芪，这次反而用党参？另外还用了枸杞子。"吴文武笑笑说："想不到你还很细心的。"许小瑛说："我到处治病，看的医生也多了，并且我很认真地在网络上咨询一些中医专业人士，所以我对你的药方自然是很了解了。"

许小瑛一次一次的来复诊，过了七个多月。许小瑛终于怀孕了，她带着两瓶酒来找吴文武，说道："你这个不文不武的中医，这是一点心意。你上次跟我说要把网络空间里的文章整理成书稿，这是一个大工程，喝点酒，可以让你有灵感，以后可以把书稿整理得好些。"吴文武感叹道："我总算对你有一个交代了。但你肾气亏虚，怀孕了还是要保胎的。你只要一腰酸就要来保胎，要不会流产的。如果腰酸还不来保，接下来就是出血，等到出血，就算我能把你保住，但对胎儿的健康也是有影响的。"

半个月后，许小瑛来找吴文武，说道："你这乌鸦嘴，真的被你言中了，这几天我的腰酸得要命。我才停经七十来天，怎么会有这么强烈的反应？"吴文武说："肾气越虚，反应越是强烈。没事，现在来找我还好办。"许小瑛脉滑数而稍涩，舌头前半截血红。吴文武开方：党参30g，苍术20g，陈皮20g，狗脊30g，杜仲30g，菟丝子30g，覆盆子30g，枸杞子30g，黄芩20g，泽泻10g，益母草15g，当归10g。15剂。

许小瑛说："天啊，不是说怀孕后是不能用活血化瘀药吗？你怎么还给我用了益母草和当归啊？如果我这次的胎儿保不住，我真的要拿你是问了。"吴文武说："你体内见瘀，如果不适当加些调血药，血液供应给胎儿的量少了，胎儿会好吗？你要知道，胎儿的健康成长需要足够的血液。所以保证血行，这是保胎的前提。你还真以为只用白术和黄芩就能保胎了？"

到了九月，吴文武调离了广和，许小瑛也生了一个大胖儿子。从此失去了联系。

许大虎面对这可爱的外孙，开心得不得了。他对许小瑛说："这个吴文武是一个有水平的人，你以后要和他多接触。人生在世，离不开医。再说了，这个吴医生，我听你讲了很多次，他是一个很有原则性的人，现在的社会啊，有原则性的人太少了。这样的人更要珍惜。"许小瑛说："我已经不和他联系了，一个技术好的医生，都为小部分人服务了。反正孩子已生，这心头大事已了，我们以前没认识他，不一样活得好好的。我就不信，离开了这么个小医生，我们还活不好了。"

许大虎叹了口气走开。

过了一年半，许小瑛的孩子感冒数日，在医院接受治疗，体温反复不退。她打电话给吴文武："你会治感冒吗？"吴文武说："一个中医，如果连感冒都不会治，怎么当医生呢？只是我现在北京，没在广和啊。"许小瑛说："你去北京干什么？北京离我们这么远。"吴文武说："我的技术还不行，我在北京拜师呢。"许小瑛说："真想不到你这土医生，越混越大了啊。"吴文武说："你弄错了，我已经从商一年多时间了。我的社会身份是一个商人，不是医生。我虽说现在还在治病，但仅限于朋友。"许小瑛说："那我们不是朋友吗？"吴文武说："朋友，你当我是朋友了吗？"许小瑛气愤地说："我就不信离开了你，我一家人就都会死掉。"说完马上挂断了电话。

又过了七八个月，许小瑛给吴文武打电话："我家就要破产了，我父亲病了，中风住院。你愿意来治吗？"吴文武说："我在省城忙，真的没空。你父亲的毛病又不是一天两天的，为什么一定要等到今天才找我治呢？"许小瑛说："我就知道，我家没钱了，所有人都离我而去了。我现在面临离婚，父亲病危，你开心了吧？"吴文武说："你们家投资的项目太多，你父亲上次生病时，我就知道要出事的。企业里，第一把手小病时，员工会来争着慰问，但等到第一把手真的有大病时，每一个员工都是想着自己的后路。因为员工总想着是为老板打工，不论老板对他怎么好，都觉得是应该的，所以拿了老板的也觉得是理所当然，从来不会有半点感激之情。老板得了大病，还不走？你为什么想不到这层利害关系呢？"

许小瑛说："你到底会不会回来救我父亲？"吴文武说："你父亲没有大事。至于你家有没有钱，这不是我关心的事啊。在我的眼里只有病人和非病人。你曾经是我的病人，你那时是为了生孩子的事找我，我治好了，总不至于你们一家人一辈子的健康都要我来当跑腿的吧？我行医数年，总算看清了，病人和医生之间的关系也就是一个交换关系。会有感恩之心的病人不到千分之一，大多数还是和医生的交换。既然是交换，就做个纯交换的医患不是更好吗？"

许小瑛气愤地说"真是一个没医德的人，我当时还对你这么信任。我就知道我家现在没钱了，你不会来治了。"

吴文武真是觉得很可笑，许家有钱没钱关他什么事。许家有钱也不会给别人，哪个老板找医生治病，还不是看医生的价值。如果他觉得这个医生值这个价，就会付这个钱，如果觉得不值，不会多出一分的。以至于很多老板，从来不把医生当人看，觉得他的脉能给这医生把下已是看得起这医生。一个医者，如果连这起码的事都不明白，也是白活了。

吴文武淡淡一笑，挂了电话。

不要说已经从商，就算还在从医，也做不到孙思邈这个富裕道士的境界。因为医生的家人要吃饭，医生的子女要生活。这就是社会，医生还是一个社会人。能够认真把病人治好，合理的收费就是一个好医生了。

过了十几分钟，许小瑛又给吴文武打电话："你到底来不来给我父亲看病？"吴文武冷淡地说："我没空，就算我有空，你这样的口气，我也不会来的。"说完挂了电话。

不一会吴文武收到许小瑛的短信：你算什么东西，还不是靠认识几个有钱的老板和几个有权的官员。如果没有这几个老板和官员，你现在还不是一样的窝在原来那个小小的门诊部里。

这样的话，已经不止一个人讲过，吴文武听多了。社会是现实的，谁靠谁？面对现实的社会，谁能靠谁？

南京微言

人，总是会有一种惯性思维，第一印象非常重要。一个原地踏步的人，看到一个曾经向他乞讨过的人发达了，心里会有一种说不出来的难受，这样的失落感不是一般人所能想象得到的。

许小瑛第一次见到吴文武的情形，使她从内心里对吴文武保持一种俯视，从一开始两人就处于一个不平衡的天平上进行交换。虽说后来许小瑛还会找吴文武治病，那也是一个商人的权衡之计。

试想，如果第一次许小瑛见到吴文武是在省城的大医院，并且吴文武是名气很大的专家，许小瑛又会以什么样的态度来对待呢？

寺庙大了，烧的香也要多些，捐给和尚道士的钱也要多些，这是目前国民的一个普遍心理。

与其说这是文化的缺失，还不如说是个人的努力不够。自强的人，也许表面上看他的社会地位不高，但他的内心是强大的。如果一个连自己都不能说服自己，自己都不能相信自己的人，我真的不知道他能相信什么。

许小瑛从道德的角度来说，不算是一个坏人。有很多人一定要说现在的医生医德怎么坏，要么说现在的病人怎么坏。其实人生在世，以当前的道德观来说，坏人不多，只是角度不同而已。

彷　徨

江南水乡，改革开放之初，在错综的小河网里木板小船往来穿梭。放眼望去，岸边是大片的稻田，夹杂着一些桑树。

这就是传说中的鱼米之乡，一个未曾穷苦过的地方。可二十世纪八十年代初，水乡经济大不如北方的重工业来得稳定。直到改革的春风吹来，才打破原来的宁静。自此，小作坊遍地都是，黑矮的土房，变成了高大的红砖房子。机器轰鸣，电线交织，原来的小河上也架起了一座座桥梁。

　　季东星就出生在改革开放的年代。水乡经济飞快发展，季东星二十岁时，他家的小作坊已经成为一家年产上千万元的企业。季东星的父亲季克平是一个很专制的人，做事努力，对家人的要求也很严格。

　　季克平因为小学都没毕业，后来在生意场上吃不太开。因此，季东星从小就受父亲严厉管教，考试成绩稍差点，回家一定是一顿抽打。母亲看到季东星被打，心疼得要和季克平拼命。季东星是超生的，上面还有两个姐姐。当时计划生育管得很严，季克平带着老婆逃到外地偷偷生下了季东星。由是母亲一点也不舍得季东星受苦，为了这件事，夫妻俩不知道吵过多少架。

　　季克平每次边打季东星边骂："我看你还不努力，你的命是用你外婆家的房子换来的。我为什么给你起名东星，就是希望你有出息。可你太让我失望了，怎么就这么不争气呢？"

　　可能是因为超生了个儿子，让岳母家的房子被拆，季克平有钱就买房子。季东星二十五岁毕业时，房产业刚起步，季克平就投资了房产。

　　过了四五年，季克平的房产公司发展得很顺利，由此季克平的事也越来越多。一天，大姐季宜华见父亲季克平的头发已白了一半，感叹道："老了，别再这么拼了。我们姐弟一个都成了家，相互间也很团结。您作为长辈，还有什么不放心的呢？"

　　季克平回应："是啊，六十二了，花甲已过，哪有不老的。可你没看到你这个弟弟，整天就知道玩手机、玩电脑。我把企业交给他，我能放心吗？"季宜华说："电脑我也玩啊，现在时代不一样了，再不了解外面的世界，怎么做好企业啊？"季克平叹了口气说："是啊，我小学都没毕业，做企业有时的确感到力不从心。所以我让你们姐弟从小就要努力读书。你还算好，可老二，连个高中都读不下来。东星倒是上完了本科，但我看他还不如你这个专科生。"季宜华说："人总是要历练的，东星还小，三十岁不到，我比他整整大了五六岁，这五六年可不是白活的啊。"

　　季克平有些感慨地说："是啊，历练，现在的年轻人又有几个知道积淀历练的重要性呢。二十五岁的人，一心想着一夜间就拥有六十二岁人的财富。就知道做白日梦。"季宜华说："现在的年轻人是浮躁了些，但还是很机灵的。"

　　一听到季宜华说机灵，季克平马上发怒道："什么机灵？就是不懂装懂。除了讲一些阴阳怪气的话以外，还能做什么？东星为什么会变成这样子，就是被你们几个宠出来的。现在还有脸来和我说什么机灵，走，马上给我走。"

　　季宜华知道父亲是一个很霸道的人，向来说一不二。近几年，父亲因为工作上的忙碌头发也变白了不少，加上弟弟季东星不太听从父亲的话，父亲老得更快。

　　季宜华还想说些什么，季克平严厉地说："走。"

　　季宜华走了，留下季克平一个人呆呆地看着天花板，谁也不知道他在想什么。

门铃响了，原来是季东星。季克平没好气地问："有什么事吗？"季东星说："我从网络看到一个治疗胃胀的偏方，想给你弄来吃几天看看。"

季克平摇头："如果网络上这些偏方都能治病，那国家办医院做什么，还不如给每个人都发一个电脑，把所有的医院取消算了？我说你啊，怎么读书读得越多，反而越不明白道理呢？都快三十岁的人了，给我争气点好不好。你可是你外婆家的房子换来的。"

季东星说："别总是说什么外婆家的房子，你当年为什么要把我生下来？怎么到了现在不想负责任了？"

季克平站了起来，脸气得通红，扑向儿子："看我今天不打断你的腿。"

季东星吓得赶紧跑开。

季克平小时候因为家里穷，总到小河里抓鱼，后来又干苦力活，所以过了四十岁，腰膝关节一直不太好。近七八年来，胃胀、失眠又困扰着他。看到儿子整天就知道玩电脑，实在是恼火。

一天，省里的企业家开完会，几个平时走得较近的哥们聊了起来，一个个都在感叹事业后继无人。

一个说："不要说现在的年轻人不适应，就算是我这么一个做了三十年生意的人，也看不清这社会了。变化太快了，真是一年一个样。年轻人不从网络上了解社会，从哪里了解啊？再去图书馆借书看？"

一个说："再像我们这样，花二三十年的时间去学习？我觉得也不现实嘛，现在只有通过网络去学习啊。"

一个说："现在我们还能动，他们学点有用的知识也好。可我看他们年轻人从网络上学来的东西，反而让他们迷失。古人说'尽信书则不如无书'，网络上的东西虚虚实实，谁知道是真是假。我觉得还不如让他们跟着我们后面做点实在的事，这样更实际些。"

企业家们尽谈下一代的事，但就是找不到一个有效的解决方法。

几个月后，季东星换了副眼镜。季克平说："真想不到你们对眼镜也这样的追求时髦。"

季东星说："我原来的眼镜是四百五十度的，现在我的近视都快六百度了。总不能叫我还戴原来的眼镜吧？"季克平气愤地说："我五十五岁眼睛才开始老花，以前就根本不知道什么叫近视。"季东星冷冷地说："你又没读几天书，眼睛自然好了。你懂什么？"季克平说："我不懂？我不懂能经营上亿的企业？你读书是多，但做了些什么事？除了整天上网，还做了些什么？"

父子俩又要吵架时，季宜华来了，季东星看到大姐，赶紧跑开。

季宜华说："你们两个啊，仇人也不会这样子啊！父子之间怎么会这么难相处呢？老爸，你的思想要改变了，现在时代变了，再不去了解网络，会跟不上时代的。"
季克平很固执地说："我们以前没有网络，一样做起了企业。"

不久后，季东星头昏脑涨，睡觉也睡不深，并且天气转凉后，早上睡醒时两手麻木，整天没精打采的。

季东星去按摩后稍微好转些，可再多按摩几次，又和原来一样。他只好去一个名医馆里针灸，结果也是一样，开始还有些效果。季东星头晕手麻的情况越来越严重，腰也开始变得沉重。

一天，季克平对季东星说："中午和我一起吃饭，有一个客户年龄比你大十来岁，看看人家是怎样做人做事的。"

客户姓卢，叫卢祥路。原来是大医院的中医师，后来下海经商，但还不时地做些义诊的事。

季东星看卢祥路一脸傲气，也懒得去搭理，吃饭时自顾自玩手机。卢祥路也不理季东星，只和季克平聊天，全当季东星是空气。

饭后回家，季克平对季东星说："中午你看到了吗，人家就不理你？"季东星说："谁都知道我是你儿子，你的企业迟早是我来当家的。他这个态度，以后还想来和我做生意？"季克平说："他虽年轻，但懂得去努力，哪像你整天就知道玩手机，活在虚拟的网络世界里。他这叫务实，一般功利些的人，会在场面上捧你，但捧你的人必定不是你的长久合作人。再说了，人家即使不做生意，也一样可以通过中医技术立足，而你呢？"

199

季东星没好气地说："他的中医技术好，你为什么不叫他把你的身体调理调理啊？"季克平说："我也是听朋友都说他的中医技术很好，但我总要先观望观望，看看对方是不是真有水平，我才会叫他治啊。"季东星说："看你真是老了，再也没有以前的气魄了，吃点中药还要观望。我下次就叫他给我的身体调下，看看到底有几斤几两。"说完站起来自行走开。

过了些时间，季克平请卢祥路到他的别墅里做客。

季克平的别墅在龙虎湖边上，依山傍水，面南而居。整个别墅群黑顶粉墙，前面有小溪绕门而过。时值严冬，但阳光普照，前面成堆的芦苇花，在阳光下闪发金光，也是难得一景。

冬天的湖边很冷，但在玻璃观景房里，却一点也感觉不到冷意。

卢祥路仰望着前方，感叹地说"有钱就是好，我以后也要买这样的房子。太美了。"

季克平说："年轻人，会有的。你还年轻，有的是机会。"卢祥路说："机会是靠自己去创造的，不去创造机会，天上会掉馅饼？时不我待，我现在能交换的筹码太少了，还需要不断地努力，等到你这年龄，想学习也心有余力不足了。"

季克平说："有理，是要努力，但心不能急。心一急就出错了。"卢祥路说："是啊，

彷徨

千里之行，始于足下。积跬步才能致千里，我不急的，我现在只是在努力寻找自己的不足，不断去弥补和提升。"

季克平看卢祥路踌躇满志的样子，好奇地问："小卢，我看你平时不怎么玩手机的，你对网络有什么看法？"卢祥路说："网络，是一个真实的社会。因为网络上的任何信息都有后面的人在操作。现在很多人觉得名和利是成正比的，为了出名无所不用其极，无非是为了出名以便于获利。我觉得通过这样方式获得的利益是很有限的，因为青春有限，几年就没了。而知识是无限的，只有足够底蕴的人，才是社会的赢家。半个月前我在义诊，有一个病人听某高人称吃大白菜对健康怎么好，于是就按照网络上讲的，一餐吃一棵大白菜，连吃二十一天，结果得了严重的营养不良，弄得走路都没力气，才来找我治疗。我也有几个记者朋友，写关于健康方面的内容，也说现在网络上对于健康问题不知道听谁的好了，到处是大师，弄得一头雾水。健康这样，其他行业呢？还不是一样没有根据地乱说，所以对于网络上的事，我只是一笑而过，从不去当真。"

这时季宜华笑眯眯地走了出来，对卢祥路说："你这么清楚名和利的关系，据我所知，你身边就有很多记者朋友啊。为什么不叫你的记者朋友帮你宣传下，出名了不可以赚钱？"

卢祥路答："我觉得我的人生不应该这样草率，做人应该一步一步地走出来。这样的方式是对自己的不负责任，也是对社会的不负责任。你觉得呢？"

季宜华坐了下来，赞同地说："难得你会这么想。稳扎稳打，一步一个脚印向前走。像我一样，我就知道自己独立创业的能力有限，就一心跟着父亲，努力帮助父亲处理一些企业上的事。"

季东星也出来了，卢祥路见季东星精神疲惫，两肩和腰僵僵的，虽说冬天穿的衣服是多，但还是难以掩饰身体的痛苦。卢祥路招手说："来，来看看这芦苇花。"季东星说："我天天看，没什么稀奇。"卢祥路说："不同的意境，就会有不同的美，我们要好好享受这样的美景啊。"

季东星也坐了下来，对卢祥路说："我前些时间向企业家协会的人打听过你，听说你的中医技术的确有两下子，有时还写点小文章。以前我小看你了，哈哈。"

卢祥路客气地说"没什么的，小看我的人又不只你一个，习惯了。"

远方一只白鸽振翅而起。

季宜华脱口吟诗："龙吟虎啸芦苇暖，玉鸽展翅荡波光。"

卢祥路接过："赤壁羽箭何处觅，唯有诸葛借东风。老季，我可无心赏景，今天是来借东风的。上次我们谈的项目……"季克平说："互借，互借。只是当年周瑜想不到造箭要用的芦苇就在我家门口，我先前听朋友们提起你，总说你这家伙的想法很有意思，今天果然让我见识了。"

季东星呆呆地坐着接不上话来，低头自顾玩手机。

卢祥路见此，对季东星说："你颈椎很不好，要少玩电脑。你一个三十来岁的男人，应该确立好人生志向，而不是把精力花费在这些无用的小道消息上。业有专长，术有专攻。我的网络空间里很多同行连药方都审不了，一看题目就妄下定论来评论，你整天去看这些没营养的东西，是肯定不行的。"

季东星问："你难道不看网络上的文章？"卢祥路说："以前也看点，但感觉文章的观点往往比较片面，比如讲一个病，只是讲一个点，顾此失彼、就病论病的小文章，看再多也没有用。还不如买些质量好的古医书，放在边上，想看就看。从你们家的产业结构来说，房产已经做得差不多了，接下来可以考虑发展电子领域。不如你就针对电子领域，和公司里的几个技术人员一起揣摩揣摩来得实际。你什么都想懂，怎么可能呢？世上通才是极个别的，能把一件事做好就很不错了。你这样整天盯着网络，关闭了内心的大门，对将来的发展非常不利。你看宜华做事大方得体，而你则武断孤僻。这是因为她能认识自我，而你还不明白。"

季东星说："你还不是我姐夫呢，就开始教训起我来了。"卢祥路说："我和你是两个世界的人，观念相差太远了。我可能会成为富一代，但你可能守不住你父亲交给你的家业。你先把身体养好，有一个好身体，才有精力去做事。整天盯着网络，结果必定是一场空。"

季宜华说："你还是先帮爸爸调理好身体吧，你上次在电话里和我说过，爸爸这样的情况，可以通过药酒来慢调。你弄瓶药酒，爸爸应酬时就喝自己的养生酒。"

卢祥路见季克平面色灰暗，两肩微微僵，不时打个饱嗝，舌淡暗苔水样滑，脉沉弦而偏弱。卢祥路对季克平说："老季，你最好先吃十来天中药，同时泡上药酒。等中药吃好后，再喝药酒怎样？"

季克平笑笑说："以前对你不信任，我就索性找都不找你。现在信任了，我的身体就交给你了。"想什么就敢说什么，难得季克平这么坦率。卢祥路说"好，对你家人健康的事，我会认真负责。"

卢祥路从包里取出笔纸开了两个药方，煎服方：生黄芪50g，苍术30g，厚朴20g，姜半夏15g，麦芽30g，神曲15g，茯苓50g，狗脊30g，巴戟天30g，菟丝子30g，鸡血藤50g，独活50g。

泡酒方：别直参200g，西洋参300g，三七200g，佛手200g，茯苓500g，麦冬300g，枸杞子500g，巴戟天200g，泽泻50g，生姜50g。泡白酒三十斤，每次喝一两到二两。

卢祥路说："这个煎服的中药，药性较猛，只可吃十来剂，如果吃多了，会吃出别的毛病来。所以这十剂一吃完，接下来就开始喝药酒吧。"

过了二十几天，季东星来电话："卢医生……"卢祥路说："改口叫卢总，我公

彷徨

司虽小，但也是个总啊。"季东星说："真想不到你比我爸的脾气还要臭，还要霸道，还要自我。"卢祥路说："不懂自我，怎么知道什么叫无我呢？一个人连自己的社会坐标都找不到，有什么资格去对别人说三道四？你整天盯着手机电脑上，得到的是眼睛近视加重了，颈椎和腰椎都不好了。除了一身病以外，还得到什么东西？"季东星说："我老爸说晚上请你来我家吃饭，真想不通，对外人比对自家的儿子还要好。"

卢祥路到了季克平家，见他的脸色已经明显红润起来。季克平客气地说："小卢，上次宜华拿你的药方去抓药，这药方可把抓药的老药工吓坏了，说这样下药还是头一次见到，独活一用五十克。这药效果是好，就是太难喝了。不过药酒的口感还是不错。"

卢祥路问："宜华呢？"季克平笑笑说："今天她亲自下厨给你烧好吃的。"卢祥路说："她还会烧饭？难得。"季克平说："以前我和她妈逃计划生育，她跟着外婆过，从小就很懂事很乖巧的。就是可惜这婚事，一直定不下来。人生就是这样子，以前没钱日子不好过，现在钱是有得花了，但又有了有钱的烦恼。"卢祥路说："老季，你是不是可以把几家小企业给东星独立管理，教育是要花成本的，你大事小事都自己处理，累了你，害了东星。"季克平说："可他还很不稳重，很不踏实啊。"卢祥路说："你如果不放手，他一辈子都不稳重不踏实。你现在找些事情给他做，他就很快会找到感觉。要不他总是沉迷于网络，逃避现实，可会害他一辈子的。"

正说着，季东星脖子一扭一扭的进来。卢祥路说："别去牵引了，脊柱的毛病，我从没看到哪个是靠牵引治好的。今天做牵引，人舒服点，过几天又一样。到最后，牵引没得做了，怎么办？"季东星好奇地问："你怎么知道我去做牵引了？"卢祥路说："我行医多年，病人看多了，自然知道。以前我看到别人有什么不舒服就会马上直言，可造成了很多误解，所以现在也不多说了。"

季宜华来叫吃饭了，见桌子上放着一小瓶血红的酒。

季克平说："晚上陪我喝点吧，喝喝你开的药酒。"卢祥路说："不喝了，还要开车呢。"季宜华接过话说："酒驾是不行的，要么喝点饮料吧？"季克平脸一沉说："在外面闯荡的男人，哪能不喝酒。晚上别回去了，住我家里就是，反正房子大得很。你留下来，我们多聊聊。我平时事太多，东星的事，你以后要多管着。"卢祥路说："如果东星一定要坚持低头玩手机，他的颈椎病可是神仙也没法子治好。这是生活习惯带来的毛病，除非他以后少玩。"

季宜华说："你明明知道爸爸指的不是东星脖子的事，你再这样，看我以后怎么收拾你。"

吓得卢祥路出了一身冷汗，酒杯差点掉在地上。

天下事都在网络上，让人的思想一下不知所以。大家都在感叹社会变得太快了，还没有适应就又变了。岂不知，只要坚守自己的思想阵营，自能辨明社会是非。

对于文化的继承发展，总要先继承，再谈发展。现在很多人，对中国文化都不了解，网络上的一些小道消息就动摇了他的思想。面对外来文化的冲击，要坚守传统文化的阵营很难。社会变了，但人性不能变。

本文的季东星，从小受到父亲的严厉管教，思想上会有些孤僻和叛逆。后来季克平的企业做大后，更是让季东星的内心产生一个巨大的暗影，彷徨中找不到自我社会坐标，只好沉迷于网络。季宜华从小跟着外婆长大，少于父亲的干扰，反而有一个健康的思想。

同一父母所生的两个人，思想观念出入如此之大，可见教育之难。

难治的感冒

"往年的冬天都是很冷的，怎么今年的冬天这么暖和？"

"是啊，真的想不通了，听老人说冬天太暖，明年春天精神病人会特别多。"

"我近一个月来就睡不踏实。难道这也是天气的原因？"

"我感冒了，真是难受，输液输了三天也没有好，这也是天气的原因？"

"真是的，感冒是大事，还不去市人民医院看？西医看不好的，就应该去看中医啊。市人民医院的左东海技术这么好，你为什么不去看啊？"

"中医有什么用，不就是骗人的玩意，吃来吃去还不是这些药。这事你也去信？我活了六十三岁了，又不是小孩子，如果中医真的有用，我早去看了。我是看中医看得心寒了，我儿子从网络上看到，水是生命最基本的物质，叫我多喝水，我还是在家里多喝水吧。"

"左东海刚来我们市人民医院中医科不久，我听说一剂药就能让人舒服。你为什么不去试下呢，不就是一剂药。"

"一剂药？谁会信。感冒了不到一周哪会好啊，骗人也最好先打下草稿。"

马山市人民公园的一群老人兴致勃勃地聊着天。

冬天变冷，元气固于下元，以备来年之需。但暖和的冬天，让人感觉到舒服，却换来了来年的疲惫。天道平衡，这就是生命。

马山市人民医院中医科的左东海对学生印敦明说："这几天气温升高，大寒季节气温达到二十度以上，加上雾霾，接下来几天感冒的病人会很多。"

印敦明问："冬天暖和不是很舒服吗，怎么还会来这么多感冒的病人？"

左东海解释："大寒季节这么高的气温是不正常的，今年本就是一个暖冬，这几天又是高温。人在活动时必定会少穿衣服，由是受寒。加上空气质量不好，咽喉痛的病人一定会增加的。雾霾是有毒的，刺激咽喉会引发炎症。人在受寒时，又见咽炎，寒热错杂，用热药则咽喉更难受，用寒凉药则阳气更弱无力祛寒外出。特别是一些本就有慢性支气管炎的病人，这样的天气更是不好。因为天气暖和，人们就会麻痹大意。"

"左医生，我感冒输液四天了，咽喉还是很痛，你看中医能怎么治啊？"刘得英说。左东海叹气："唉，为什么一定要到了西医治不了才会来找中医呢？为什么一定要等到西医治疗没效果才会想到中医呢？"

刘得英说："难道治病不是西医治不了才找中医的吗？"左东海说："是啊，西医治了四天没效果，才会想到找中医来治疗。西医治了四天没效果是正常的，如果中医治四天没效果，就会说中医没用。"

刘得英说："老百姓都是这样想的啊！有病总是先去找西医看，西医看不好了再找中医，这是正常的事啊。就你这医生麻烦，看个感冒，还要这么多问题的。"左东海看了下六十多岁，两鬓花白的刘得英，叹了口气说："你之前受凉是怎么处理的？"

刘得英说："以前受凉了就吃姜汤啊。一碗姜汤吃了，出一身汗就好了。"左东海说："是啊，以前受凉了就吃姜汤，一汗而解。现在受凉了去输液，没效果才去看中医，中医看了没效果再吃姜汤，等到姜汤吃了都没效果，你就得大病了。这时才说为什么现在的感冒这么难治。当然，现在的感冒和以前的不太一样，比如冬天受寒，不仅仅是受寒，还有空气污染引发的咽喉不舒服等情况，单纯的吃姜汤没有什么效果，但你们为什么一定要等到西医治不好才会来找中医呢？"

刘得英说："你这医生怎么了，到底治还是不治？你如果不会治病，就早说。"

左东海见刘得英舌尖绛红，但整个舌象又是偏淡。舌苔滑腻，中根苔厚腻。诊脉见脉象弦紧有力而数，但两尺无力。

刘海英打了个饱嗝，左东海问："大便怎样？胃口怎样？睡眠怎样？"刘得英不悦："你这医生会不会看病啊，我是来看感冒咽喉痛，你总问一些不相干的问题。"左东海解释："人是一个有机整体，人和大自然的气候变化息息相关。你身体有什么不对，一定要告诉我，如果仅仅是听你说咽喉痛我就下药，这样的治疗，一定会出错的。"

刘得英气愤地说："我除了咽喉痛，有点咳嗽以外一切都好，你看着下药吧！"

左东海开方：连翘15g，黄芩15g，鱼腥草30g，茯苓30g，苍术20g，厚朴20g，党参20g，神曲15g，狗脊30g，杏仁10g，麻黄3g，紫苏梗15g，益母草15g。1剂。

刘得英接过药方，疑惑地问："就一剂？"左东海说："是啊，就一剂。但你这

杏影

寻因究源 探病纪实

一剂药得严格按照我的煎法去煎药，要不没效果的。"刘得英说："要怎么煎啊？"

左东海说："先把药用冷水浸泡半小时，等药泡透了再用中小火把药煎开。等水开后，马上灭火，闷二十分钟。再开中小火，水煎开后再煎十分钟。不得超过十五分钟。服药方式得一次一小口，每隔三五分钟喝一次，少量多餐的慢慢服用。"

刘得英有些不耐烦地说："你这中医哪来这么多玄乎的东西？我认真的按照你说的去做，如果明天还没有效果，我就来砸你招牌。"

左东海说："药轻轻煎入上焦，久煎沉于下。你的身体情况虚实错杂，治疗得攻补相兼。如果以补药来久煎，辛散之药的药效就会失去；如果轻煎，补药又煎不出效果。本来可以有行后下的煎法，但是这样弄，你会觉得麻烦。另外，喝药也一样，大量一次顿服，药力下沉；少量频服，让药力浮于上，这才能治感冒啊。"

刘得英走后，左东海的学生印敦明问道："老师，你这药方我看没有用到什么清热解毒药啊？这个病人没有月经了，为什么还在用益母草啊？"左东海讲解："现在的中医师一看到感冒就会想到西医学讲的'上呼吸道感染'，就把中药的清热解毒药和西药的抗生素等同视之。你要知道，热之聚则为火，火之散则为热。火上加火是为炎，炎症是热势聚拢生火太过才为炎。所以治疗得把这火势分散开来，这才是治火之道。这阿姨舌尖红脉数是有热，咽痛是有炎。但综合身体的全部症状来分析，舌苔滑腻是有湿，这就说明属于湿热互结，所以治疗得湿、热分消。用茯苓、苍术、厚朴、党参、神曲健运中焦而化湿；用连翘、黄芩、鱼腥草、益母草解毒散结。加用益母草，就是为了散这火热之结。这样就让湿和热分消开，才是治炎之道。针对病人的咳嗽有痰，用杏仁、紫苏梗、厚朴降逆，酌加麻黄宣开肺气以透邪外出。一味狗脊以壮骨强腰，结合健运脾胃的药，以取先后天并固的治本，这样就行了。如果用大剂的清热解毒药，病人脾胃必定变坏，由是湿邪更重，炎症更不得消。反正你只要记牢，有湿邪的外感，一定要考虑到湿的内在问题。像这样的病人，清热解毒不行，解外又不行。只有这样治了。"

印敦明认真地在本子上记录着左东海所讲的话，又问："那用神曲是为什么呢？"左东海说："你刚才没看到这阿姨在打饱嗝吗？这是中焦不运的表现啊，我用点神曲，结合其他的健运脾胃药以运中焦之滞，气自然下降，咳才会止啊。太阴、阳明互为表里，阳明降了，肺气才不会上逆。"

印敦明自言自语道："益母草不是为了调月经，神曲不是为了消食，想不通。"

第二天一早，刘得英抱带着一个五六岁的小男孩来找左东海复诊："你这医生真是神了，吃了你的药，我的咽喉不痛了，咳嗽好了。我原来胃胀得顶得难受，腰也酸痛，你这一剂药吃了，胃也舒服了，腰也大见好转。我孙子和我一起感冒的，现在胃口不开，你看下能不能给他治啊？"

左东海真是被刘得英弄得哭笑不得："你昨天为什么不带来看呢？"刘得英说：

"我就这么一个宝贝孙子,总要让我自己先试下,有效果了才敢带来啊。"真是大实话,难得。

左东海见小孩子舌尖红绛,不时咳嗽,对刘得英说:"你用半夏糖浆二十毫升,板蓝根颗粒一小包,益母草颗粒一小包,混合一起,加开水一百五十毫升左右,让小孩子当饮料喝。"

不到一小时,来了个面色淡暗,五十来岁的中年男子。病人有明显的痰鸣声,呼吸时两肩努力上抬。左东海对印敦明说:"这是一个肺心病的病人,应该是原来患慢性支气管哮喘,这次是胸闷得躺不下去睡了。"

这男子微笑着说:"左医生,你真是神了,一眼就看出我是肺心病。看来刘得英介绍的没错,你真是一个一剂定乾坤的医生。"

这病人叫李子河,是刘得英的老同事,患慢性支气管炎二十五年之久,一到天冷就咳喘。但怎么也想不到在暖和的冬天也一样会喘。左东海见李子河舌淡胖,水样苔,脉弦劲有力而偏数。

左东海开方:生黄芪80g,茯苓100g,苍术30g,厚朴20g,半夏15g,炮附子20g,泽泻20g,杏仁15g,麻黄5g,桑白皮30g,桂枝15g,益母草30g。两剂。

印敦明看到左东海的药方,大吃一惊:"老师,怎么和昨天的药方完全不一样啊?"左东海说:"这病人必定是受寒伤阳,本就痰湿内阻的人,加上阳气受损,气化不利,所以水湿之邪加重。血水同源,体内的水湿加重,心运血的负担自然也随之加重,心脏就要加快输血,所以就见数脉。如果你见这样的情况就定为热,那你就会误人。所以治疗的根本在于仿'真武汤'之意,以温阳利水。但还要考虑到病人原来的痼疾,所以以运脾为中心。"印敦明不解地问:"怎么男人也用益母草?"

左东海解释:"难道益母草就是调理月经的专利药吗?'血不利则为水',那么水不利呢?会不会影响血行?比如肝硬化腹水,慢性肾炎的水湿闭阻,不去活血化瘀,能治得好?"印敦明还是坚持自己的观念:"那为什么一定要选择益母草呢?活血药不是很多吗?"

左东海是省城大医院到马山会诊的医生,五十多岁了,行医三十来年,技术一流。面对学生这样的提问,有些无语:"人有此生,因为有火。死人体内就没有火了,所以人体内一旦见湿瘀互结,又见数脉,虽是因为心输血加速的主要原因,但一定要考虑到郁热的问题。益母草辛凉而能通血脉,中空而能清透,性凉而能清,所以益母草还有一定的利水之功,和泽泻、茯苓合用,又能起到协同效果。自然是最好的选择了。什么叫调经?月经是一个正常育龄女性阴阳两气变动的外在表现,怎么能说益母草是调经的万能药?"

李子河刚走,进来了一个四十来岁的妇女。

只见妇女捂着胸口不停咳嗽，眉头紧锁，面色萎暗，如星星一样的斑点爬满了两颧和眼眶。左东海见妇女脉象弦涩数，问道："最近一次月经是什么时候？"妇女回答："本来前天要来的，我觉得天气这么暖和，想洗个澡，没想到着凉了。现在小肚子胀痛难受，月经要来又不来的样子，真是难受。并且前天和昨天晚上心很烦，怎么也睡不着，乳房也很胀痛。我刚才去呼吸科看，医生一听我这么多情况，就叫我来找你看了。"

左东海开方：党参 20g，茯苓 50g，苍术 20g，厚朴 20g，鱼腥草 30g，杏仁 15g，麻黄 5g，益母草 30g，鸡血藤 30g，当归 15g，桂枝 15g。两剂。

印敦明看到这样的药方，百思不得其解："都见失眠心烦了，还用桂枝？"左东海说："杏仁、麻黄、党参、桂枝，这是一个什么方啊？"印敦明说："《中医方剂学》里好像没有这样的药方。"左东海说："难道不是一个变通的'麻黄汤吗'？病人马上就要来月经了，这时一定要促进经水下泄，你一定要记牢，一个成年育龄女性，得时时考虑到月经周期。病人因为受寒月经不来，经血内阻化热，热势上扰心神而心烦不眠，这时只要促进月经的排出，热势自然下泄而心烦自解。你把这药方中的益母草、鸡血藤、当归、桂枝形成一个组合来看，就是一个温经活血的基础方。另外，又有益母草和茯苓在用，怎么会上火呢？反正，这病人的月经一来，自然就全解了。咳嗽也好了，因为咳嗽也是因为气机上逆。"

印敦明怎么也不相信这样的药方能治疗好咳嗽，但还是不说什么，只等着看结果。

病人走后，来了个二十五六岁的男子。只见病人两颧潮红，不停地咳嗽。

左东海对印敦明说："这个病人很麻烦，湿热闭阻，湿热裹结，最是麻烦。"

细问下，得知这男子平时手淫、腰酸无力。这次感冒去看西医，输了三天液还没好。听说城西有一个自称是火神派的中医，技术很神，就去找他看。这中医生说病人脉沉弱无力，是阳虚，得用热药来治。

左东海接过病人的药方，见病人叫方中信，二十六岁。中医生所开的药方：炮附子 45g，干姜 45g，细辛 45g，麻黄 15g，熟地黄 30g，仙茅 30g，当归 15g，菟丝子 30g。

左东海问："这药方吃了什么感觉啊？"病人说："我原来很怕冷的，吃了这药后，手脚是暖和了，但药吃后，咽喉剧痛，心也很烦。"

左东海见病人舌苔黄厚腻，脉数浊无力，对印敦明说："这就是因药而病。病人本就肾气亏虚，元气气化而生湿，治疗总得运脾固肾为根本，辅以利湿为治疗的核心大法。这医生是考虑病人阳气不足，在用大剂量的燥烈之药时再加以熟地黄和菟丝子来个所谓的阴阳并补，看起来是很合理。但治病要考虑标本缓急的问题，标症急必要先解标症。"

病人说："是啊，这医生说了，我阳气不足，无力祛邪外出，所以在大补阳气，用的是经方，叫什么'麻黄附子细辛汤'，再加些熟地黄和菟丝子以达到阴中求阳的目的。医生说我体内的阳气足了，自然能祛邪外出。还说什么身体有病是因为元气不足，我觉得自己平时老爱感冒，这医生讲的话也很在理啊。可为什么会这样子呢？"

左东海开方：滑石20g，茯苓50g，泽泻20g，苍术30g，厚朴20g，白茅根50g，炮附子10g，杏仁15g，麻黄5g，桑白皮30g，鱼腥草30g，益母草30g。一剂。

第二天，方中信来复诊，左东海见原来黄腻的舌苔已经退去大半，脉象也不见原来那么数。方中信对左东海说："你这药好是好，一剂吃下去，咳嗽就基本好了，就是今天拉肚子了，从早上到现在已经拉了五六次。这么拉下去，我可吃不消的。"左东海说："你体内的腐浊之邪不祛，身体怎么会好呢？拉下肚子又没事的。"方中信说："你这医生，真是的。哪有治病用拉肚子来治的？"

左东海不理会方中信，叫他按原方再吃两剂。方中信吓得发抖："我真是受不了你这样的医生，我都告诉你了，我吃了这药会拉肚子的，你还叫我再吃两剂？"左东海说："信得过就吃，信不过就算了。我还有病人在等着。"方中信悻悻地离去了。

看到方中信离去的背影，印敦明说："汗吐泻是中医治病祛邪的三种有效的治疗方法，为什么现在的病人都怕拉肚子呢？"左东海说："人啊，生活过得安逸了，就会考虑到进补的问题。现在的病人一听说是补药，就开心得不得了，一听说吃了会拉肚子，就吓得面色发青。病人宁愿吃一些所谓的排毒药，天天拉肚子也觉得这是正常，以为是在排毒。但治病的过程中一见拉肚子，必定是药物带来的不良反应。你如果和病人解释，他还会说你在逃避责任，不如由他去。"

印敦明长叹一声，摇了摇头。

又过了一天，李子河来复诊，他的胸闷气喘已平息。左东海开方：生黄芪80g，茯苓60g，苍术30g，厚朴20g，半夏15g，炮附子20g，泽泻20g，杏仁15g，麻黄5g，桑白皮30g，桂枝15g，益母草30g。五剂。印敦明看了看药方说："这不是一样的方子吗？"左东海说："怎么会一样呢？茯苓不是少用了四十克吗？"

正说着，妇女病人也来了，对左东海说："天啊，这次来月经排出了很多血块，真的把我吓着了。"

左东海淡淡地说："旧血不去，新血不来，这很正常，你现在失眠好了没？感冒咳嗽好了没？心还烦吗？"妇女说："这些倒是好了，但我真的被吓到了。"

左东海见妇女脉弱无力，开方：生黄芪50g，党参30g，茯苓50g，苍术20g，厚朴20g，鱼腥草30g，杏仁15g，麻黄5g，益母草30g，当归15g。三剂。

病人走后，左东海对印敦明说："治病难啊，一个小小的感冒都这么难治，何况是其他毛病。你的路还很长，要不你还是退出吧。"

印敦明愣住了，呆呆地看着医院诊间外的绿化带。

病难治。感冒是四季之常发病，但感冒时常常会牵引身体内在的痼疾病邪，从而引发老病。治病之要，一定要考虑内在和外在的各方面因素。

外感常常不是单纯的外感，还会挟食、挟瘀、挟痰等。针对女性病人，还要考虑到胎带经产等生理因素，如产后病人和手术后的病人外感等问题更是复杂。

人生活在自然界中，身体内在和生活的环境达到平衡，身体才能健康。所以治疗外感一定要考虑到内在的问题，机械的套方治疗有时效果不见得会那么理想。

四个失眠病人

大寒时节，郑太和家张灯结彩，宾客往来不绝，原来是郑太和的独生子郑钦娶亲。郑太和的大姐郑敏红见自己唯一的侄子娶媳妇，开心得提早一周就来帮忙。郑敏红连着几日感觉兴奋，睡眠一天比一天差，郑钦大喜那天晚上，竟然彻夜不眠。

第二天，郑太和说："大姐，我们这一辈人，苦了这么多年，现在郑钦结婚了，这桩心事一了，你这当大姑妈的也应该放心了吧？"郑敏红点头："是啊，我都七十多岁的人了，就这一个心思，现在终于心想事成了。就是这几天开心太过，夜里睡不着。"郑太和说："没事，以后可以安心睡觉了。想着当年父亲早去，那时你才十五岁，我也才十来岁，我们吃了这么多的苦。"

到了中午，郑敏红觉得人很疲惫，想去休息会，但一躺在床上，怎么也睡不着。她想闭目养神一会，可越躺越烦，只好起来走走。看到郑钦和媳妇申兰欣在聊天，郑钦上前问："大姑妈，怎么不再多睡会啊？"郑敏红摇头："老了，睡不着，还是起来走走吧。我白天不睡，看晚上会不会睡得好些。"申兰欣说："是啊，真是怪了，昨天晚上我和郑钦也一点睡意都没有。"郑敏红笑笑说："新婚大喜，睡不着很正常的啊。"

郑钦接过话说："我想可能是这几天的菜太油，酒喝多了的缘故吧？"这些天，郑钦的酒喝得不算多，如果说喝酒喝太过，应该是郑太和，但没听说郑太和失眠啊。

过了一天，郑敏红因为失眠起不来床了，郑钦和申兰欣也因为失眠没精神。郑太和来看郑敏红，郑敏红说："今天真是奇怪了，小便时也不舒服，尿频急，还痛。"郑太和说："这几天我也没睡好，只是没说出来罢了。等下我们去县人民医院看看，配点药来吃应该会好的。"

郑太和十岁丧父，母亲的身体也不太好，家里一切杂事全靠这个大姐。而郑敏

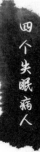

红面对郑太和父子的两代单传，虽然出嫁几十年了，还是一直无微不至地照顾着。所以郑太和对郑敏红向来尊敬，记得郑太和年轻时和老婆吵嘴，只要郑敏红一出面，马上就吓得不敢吱声。而郑钦对这个大姑妈，更是当亲妈来对待。

到了县人民医院，医院医生配了些安眠药和抗生素给郑敏红。吃了药后，郑敏红的尿频尿痛是好转了些，但睡眠并没有什么改善，反而感觉胃很痛，人的精神反应迟钝了不少。郑钦说："这样不行，还是去省城大医院里看下吧？这几天我们也没怎么睡好，听说省城的名医馆里专家很多，找个名老中医看下，应该会更好些。"

到了名医馆，一家人找到了一个名气很大的名老中医。

名老中医边上还跟着两个学生，郑敏红坐下来诊治时，老中医对学生讲解说："这老太太舌淡苔滑，这是明显的湿阻。前人说'胃不和则不眠'，她这失眠是因为前些天吃太油引起的消化不良，食积于内，加上老人元气不足，升发无力，残阳下陷，才会见尿路感染。"老中医诊了下脉，对学生说："脉是弦数脉，更说明了这是食积引发的失眠。"

老中医开方：党参15g，苍术15g，白术15g，厚朴9g，陈皮9g，半夏12g，神曲9g，山楂12g，车前草30g，木通10g，生甘草12g。

郑敏红坐到一边，郑太和坐下来应诊，见郑太和舌苔厚腻而偏黄，两颧潮红。老中医对学生说："这也是脾胃不好引起的，明显的湿热内阻。治疗时一定不能再套用酸枣仁、五味子等滋腻的药来治。得运脾化湿来治，湿热祛，心火下降，人自然就会睡好的。"老中医把了下郑太和的脉，对学生说："病人脉象也黏滞不畅，症脉相合。治疗必是清利湿热为本，以三仁汤为基础方，再加味治疗。"

老中医开方：豆蔻仁15g，生薏苡仁30g，砂仁6g，杏仁6g，通草15g，厚朴9g，陈皮9g，半夏12g，茯苓30g，滑石12g，泽泻12g。

老中医见郑钦舌尖红，中根苔厚腻，脉弦数。对学生说"这是肝郁化火，治以清肝泻火。"老中医开方：牡丹皮15g，生栀子9g，柴胡6g，香附12g，生白芍15g，川楝子12g。

老中医开好药方后，又对学生讲解："这样的病人，川楝子的量不能用大，因为有小毒，量用大的话会引起中毒的。另外，这样的病人必用栀子来除烦。《伤寒论》中用栀子除烦，我用于临床几十年，效果确切。中医学虽说辨证论治，但这样专病专药的治疗一定要重视。其实这是一个'丹栀逍遥散'的变通方，如果学过方剂学，应该知道这样的变通。"

老中医见申兰欣面部有几个很大的痘痘，就对学生说："这位病人，一看就知道内火比较大，为什么会这么大的内火，就要去考虑女人是以血为本，只要在男人的药方上加一味生地黄就是了。加生地黄15克吧，只要血足了，肝中相火不上炎，心烦失眠自然会解除的。"

学生在很认真地把老中医讲的话详细的记录下来。郑太和一家听老中医在诊治过程中这样逐一讲解，也很是开心。

在回家的路上，郑太和对郑钦说："看到了没，专家就是专家，都是失眠，他就能理出这么一大堆学问出来。哪像我们小县城里的土医生，一看失眠，同一个药方机械的套治。"

这次看病，的确是给郑钦和申兰欣上了一课。郑家办衬衫厂有七八年了，但生意一般都是接单子生产，根本没有什么主动权。有大单子忙得没日没夜的加班，如果没有单子，则天天玩。由此造成工人的流动性也很大，生意一直做不大。通过找名老中医看病，他们知道了专业性的重要。

几天药吃下来，四个人的失眠情况大见好转。郑太和说："这下找对医生了，我们要好好珍惜，过几天我们再去省城。一定要把身体调理好，特别是兰欣，接下来要怀孕生孩子了，更是要仔细调理。最好生个双胞胎，两个都是男的，这样我们郑家就不再是单传了。"

又过了几天，郑敏红的尿频尿痛已好，郑太和说："这就是名医的水平，技术就是不一般。大姐，明天再去找这老中医，把你的身体彻彻底底调好。"

郑家去省城来回治疗了一个来月，没想到新的毛病出现了，一家人都觉得筋疲力尽，没有一点精神。特别是申兰欣，更是觉得劳累。申兰欣说："我想把药停一停，过些时间再调吧。"郑钦说："都快过年了，把身体调理好，好安心过年啊。"申兰欣说："我真的觉得人很是劳累，先停几天再说吧。"

刚好厂里接了一个大单，郑太和也觉得先停下再说。但为了保险起见，郑太和还是打了个电话给郑敏红，听说郑敏红一切安好，总算放下了一桩心事。这个大姐为家里付出太多了，郑太和一直觉得亏欠她。

就要过年了，申兰欣的月经过了四十来天还没来，郑钦开心地说："不会有了吧？"申兰欣说："明天买试纸来测下不就知道了，但我觉得不像是有的样子，可能是这十几天赶货累了。"

第二天一大早，申兰欣用早孕试纸测了下，一点反应也没有。又过了七八天，申兰欣小肚子痛得不得了，还想呕吐。吃了止痛药，再用热水袋捂了才见好。申兰欣对郑钦说："我从不痛经的，怎么这次会这么痛啊？真的有些受不了了。"月经排出了些漆黑的血块，但在寒冷的冬天，加班又劳累，申兰欣没太在意。

正月过后，天气回暖，郑钦看望郑敏红，见郑敏红又得了严重的失眠。郑敏红说："以前人说七十古来稀，我老了，睡不好很正常的。"郑钦说："以前我年轻力壮，根本就没有考虑过会生病。谁知道哪怕是一个小小的失眠，也是让人非常的难受。我在网络上和一些懂中医的人聊天，他们很多人都说我们省中医技术最好的人是在天宁市中医院里，有一个叫樊承德的中医师。接下来，兰欣就要准备怀孕生孩子，我

四个失眠病人

觉得还是去天宁中医院看下吧？"

郑敏红为娘家付出这么多，娘家人对她尊重有加，亦很是欣慰。加上现在生活富裕了，也不在乎这些小钱，抽了个空，郑钦开车带上郑敏红和申兰欣到了天宁市中医院。

医院的医生简介栏里这个叫樊承德的医生，不过是一个主治医生，年龄也不算大，五十岁还没到。申兰欣看到相片上的樊承德样子很凶，拉了拉郑钦的衣角说："这人面相这么凶，也能称为中医师？我看还是再打听下吧。你看那个叫韩美云的医生，人家是名医呢，还是妇科专家，我还是找这个韩医生看好了。"

郑钦说："我先偷偷看下这樊医生的真人是什么样子，如果真的不像样，那我们就找别的医生治疗吧。"郑敏红见郑钦做事很是老练，便安心地和申兰欣在大厅等着。

不到十分钟，郑钦回来说："还好，我们没有急着就去找这个樊医生治病。你们猜猜看，我都看到什么了？"申兰欣说："很凶，大骂人吧？"郑钦摇头："不是，我看到他在喝酒。边看病人边喝酒，真没见过这样的医生，还当着病人面喝酒的。我想他的酒应该就是放在诊间的柜子里，随时准备着喝。就这么个酒鬼，怎么治得好病。真是想不通，为什么网络上的人还说他的技术最好。"

申兰欣说："我刚才又看了下这里的医生简介，有一个叫罗光达的老中医专治失眠，是副主任级别，我去找韩医生治，姑妈找罗医生治。这样专业点的医生，治起来效果应该会好些。"

郑钦帮郑敏红挂了罗光达医生的号，过了一个多小时，轮到郑敏红诊治了。

罗光达医生说："这几天气温回升，失眠的人很多，老太太上了年龄，肾气大亏虚，只要把肾气补上来就是了，好办。"

罗光达把了下郑敏红的脉看了下舌头，开方：五味子15g，酸枣仁15g，生白芍15g，刺五加12g，菟丝子15g，枸杞子15g，杜仲15g，丹参30g，浮小麦30g，炙甘草9g，龙骨30g，牡蛎30g，大枣6枚。

郑钦说："这医生一看就是有真水平，网络上很多中医都说人老肾气必亏，看来这罗医生用补肾的法子治疗姑妈的失眠，是最对路的了。"

郑钦又带着申兰欣去看中医妇科韩美云医生。韩美云问了申兰欣几句便说道："月经不调，先期是血热，后期多是血寒。你月经推后十几天，这是明显的血寒啊，主要的原因是宫寒，只要把子宫温上来就是了。"

韩美云开方：肉桂6g，淫羊藿15g，干姜9g，补骨脂15g，当归12g，炒白芍12g，熟地黄15g，川芎9g，党参15g，白术12g，陈皮9g，茯苓15g，炙甘草3g，益母草15g。

一周后，郑敏红的失眠治好了，申兰欣的月经也如期而来，就是来月经前申兰欣心烦失眠，满脸是痘痘。申兰欣看到镜子里的痘痘，苦恼不已。又找韩美云治了

李影 寻因究源 探病纪实

一个多月，天气渐渐转暖，雨水也多了起来。

郑太和、郑敏红又失眠了。申兰欣则变得一点力气也没有，面色也很难看，夜里只要有一点响动就会醒，总是做一些糊里糊涂的梦。郑钦也心烦得要命，再去找罗光达和韩美云治疗，却没有什么效果。

有个网友对郑钦说："这个樊承德，我其实也没有见过。但我看过他写的书，医理纯正，用药组方也很得体合理，是我见过最好的中医。你找他一定不会有错的。"郑钦又问了几个网友，都推荐他去找樊承德治疗。郑钦只好开车带着父亲、姑妈和爱人去找樊承德诊治。

樊承德带了个弟子，拿着一根香烟，正说着酒的香醇。

郑太和偷偷地问郑钦："这就是你所说的名医？这种德行，也会治病吗？我看他这主治医生的虚号也是唬来的。天下哪有这样的医生啊？"郑敏红经历的事太多了，反而平静地说："在正规医院里，这样的人能待得住，应该有他的过人之处。要不，早就被人排挤走了。我觉得这个樊医生，倒是一个性情中人。"

郑敏红坐下，樊承德接过以前的药方，随意翻看了一下。樊承德见郑敏红舌淡苔滑，脉沉涩浊而稍数，对弟子说："省城这个名医，名气大，技术还是可以的，去年冬天刚开始时能用运脾来解中焦之困，再加些清热通淋的药来通利下焦之湿热，由是当时的失眠能立竿见影的好转过来。但后来的几个处方，就不太像样了，用药太过滋腻。要知道一个七十多岁的老年人，补肾时必定要运脾胃的。但今年最近的这个处方，全是胡闹，春天阳气升发是没错，但用酸敛重镇来治，脾胃哪会好啊？老人家这次的失眠，就是上次被老罗治坏的。当时用酸敛重镇，强压上升的阳气，但由此造成的中焦不运而生湿痰，现在天气一转热，内郁的痰湿就开始化火上扰心神才是失眠的原因所在，这时的治疗必定要运化中焦之痰湿，让上浮的热得以下降。另外，老人脉沉涩，这是下元亏虚引起的血行不畅，血水同源，必定要辅以活血通脉。"

樊承德开方：党参 20g，苍术 30g，厚朴 20g，半夏 15g，茯苓 50g，麦芽 30g，神曲 15g，菟丝子 30g，巴戟天 20g，泽泻 15g，白茅根 50g，益母草 30g。樊承德对郑敏红说："我这药方下药较重，你喝药时不能一次性喝太多的量，得多分几次服用，但一天一剂一定要喝完。如果你一次喝的药水太多，反而不利于消化吸收，但没有这么大的药量，是治不了病的。"

樊承德的弟子看着药方问："这药方补气运脾加上固肾调血，但还是有些看不懂。"樊承德解释："其实这就是一个温肾潜阳的方子。脾胃为气机升降的枢纽，脾虚湿阻则中焦化热，我用运脾化湿，中焦之困一解，上浮的阳气才能下潜。因为痰湿把阳气下潜的道路堵住了，运脾化湿，这是通道路的法子。再加白茅根、泽泻、茯苓、益母草来清透郁热和引火下行；再用菟丝子和巴戟天来平补肾气。这样元阳才能真正固于下元不至于上扰心神，失眠才能治好。但这药方也不能服得太久，等到舌苔退去，化湿药的用量就要减去，否则反而伤人。"

郑太和坐下，樊承德见郑太和舌苔厚腻而偏黄，两颧潮红，对弟子说："这个家伙和我一样，也是一个酒中仙啊。哈哈，看来今天找到知己了。"

郑太和吃了一惊：真是人不可貌相，他一看就知道我平时爱喝酒。但经商多年的郑太和，还是不动声色。

樊承德见郑太和脉象涩浊数，对郑太和说："你最好别喝酒了，你现在睡到半夜手会麻，小心以后会中风。现在还好，调治些时间就行了。但你去年省城吃的这个药，是不对的，这是一个治标不治本的药方。你当时就是湿热重才失眠，但湿能载气，化湿太过，反而会伤气的。有些水肿病人，医生一见肿，动不动就是利湿药猛下，湿祛了，气也伤了。另外，利湿必伤阳，气阳伤后再不能气化，由是湿邪又聚。比如一些慢性肾炎、肝硬化腹水的病人，病情反复，也就是攻水太过，伤了元气。反正治疗湿热之道，急用一下以祛病邪是可以的，但一定要考虑到元气的问题。所以补气温阳和清利湿热的药量处理很讲究，稍有不对就会让病情反复。病人的衣食住行等情况也会影响，所以前医为什么一直说湿热难治，难就难在这里。"

樊承德开方：党参20g，苍术30g，半夏15g，厚朴20g，茯苓50g，石菖蒲15g，麦芽30g，炮附子5g，益母草30g，滑石20g，泽泻15g。

樊承德对弟子说："这病人以湿为主，虽见数脉，但这并不见得就是热，因为舌苔是厚湿而稍有些黄。如果是真的很热，必定是见苔很黄，所以针对这样的情况，治疗还是治湿为主。因为这热是因为湿邪闭阻郁成，所以祛湿就是等于泄热。药不能用得过凉，药太凉的话，反而伤阳不利化湿。再说了，湿邪一祛，热随之而解，心神也就安了。这样的情况，千万不能用酸枣仁、五味子、首乌藤、合欢皮、百合、龙骨、牡蛎等酸敛重镇来治。否则中焦更不得运，湿邪更重，热势更不得解。"

申兰欣坐下诊治，樊承德见申兰欣的脉沉弱而见涩浊，舌尖芒刺，但舌苔偏厚，舌质偏淡。接过以前的药方一看，拍着桌子大骂："省城这个什么名医啊，原来不通妇科。这药方一看就知道对妇科的问题是一个门外汉，治疗成年育龄女性的毛病，必定要考虑到月经周期阴阳两气的变动啊。你看这样的药方，去年刚去治时，应该月经快要来时，这时的治疗，只要固肾纳阳运脾化积，再加些促进月经外排的药，比如益母草、鸡血藤就行了。因为来月经前，女人的内分泌问题，体内积热较重，才会引发失眠。这样的药方，大量的寒凉之药一用，血脉必定为之不畅，不痛经才怪。"

申兰欣问："那你们医院妇科韩医生的药方呢？"樊承德说："这个韩医生，只会机械的套用八珍汤来治疗，看起来很平稳，但她治疗女人的毛病，也是以血热为月经先期，血寒为月经后期来对待。有些病人能被她套方治好，但更多的也是被她治出一身毛病。我们同医院的人，怎么会不知道呢。我见你左脉动起来，月经应该也就快要来了，这时就按我刚才讲的，因势导利，让你月经顺利排出，整个病情就开朗了，脸上的痘痘也就随之而退。"

樊承德开方：生黄芪 30g，党参 30g，苍术 30g，厚朴 20g，茯苓 50g，菟丝子 30g，巴戟天 30g，泽泻 15g，丹参 30g，益母草 30g，鸡血藤 30g，桑叶 30g。

申兰欣看好后，郑钦坐下，郑钦的脉象见弦数而涩，舌尖红而根苔厚。樊承德说："这个真是郁火上扰了。"

樊承德开方：党参 20g，苍术 30g，陈皮 15g，茯苓 30g，麦芽 30g，菟丝子 30g，狗脊 30g，龙骨 30g，牡蛎 30g，丹参 30g，当归 15g，生栀子 15g。

郑家人走后，弟子问樊承德说："今天这四个失眠病人，我总算看清了些。但这个叫申兰欣的女人，你为什么要用桑叶啊？"樊承德说："有几方面的作用，一是清肺肃气，和丹参的清心协同清上焦之虚热；二是清热郁热，病人面部痘痘这么大个，舌尖芒刺，如果过用寒凉直折，郁结的热邪不能散开，也不利月经的通畅，所以用桑叶是很好的选择；三是升提气机，和茯苓、泽泻的合用，让气机一升一降，现在是春季，用药不能太沉，要顺应自然。其实，郑钦的药方里用大量的麦芽，也有为了促升发的用意。因为用了清泄和金石重镇，对脾胃有损，用麦芽又能促进运化。所以开方选药，一定要考虑多方面的问题。"

过了一周，郑钦带申兰欣复诊，告诉樊承德，郑太和和郑敏红都很好，两人按原来的药方在当地抓药再吃些时间以巩固。但申兰欣考虑到要怀孕的问题，所以再过来诊治。

时值申兰欣行经第四天，月经也就要干净的样子。见申兰欣脉弱无力，但舌尖的芒刺倒是退得差不多，睡眠也很安稳。

樊承德说："接下来是卵泡期，治疗重在涵养精血，精血足了，相火得潜，失眠会好，对怀孕也有好处。"

樊承德开方：生黄芪 30g，党参 30g，苍术 30g，厚朴 20g，茯苓 30g，姜半夏 15g，枸杞子 30g，菟丝子 30g，巴戟天 15g，益母草 15g，鸡血藤 15g，桑叶 30g。

见郑钦睡眠已好，心也不烦，他的药方去掉龙骨和牡蛎，再加干姜 10 克以温中。

樊承德给郑钦和申兰欣诊治结束后，取了张纸，从电脑里调出郑太和和郑敏红的药方，对郑钦说："你父亲和你姑妈上次的药方，主要还是以治标为主，再吃下去，药力太过，反而伤人。我把这药方调整下，主要是利湿药和补药的配比得调整，这时要加大补药用量，减少利湿的药量。"

郑钦和申兰欣走后，弟子问樊承德："对方父亲姑妈你就这样给调治啊？还没付诊金呢？"樊承德说："医生是一个社会人，要养家，但作为医生又怎么能掉到钱眼里去呢？"弟子说："但病人病好了还会来感谢医生吗？"樊承德说："一般不会来感谢的，会来感谢医生的病人，不到百分之一。但做人又何苦一定要这样呢？做医生治病救人，难道仅仅是为了让病人来感谢的吗？方便别人，就是方便自己啊。你要走的路还很长，凡事多为对方考虑下，自己也就舒心了。孔子说'己欲立先立人，己欲达先达人'，实是至理。"

弟子反复念着：己欲立先立人，己欲达先达人。若有所思。

偷　师

"我叫白胜宁，听朋友黄蕾明说你调理月经的水平很好，今天就找过来了。洪医生，我看你是外地来的，还这么年轻，是家传的吧？你行医多久了？"一个三十来岁的美女走进门诊部问道。

"快两年了。"洪心回答。

"长辈们都说中医要老的好，你行医两年时间都不到，会治病吗？我七个多月没来月经了，像我这样的毛病你遇见过没有？"白胜宁又问。

"对不起，我没遇见过你这样的毛病，我还有很多毛病不会治。你去找别的医生看吧。"洪心客气地回答。

"那你知道哪里有技术好的中医师吗？当地有名的医生我全都看过了。"

"这我不太清楚，真的非常抱歉。"

白胜宁叹了口气，站起来离开。洪心目送白胜宁离去，把眼光转向了书本。边上的马医生对洪心说："月经不调，你不是很拿手吗？为什么不治呢？"

洪心说："对方不相信，我又来说什么呢？病人选择医生会小心，这是好事。这是对自己负责任的表现。"

不一会，黄蕾明给洪心打电话："洪医生，给你介绍病人让你赚钱，怎么还把我的朋友赶走不治？"洪心笑着回答："我以为是来查户口的呢，就差点没问我的祖宗三代了。"黄蕾明说："我过会儿和她一起过去，我看你敢不治。"洪心说："那你叫她把以前治过的药方全部带来，让我也学习学习。"

李彦　寻因究源　探病纪实

黄蕾明是一个性格开朗的姑娘，二十七八岁，人不算美，但很热心，讲话从不拐弯抹角。黄蕾明在单位里业务能力很强，就是一直没有上升的机会，她也不去计较，只要有工作都会认真去完成。

不一会，黄蕾明带着白胜宁来了。白胜宁递上一大堆中药方，对洪心说："为了这月经，我整整调理两年了，省内有名气的中医几乎都看过，可就是没看好。我结婚快四年了，婆婆整天催促我生孩子，烦都烦死了。"洪心问："你的药方全部都带来了吗？"白胜宁点点头说："全部都在这里了，我婆婆是银行退休的，做事很细心，只要是关于健康方面的东西，全部都分开保管，从不遗落。"

洪心把这打药方先按就诊时间的循序排好，接着一张一张的分析，发现白胜宁共找过二十三位中医治疗。大多数医生以桃红四物汤为基础方加活血药治疗，有几张药方里还放了些清热解毒药，有两张药方则用了大量的炭类药。每一个医生的治疗时间，最长的是两个月，最短的是七天。洪心又看了看医院病历，原来白胜宁有一次宫外孕手术史。从手术时间到第一次中药方的时间，间隔了两个多月。

药方看完后，洪心给白胜宁把脉，见她脉沉弱几无，舌淡暗，夹杂着几个血红的芒刺。洪心对白胜宁说："你的月经要调好，最起码得花半年时间。你的面色萎暗，脉又这么弱，这是阴阳两虚。月经不来，有气血不足无血可下，还有就是血脉瘀阻下不来。你肚子不胀痛，没有月经要下来又下不来的样子，加上你的脉症合参，只有大补气血，气血足了，月经自然下来。这样才能让你怀孕。你之前遇到的医生，看到你没月经就用破血药来催，把你的身体治坏了。"

白胜宁说："按你这么说，我看过的这些名医都看错了？你比他们还要厉害，如果你这么厉害，为什么还要窝在这里？"洪心说："我作为一个医者，就医论医而已。"

洪心找出一张家传妇科诊所的药方说："你说说看，这样的药方你看得懂吗？鬼画符一样，一行字就一笔，什么药，用多大的量也糊里糊涂。"洪心又找出另一张药方："再看这张药方，一共二十四味药，字迹是很清楚，但有九味药的药名我听都没听过，什么大健脾、强肾灵，这样的药方他们为什么要把真实的药名用代号来写？"

黄蕾明说："但这些医生的生意很好啊，排队都排不上。有两三次我陪胜宁一起去看，真是叫人山人海啊，哪像你这里这么冷清。"洪心调侃道："我这叫清静。"白胜宁不耐烦地问："到底怎么治啊？"洪心说："你刚才不是说了，我如果这么厉害，为什么还要窝在这里。你的病我真的治不了，你再去找别人治治吧。不过看了你这么多的药方，也着实让我开了眼界。"

白胜宁和黄蕾明走了不到半小时，黄蕾明给洪心打电话："白胜宁就这个脾气，你为什么一定要和病人较真呢？如果她懂医，也不会这样子了。"洪心说："她都不信任我，叫我怎么治啊？医患关系最重要的在于信任。我刚才看了这么多药方下来，也有几个医生的用药是很合理的，但我看她都坚持不长，吃十几二十天就去找别的

偷师

医生。这几个对路的医生，是补养气血来治，刚补点上来，换一个医生，又一路的破血药来耗元气。这样治，别说治两个月，再治两年也怀不上孩子。"

社会就是这样，真话往往很难听，说真话的人一定要有勇气。因为敢说真话大实话的人，在社会上都混得不怎么样。反正做人，要么跟风，要么敢说真话。洪心沉思了，面对这样的社会现实，是说大实话，还是跟风，随着社会的大流为好？但不论怎么说，作为一个医者，技术水平才是最核心的问题，是得出去走走，看看省内有些什么高人，以便于学习。

洪心是一个玩心很重的人，平时没事就往山里跑，总是去访一些隐在山里的高人。

洪心打听好道路，来到了五阳山，听说这里隐居着一个高人。据说这人精通风水、中医、武术、周易，几乎是无所不通的人。但这高人从不见陌生人，洪心只好叫省城一个朋友出面，先打好招呼。

高人正在给三五个病人指导武术，见洪心到来，不冷不热地打了个招呼。洪心也不以为意，因为武术才是洪心的老本行，这位高人说自己是武术大家，倒也可以看看。

洪心在边上安静地看着，只听高人对其中一个病人说："你站好，看我怎么发力。"病人站好不动，高人用太极拳的模样去推病人，病人应声后退了两步。高人指点了会儿武术，才走过来正式向洪心打招呼。

高人说："我听省城的朋友说你身体不太好，你到房间里，把你的家庭情况，犯过什么错全部写出来。"

稀奇，真是稀奇，洪心见过很多名医，还没见过这么治病的。于是洪心到了房间里编了个假的资料，交给高人。高人接过一看，对洪心说："你心脏不好，睡觉不好，关节也不太好。"

洪心再也忍不住了，对高人说："我听人家说你是武术大师，要不你用刚才推人的法子推我一把吧？"高人说："唉，年轻人啊，你怎么这么浮躁呢？难怪身体不好。你站好了，让你体会下什么是太极的发劲。"

洪心站好，高人推了过来，就在高人推过来时，洪心往边上一闪，高人扑了个空，差点跌倒。高人风度很好，笑笑说："我是让你体会，不是叫你躲闪。"洪心说："我怕，怕被你弄伤了，只好躲开。"边上一个病人对他怒目而视，呵斥道："你这人，就是存心来捣乱的。"洪心说："我胆小，真的怕啊。"

高人说："怕是正常的，但你真的要注意心脏和睡眠问题。"洪心问边上一个病人："你得的是什么病啊？"这病人说："我原来也没有什么病，大师说我这里不好那里不好，可不知道怎么的，过了两个月，大师说的全出现了。"

洪心见此，对高人说："大师，谢谢你，我还是赶紧回去静养吧。"说完马上转头走人，片刻也不停留。

车子刚开出不久，省城朋友打来电话："洪大医生啊，刚才大师来电话，说你不配合治疗。他说你病得很严重了，叫你自己好自为之。如果真的有什么不好，可再去找他。"洪心说："谢谢你了，非常感谢，让我大开眼界，真正明白什么叫高人。我不敢再去了，再去要被吓出病来。电视里的小品，一只好好的脚，也被说脚不好，最后还买了拐杖，买了轮椅。这样的高人，我是怕了。"

五阳山下来，洪心去省城要经过海州市，听说有一位家传中医，名气非常大。经路人的指引，洪心找到了这位名医。只见病人很多，挤都挤不动。洪心问了问边上的病人，听得是一头雾水。有个本地人说这名医治疗关节痛效果非常好，边上有几个病人也是来看关节痛的。

洪心挤进了人群，见名医好像流水线作业一样看病人，两分钟一个。所开的药方，更是天书一样的字，洪心是一个也看不懂。洪心决定还是去药房外看看吧，抓些什么药总能知道的吧。于是，洪心跑到了药房外面，看了大半个小时，见到所抓的药，以独活、羌活、秦艽、延胡索、当归、红花等活血药和祛风湿药为主，不论男女老少都是这个组合。有的病人还会再加一个用纱布袋装好的药粉。

有一个病人的药里就有这小包药粉，洪心向病人讨来看，药粉很是腥臭，应该是蜈蚣一类的东西。

过了一会，有一个三十五六岁，面色萎暗的女人提着药出来。原来这女人患的是类风湿关节炎，洪心叫病人伸出舌头看下，只见病人舌头很红，舌体很瘦薄。洪心问："你吃这药，月经量还正常吧？"女病人说："已经停经三四个月了，近来还有些潮热。"洪心问："那你没去别的地方看看？"女病人说："以前在省城大医院里看，费用很贵，并且效果还不如这医生好。"洪心说："那你想没想过月经都停三四个月，人还有时会潮热，这很不正常吗？月经对女人来说很重要的。"女病人说："反正我孩子也生了，能让我不痛就好。这药的止痛效果还是很好的，并且也不算贵。以前去省城看病，加上路费等，一次就得花掉两千多，才一周的药。现在这里一个月也只要三千多元，便宜多了。"洪心长叹一声离开了。

到了省城，洪心见到了朋友，说起所见的这两个名医。朋友说："就这市区边上的白龙山，也有一个高人，他治病从不用药的，而是叫人练功。"洪心问："练什么功啊？"朋友说："练引导术啊。听人家说这人很厉害，还会看风水、选吉日、排八字。"

次日洪心和朋友一起到了白龙山，原来这个大师住在一个寺庙里。大师看到洪心两人的到来，很热情地泡上了红茶。洪心看了看这寺庙里的环境，这大师的布置的确花了些心思，一个古香古色的木架子上，放着各种茶具和茶叶。

大师自述原来是学西医的，后来参悟道学、佛学。大师还能帮人家开天眼，打通大小周天。洪心问大师："我听说通小周天是打通任督二脉，我现在背很胀痛，是不是督脉不通啊？"大师说："练功可通的，但要我在边上帮助。"洪心又问："那费用呢？"大师说："通小周天十八万，通大周天三十二万。"

大师说着，取出了两本书给洪心和朋友。洪心以前习武，也了解过关于引导术的知识，见书中主要是讲人身体气脉的重要性。但书前面很多内容是抄了《道德经》《庄子》等道家的一些内容。后面是写了些关于修炼丹田气的方法等内容，和以前洪心看过的引导术的书没有什么差别。

洪心装着很认真的样子问大师："我听说任督二脉不通会死人的，我现在背痛，吓得天天睡不着觉。"大师说："任督二脉不通，自然是会死人，不过你放心，你按照我这法子去做，一个月内必定能打通你的任督二脉。"洪心马上把话题一转："刚才大师也说了，任督二脉不通是死人，也就是说，只要是个活人，他的任督二脉都是通的了。既然是通的，我为什么要花这么多钱去打通呢？通什么呢？"

大师脸色一变，但马上恢复了常态。洪心看在眼里，若无其事地说："我不懂，刚才乱说的。今天还有些事要忙，下次有空了再来跟大师学习。"

从寺庙出来后，朋友问洪心："你还要再去寻访啊？"洪心说："反正一路打听一路看吧，全当是游玩。"

洪心出门十来天，开车到处寻访中医高人。回来后，马医生问："大医生去哪了，这么多天没看到你。"洪心把这一路的寻访说了说。

这一路的寻访，洪心没有见过一张会把病人舌象、脉象、症状、用药及药量等写得很清楚的药方。要么把药方写得让人根本看不懂，要么有很多药用记号或者用医生自己起的别名。有几家打着中医骨伤科医院旗号的医院，也全是手术治疗，骨折不愈合等情况比比皆是。有的更是把自己塑造成为神一样的人，风水、武术、引导术等，几乎无所不能。看病的场所大都花心思去布置，所谓的大师们穿着唐装，很是得体考究。

洪心总结出一个特点，反正就是把中医迷信化、神秘化、玄乎化。官方的名中医以写论文、做课题为热，而民间中医则以神化中医为能。

洪心又取出前两年通过多方努力收集到的一些中医资料，有很多文章还是有相当的水平。周仲瑛、邓铁涛、张学文、陶广正、颜德馨……这些有真才实学的中医大家我何时才能遇上一个呢？洪心陷入了深思。大环境如此，少数几个有真知的大家，面对十几亿中国百姓，这样的力量太小太小了。

洪心很着急，他知道自己的技术水平还不行，还有很多病根本治不了，有时想破了头也想不出来，可想学点东西就是这么的难。

过了一个多月，洪心进了家医院，医院里只有他一个中医师，面对众多的病人，有的躺在病床上动也不能动，病人命悬一线，随时会死去。洪心参与急诊，只有在治病时和西医师交流，相互学习。这样一来，本来很多弄不明白的问题一下子反而弄通了。洪心终于走出了某病某方的套方加减治疗模式，理顺了一些名医的治疗思路。

一天，黄蕾明给洪心电话："洪医生，我在电视上看到你了。还有电台里也听到你在做中医科普宣传的节目。"洪心说："我正好治好了几个病人，是电视求医问药栏目组的，他们就帮我报道了一下。至于说到电台的节目，我是觉得要把中医通俗化，让百姓能更好地明白什么是中医。如果中医一直被人神秘化，那如何发展？"黄蕾明说："还记得我那个叫白胜宁的朋友吗？她到现在月经还没有来，听说最近胃不太好，东西吃了就胀着不消化。现在都大冬天了，她还是怕热要命，只穿一件衬衫。下午我带她去找你。她也从电视里看到你了，现在对你很相信了。"

下午白胜宁来了，只见她的面色还是一样的萎暗，唯一不同的是两颧潮红。洪心一把脉，脉象也不是夏天时那样的细弱几无，见是浮数无力而稍弦，舌淡而舌尖边绛红，舌的中根部苔厚腻。

洪心说："你在大冬天里出现了春夏之交的脉象，这是不对的，加上你舌尖边绛红，两颧也潮红，以中医学来说，这样的情况叫作'虚阳外浮'。你原来月经不来，破血药吃太多而耗伤气血。以你现在的情况来看，还是要老老实实的调补半年。"

洪心开方：枸杞子20g，菟丝子20g，覆盆子20g，巴戟天15g，泽泻15g，党参20g，苍术15g，陈皮15g，麦芽30g，谷芽30g，神曲10g，炒白芍20g，当归15g。

一周后，白胜宁身体怕热的症状大见好转，脉也往里沉了些。但效果还是不明显，舌尖边还是一样的红，所幸东西吃了胃不再饱胀着不舒服。

洪心换方：枸杞子20g，菟丝子20g，覆盆子20g，巴戟天15g，泽泻15g，党参20g，苍术15g，陈皮15g，麦芽30g，谷芽30g，神曲10g，炒白芍20g，当归15g，龙骨30g，牡蛎30g。

又过了一周，白胜宁找洪心复诊，问道："怎么我都吃半个月中药了，还没来月经啊？"洪心看着白胜宁已经穿起了棉袄，两颧的潮红也退去，回答道："补虚没有速效之法，必定得有一个过程。我说过要半年时间。一个卵泡周期是八十二天，也就是说调理一个卵子成熟，要花近三个月时间。你的身体都到了大冬天里只穿一件衬衫就可以的地步，半个月中药吃下来，让你穿上了棉袄，我只有这样的能力了。你如果觉得慢，另找高明吧。"

白胜宁说："你这人怎么当医生的，态度这么差。"洪心说："你今天是冲着我的技术来的，你以前对我不信任，会理我吗？医生有医生的尊严，我也希望你能更加尊重医生。有些人把中医弄得玄之又玄，再去讨好病人，不就为几个小钱，值得吗？一个人的尊严就值这点小钱？"

这时黄蕾明走了进来，看到洪心一脸怒气，笑笑说："洪医生，你的脾气的确是我见过医生中最差的一个，但你只要接手的病人，态度还是很好的，也会尽一切力量去帮助。这样的态度也不是一般医生能做到，你能不能做得平和些，和其他医生一样，态度别这么差。"洪心没好气地说："我也和其他医生一样，对接手的病人用一个处方打发走人？"黄蕾明连忙陪笑："后面的要保持。"洪心说："那我不是太吃亏了。"黄蕾明忙说："吃亏是福。"

洪心转过头对白胜宁说："你还要不要看，要看就坚持半年。"白胜宁说："治半年保证我会怀孕？"洪心说："我不能保证的，我没这能力。因为治疗过程中影响效果的因素太多了，我无法保证。"白胜宁说："治半年，又不能保证我怀孕，我为什么送钱给你花。"

洪心有些发怒了："你弄错了，第一你今天不是送钱给我花，是走投无路找我试试；第二，你所花的钱是交给医院的，我只是一个普通医生，到我手里的钱有几个，你打听下，我什么时候给病人开过回扣药，什么时候拿过一分回扣钱？"

白胜宁犹豫了下，咬了咬牙说："好，我信你一回，看你有几斤几两。"

洪心换方：枸杞子 30g，菟丝子 30g，覆盆子 30g，巴戟天 20g，泽泻 15g，党参 30g，苍术 20g，陈皮 15g，麦芽 30g，谷芽 30g，神曲 10g，炒白芍 20g，当归 15g，龙骨 30g，牡蛎 30g。

一周过去了，白胜宁气愤地找洪心："你就是个骗子，后面两次的药方就一模一样，还说别人呢。"

洪心说："怎么会一样呢？不是有几个药的量加大了？第一次你找我治，那时你胃不好，我不敢放龙骨、牡蛎；第二次来诊，虽说胃是好转过来，放了龙骨和牡蛎，但枸杞子等药的量还不敢放多啊，放多了消化吸收不了，有什么用？这次你的身体明显开始好转过来，所以就加大剂量。"

洪心见白胜宁的脉象虽说还是没力，但已沉，舌尖和舌边的绛红也退去不少。

洪心换方：枸杞子 30g，菟丝子 30g，覆盆子 30g，巴戟天 20g，泽泻 15g，黄芪 50g，党参 30g，苍术 20g，陈皮 20g，麦芽 30g，谷芽 30g，神曲 10g，炒白芍 20g，当归 20g，益母草 30g。

过年了，白胜宁开心地过了个年。元宵节过后，白胜宁找洪心复诊，见诊间门口贴着一张纸，上面写着："在急诊科，有事电话。"

不一会，洪心回到诊间，白胜宁好奇地问："中医还能急诊？"洪心说："我在医院一直参与急诊的啊，以前中国没有西医，怎么办？"

洪心见白胜宁的面色红润了好多，开心地说："这下你才能姓白。"白胜宁不解："怎么了，我为什么不能姓白。"洪心冷冷地说"你原来的脸色那么黄，怎么会白啊。"白胜宁说："你这样的医生真是喜怒无常。话说回来，我可能是过年吃太好了，下面觉得很痒。"

洪心换方：枸杞子 30g，菟丝子 30g，覆盆子 30g，巴戟天 20g，泽泻 15g，黄芪 50g，苍术 30g，陈皮 20g，麦芽 30g，神曲 10g，荆芥 15g，黄芩 20g，败酱草 30g，鸡血藤 30g，益母草 30g。

222

过了一个来月，白胜宁来月经，月经血色干黑。但她还是很开心，带来了瓶茅台酒送给洪心。

到了五月，白胜宁怀孕了，白胜宁的爱人请客吃饭，洪心感叹："赚你这一餐饭好累啊。"白胜宁的爱人说："饭随时可以吃的啊。"洪心说："我是整整等了半年啊，从去年的十一月中旬等到现在，那时你老婆还问我能不能保证怀孕。"

黄蕾明开门进来："迟到了？"白胜宁说："我这个孩子是全靠你的帮助，孩子出生要认你为干妈。"洪心调皮地说："那干爹呢？"白胜宁说："这里不是有现成的吗，哈哈哈哈。"

一群人笑痛了肚皮。

🌸 南京微言 🌸

虚阳外浮，治疗得潜阳固肾，但一定要先审脾胃的运化功能。如果脾胃的运化无力，用金石重镇药一定要注意。金石之药，镇阳气，脾胃更受损。可先用些酸收之药和甘平之药以收敛无形之阳。当然，如有郁热，可用白茅根和桑叶，这也是很好的选择。

本案病人，初诊时虽见心肝有热，但同时又见舌中部和根部苔厚，所以不再加麦冬等清上之药，也不加用菊花和钩藤来清降阳气，而是用一味泽泻引阳下行。等脾胃的运化好转，再加金石药以重镇潜阳，但对于枸杞子等阴滋之药还是不能重用，以免滞中。

出入平安

震耳欲聋的阵阵烟花，辞去了旧年。张学华家的门口贴上了"出入平安"四个红纸黑字的联子。张学华的儿子张丰炎说："怎么了，这几年来，我们家春节总是贴这玩意？"张学华说："你大学都毕业三四年了，你二十七岁了，整天开车在外，我们只求出入平安，难道这和你们八〇后的思想又有什么冲突了？"张丰炎说道："无聊。"

张学华无奈地摇了下头。

正月一过，张学华一家就忙开了。

张学华是地级市郊的一个葡萄种植户。农历二月，天气回暖，葡萄棚要修补，一些不好的新苗也需要修剪。虽说一年有十来万元的收入，但是对于张学华来说杂事的确很多。早饭后，张学华对张丰炎说："起床了，太阳都晒屁股了，你大学毕业，看来其他事是做不了了，还是老老实实跟着我种葡萄吧。人啊，要知道自己的位置，别总是好高骛远。"张学华的妻子柳茹水不开心地说："你一个小学毕业生，有什么能耐和我儿子比。年轻多睡会很正常的啊，你没看到他昨天很晚才从市区里回来的吗？"

张学华自顾自去忙，过了两个小时，张丰炎揉了揉睡眼起床。柳茹水说："炎儿，昨天我买来了些鸡蛋面，要不要尝一下啊？"张丰炎说："真是烦，就知道面面面。面条真就这么好吃吗？你们吃了这么多年还没有吃烦啊？我还是去镇里吃点好了。"

张丰炎到了镇里，吃过早餐后，已经快十一点了。他给女朋友打了个电话："亲爱的，今天去哪里玩啊？天气这么好，我听说万寿山的桃花快要开了，要不我们先去看下？"

张丰炎接上了女朋友，对方刚上车子就说："今天别去玩了，我妈妈让我去相亲？"张丰炎惊讶道："相亲？相什么亲？"对方说："我妈叫你先在市区里买好了房子再说，没有房子，什么都别说。"张丰炎说："房子，现在的房子一平方一万多元，我刚从学校出来两三年，哪里有钱买房子？"对方说："你天天什么活也不干，又什么活也干不了，叫我等到什么时候？总不至于叫我嫁给你也一起去种葡萄吧？"说着拉开了车门，下车走人了。

张丰炎欲哭无泪，呆呆地在车里坐了很久，香烟抽了一根又一根。最后狠狠地把烟屁股丢到车窗外，开车走人。

回到家里，张学华看到张丰炎无精打采的样子，理也不理。母亲柳茹水心疼地问："炎儿，怎么了？有人欺负你了？"张丰炎也不理母亲，自己躲到房间里去。

晚上，张丰炎不起来吃饭，到了第二天早上还是没起来吃饭。柳茹水急得去叫，张学华说："不小了，二十八岁了，还要我们照顾到什么时候啊？"柳茹水气愤地说："你这人怎么了，炎儿可是你的亲生儿子啊，他都两顿饭没吃了，你也不心疼？"张学华说："如果他真的饿了，会起来吃的。他才没有节食的勇气呢，放心吧。"

张学华又自己忙开了。张丰炎在房间里对父亲的话每一个字都听得清清楚楚，恨得牙根直痒。但又无可奈何，要买房子，还得有求于父亲，自己毕业三年，除了带个女朋友到处玩玩，实在是一无是处。

张丰炎起来吃了些饭，柳茹水在边上问这问那。张丰炎恼火地说："烦不烦啊，更年期就是烦，难怪我爸会和你吵。"说完顺手抓起一把剪刀去了葡萄棚干活。

张学华气恼之极，理也不理儿子，父子俩干了一天的活，一句话也没说。到了傍晚，两人都板着一张脸回家。第二天，张丰炎忍不住说："我女朋友说要在市区里买了房子才会和我结婚。"张学华说："你买了房子就真的会和你结婚？这话你信吗？还是老老实实的和我种葡萄吧，娶个农村的女人实际些。你不小了，要考虑的不是一个房子的问题，就算你在市区里买了房子，你能干什么？以后还要生孩子，你凭什么养活这一家人？没有钱，谈什么生活。在农村里，我们有自己的房子可以住，农村的女人也勤劳，一起种葡萄多好。直说了，如果在农村里娶老婆，一切我都会安排，如果在市区里娶，我一分钱也不出。你自己想法子去吧。"

这一夜，张丰炎彻夜不眠。第二天早上，他只吃了一点饭就去葡萄棚里干活。

不到三四天下来，张丰炎像变了一个人似的，天天都早起，吃点早饭就去干活。但他从来不说一句话，饭量越来越少，沉默寡言。

张丰炎知道自己不对了，胸口像被什么东西塞着一样，气喘不过来。胃也胀得要命，还不断反酸，自从女朋友分手那天就再没有排大便了。一个人的体内像充满了东西，难受得要命。

他去镇卫生院里看医生，医生说："没什么，自主神经功能紊乱，吃点药就好了。"可是他吃了三天药，一点效果也没有，反而越来越难受，一个人整天坐立不安，而且已经便秘七天了。柳茹水见儿子这样，对张丰炎说："有些毛病还是中医好，以前我生你时，月子没坐好，体质很差，还是中医治好的，你还是去看下中医吧！"

张丰炎实在难受，便去了市区的一个名老中医那里看病。老中医一把张丰炎的脉，见脉象弦劲有力，对张丰年说："气不通而已，没事的，吃点药就好了。"

老中医开方：生大黄 12g，柴胡 9g，厚朴 9g，枳壳 9g，当归 9g，党参 12g，半夏 6g，黄芩 9g，白芍 12g，大枣 6 个，生姜 3 片。

老中医自信地说："我这药方主要在于疏肝解郁，你肝郁气滞，气不通才会这样。"

张丰炎吃了几天药，大便是通了，胸闷也好些，但还是很闷，人从此变得一点力气也没有。一个人整天筋疲力尽，柳茹水见此大惊，张学华说："急什么，再不让他吃点苦，真是一辈子都长不大。你看他毕业这几年来，干过什么活，还好有个女人不要他，也让他受点打击，要不还以为地球人都要围着他转。"柳茹水也觉得儿子被自己宠得有些过，也对张丰炎淡淡的。

张丰炎也知道自己的身体实在干不了活，不是不想干，是心有余而力不足。如果身体不调理好，什么都空谈。他只好又去市区找那个老中医。

老中医把了下张丰炎的脉说："脉象缓和下来了，但郁结还在，原方不变，再吃一周。把你体内的郁结泄光了，你的身体也就好了。"

张丰炎在老中医那里来回治疗了一个多月，但越治越没力气。开始吃药的半个月是腹泻，但后来他又变成便秘了。渐渐的，他也觉得这位名老中医没招了，只好去找其他的中医治疗，但找了几个中医，治了半年也没见什么效果。

这时张学华出面了，对张丰炎说"还是去省城治吧，我听说省城有一个什么疑难病研究所的，京城里来了好几个大名医在那里坐诊，应该可以解决你的问题。"柳茹水说："不会吧，一个小小的便秘也要叫大名医治？那不是很贵，很浪费的？"张学华淡淡地说："你是愿意一天花三十元，用一个月时间治好，还是花三年，一天十元钱的治疗？"柳茹水说："那自然是一个月治好的合算了。"张学华说："那不就得了。"

到了省城的疑难病研究所，遗憾的是当天没有京城里的名医出诊，只有一个叫缪宝龙的年轻中医师。

张丰炎暗想："我常听长辈说中医是老的好，这个年轻的中医，会不会治病啊？"

但想想来都来了，还是试试看吧。可没想到这年轻中医生缪宝龙很牛，对张丰炎爱搭不理地说："怎么，一个小小的便秘也找到这里来了？"张丰炎客气地说："我身体不太好，在我们当地治疗半年了。"缪宝龙说："才治半年，也不严重的吗？把以前治过的中药方拿来给我看看？"张丰炎说："我来得着急，没带来，下次再带给你看吧。"

缪宝龙把了下张丰炎的脉，见张丰炎的脉象沉弱而偏弦数，舌淡胖苔滑，舌边的齿痕像锯子一样。缪宝龙说："气阳不足，你的身体得调理三个月才会好，你还是先考虑下吧。"说着理也不理张丰炎，顾自己看书去了。

张丰炎气得胸口像要炸开一样，但又不敢发作。缪宝龙偷偷地瞟了张丰炎一眼，还是不理他，张丰炎见此只好离去。

回到了家里，张丰炎对柳茹水说起省城求医的过程，柳茹水大骂："天下怎么会有这样的医生，一点医德也没有。我看这医生必定是没有什么水平，不过是在故弄玄虚罢了，还是别去找他了，我就不信一个小小的便秘还没人会治。"

张学华插嘴："我们镇许镇长的肝硬化腹水，省城大医院里都说没法治了还不是在那里治好的？我们合作社的刘社长，得了类风湿关节炎，又是谁治好的？还有你大妈的心脏病，大医院里不是说要换心脏什么的，也是他们那里治好的啊？人家牛有牛的资本，你一个妇道人家，懂什么。"柳茹水不由得呆住了，她怎么也想不到平时老实巴交的张学华消息会这么灵通。张丰炎更是吃惊地看着父亲，怎么也不敢相信这话是从父亲的嘴里说出来的。

次日，张丰炎又去省城找缪宝龙，缪宝龙还是和昨天一样的态度，很冷淡地说："以前的药方带来没有？"张丰炎从包里取出了以前治疗过的一些药方。缪宝龙看了看药方说："这些中医，看的是什么病？春天阳气升发，怎么动不动就用生大黄，并且还一用就是十二克。不就是一个肝郁嘛。郁则不发，大黄、白芍、黄芩一合用，让人的阳气更加陷于下，脾更不运。你要知道，脾不运则便不通。"缪宝龙看了看其他的药方，又说道："看看，看到了没，一看到拉肚子，就知道用石榴皮。最后你又便秘了，这是夏天了，阳气浮于外，阴气内潜，又是用大黄来泻阳。你这时的便秘，就是因为原来用药过于寒凉，伤了阳气，阳气不足才气化不出来。"

张丰炎一声不敢出，只是呆呆地听着。他治了大半年病，虽说不懂中医，但为了自己的身体也常常会去网络上看一些相关的文章，微信里也有不少关于健康方面的链接。

缪宝龙开方：生黄芪80g，生白术50g，茯苓50g，姜半夏15g，厚朴20g，紫苏叶30g，杏仁15g，当归20g，肉苁蓉30g，巴戟天30g，菟丝子30g，葛根30g。

缪宝龙虽说脾气大，但开方很认真，对张丰炎的舌象、脉象、治则、用药等都清清楚楚地写出来。

张丰炎回家后，看到父亲没在家，便打开电脑，把缪宝龙的药方发给一些懂中医的人看。对方回复:"这药方主要的作用是补气温阳化湿,另外加了点活血药,一点通大便的药都没有。"

张丰炎迟疑了,不知道能不能吃这药。

不一会,张学华和柳茹水干活回来,张丰炎把网络上的事对父母说了说,并且把缪宝龙大骂了一通。柳茹水说:"别吃了,我早说过这个什么缪医生就是骗子,故弄玄虚罢了。不用通便的药来治疗便秘,这现实吗?"张学华又插嘴说:"如果信了,就把药吃去。如果不信,就把药丢掉。做人,如果每一件事情都这样的前怕狼后怕虎,也就什么都别去干了。我虽说是一个农民,但我还懂得这个道理。"

在张家,小事张学华不去理会,但关键时刻,还是张学华来定夺。张丰炎还想说什么,张学华马上打断他:"你什么都别说了,一个男人,如果有勇气就应该当时把要问的问题向这个缪医生问清楚,而不是等到回来再发牢骚。我没有上过学,才会努力的培养你,可没想到你是这样的一个男人,起码的血性都没有,只会在家里发脾气。"柳茹水说:"是啊,当年我父亲眼睛瞎了,说你是一个会干活的人,硬是把我嫁给你,你今天终于承认自己是一个文盲了?"张学华说:"我虽是文盲,但总比一些大学生要好。一些大学生什么事也不会干,整天就想着当国家领导人。而我知道自己没有能力就埋头苦干,种些葡萄,日子不也一样的过得很舒服?"

听了父亲的话,张丰炎把药煎了吃,没想到效果很理想,才吃一剂,就感觉有了力气,并且大便时也不会那么费劲。一周的药吃下来,人就觉得很舒服了。

他又到省城去看病,京城里有三个专家,但都很忙,根本没有空去理会张丰炎。张丰炎没法子,又去找缪宝龙。张丰炎对缪宝龙说:"缪医生,人家说你这药方主要是化湿的,为什么我吃了你的药大便反而好起来?"缪宝龙说:"你是气阳两虚,现在又处于夏天,阳气外浮,再不补气,哪有力气去推动大便啊?我看你一个年轻人,应该经常上网吧,现在的网络啊,说什么的都有,要怎么判断,全看你的个人智慧了。反正一句话,会在网络上指指点点的人,都是一些不入流的小人物。你想下,如果这人真混得这么好,哪有闲工夫和你聊这聊那?这些人不就是因为没有本事,又爱虚荣,所以才会到处指指点点。如果听这些人的话,你就必定要吃亏。我想你父亲是一个很不错的人,而你的母亲可能对你过于溺爱了些吧?"

张丰炎大吃一惊,真的不敢相信这个比自己大不了十岁的年轻中医会一言中的,说自己的母亲溺爱自己。缪宝龙说:"第一次我看你的神色犹豫不定,第二次还会再找我治病,这不是网络上的声音左右了你的行动,而是你身边的亲人左右了你的行动。因为你还没有这样的魄力自己拿主意,一个不敢拿主意的人,大多是较软弱的。加上你上次来时,面色淡而微浮,而你的言行举止又没有城市里人的做作,还有农村里的纯朴,所以你这人平时一定是干活较少的人。生在农村里,而不干活,只有两种情况,家里条件很好,而你也有稳定的工作。但你的神情不定,眉头锁着,只有说明了你生病前面临过一次考验和选择。你在当地治了半年，有些药是用错了，但你的心结没开，全写在脸上了。男人啊，做事果断些，出入平安，只出不入不行，只入不出也不行。世间万物都在这出入之间权衡，这就要看个人的思想了。不过你上次回家后，骂我一通，也是好的，对你的情绪多少总有些发泄的作用。"

缪宝龙药方开好，张丰炎说："我母亲今年五十岁了，听说大便也不好，也吃过不少中药，效果也不好。后来一直在吃什么排毒的药，大便才通，但这药一停，又是不通。你能不能看啊？"缪宝龙说："治病是要望闻问切四诊合参的，你这样说说，我哪能知道呢？下次带来看吧。"

张丰炎又吃了一周的药，身体已好，大便通畅。

柳茹水见儿子的效果这么好，也决定一起去省城看下自己的便秘。她有一个多年的好朋友陆芸也是便秘，于是两人决定一起去省城。

缪宝龙见柳茹水的脉象两尺沉弱，两寸弦劲，但左脉明显要偏弱，脸上两颧潮红，但整个面部又是灰暗无华，舌尖和舌边很红。缪宝龙问柳茹水："什么时候绝经的？睡觉怎样？胃口怎样？会不会潮热汗出？"

柳茹水答："已经绝经半年了，晚上心烦难以入睡，胃口好，但东西吃了就堵着消不下去，下半夜两三点会热得醒来，一醒来就一身汗。白天有时也会一阵子发热，有汗。还有，我的头两边会痛，有时心脏跳得很厉害，干活稍累点，腰就像断了一样的难受。六年前，我有一次严重感冒，住院半个月，后来只要变天就会气喘，时时喘得躺不下去睡觉。医院里说我是支气管哮喘，还有高血压、高血脂，心脏也不太好。反正我一身是病，大便四五天也不要拉，大便也不算硬，但也不拉。就是胃这里常常胀着不舒服。"

缪宝龙开方：生白术 50g，枳壳 20g，生大黄 5g，杏仁 15g，神曲 15g，麦芽 30g，当归 30g，菟丝子 30g，枸杞子 30g，狗脊 30g，半夏 15g，桑白皮 30。

缪宝龙开好药方后叫陆芸坐过来看，见陆芸面色萎暗，色斑很多。舌嫩红而胖，苔白腻。脉象弦细涩而偏数。

陆芸五十二岁，她告诉缪宝龙，自己在十五年前切除了子宫，之后就一直大便不畅，像羊粪一样，一粒粒的，很硬很黑。吃了很多药也没有什么效果，后来听别人说用番泻叶有用，于是就买来泡水喝。近三四年来还出现另外一个情况，只要三天不大便，小便时尿道里就灼热难受。再过两天就要去输液，要不然小便时会很痛。

这个毛病麻烦，肾气亏些，寒热错杂。缪宝龙点起了香烟，抽了一支又一支。陆芸在边上看着对缪宝龙说："缪医生，没事的，我这毛病看过很多医生了。你看不好也不能怪你，只能说我自己的毛病实在太难治了。说真的，便秘真是苦了我，不是说便秘的问题，而是便秘后，就马上接着来的小便烧痛，这个难过啊，真是要命。"缪宝龙说："我要么接手治，要么我就不接手，接手了我就必定会给你一个答案的。

一个医生，不能因为病人说不怪罪就可以掉以轻心，否则一辈子都是一个庸医。"

过了十几分钟，缪宝龙才给陆芸开方：金钱草 30g，白茅根 30g，车前草 30g，益母草 30g，生白芍 30g，菟丝子 30g，狗脊 30g，桃仁 15g，党参 30g，生白术 50g，枳壳 20g，紫苏叶 20g。

缪宝龙刚把陆芸的药方开好，北京的名医杜建民来了。原来缪宝龙是杜建民的关门弟子。杜建民接过缪宝龙开的药方看了看，诊了下陆芸的舌脉说："手术后气血亏虚引起的便秘，以健脾固肾守着根本，再以通利祛伏热。最后以一味生白芍三十克清敛平肝。一味紫苏叶来和中化湿促升提，以解下焦之困，可法。但你接下来要怎么处理呢？"缪宝龙说："看情况了，主要是病人最好别吃辛辣的和上火的食物，晚上也别太晚睡，如果不配合，最好的药方也是徒劳。如果情况好转，清利之药得减量，补养脾肾的药得加量。这人总体来说还是虚，得以补为主。"

杜建民看了看柳茹水的药方说："治喘以固下运中，这样的方式解上焦之困，构思精巧，只用一味桑白皮泻肺，肺邪得泻，气自潜。可以，可以。"

柳茹水和陆芸见杜建民认可，开心地走了。

过了些时间，柳茹水和陆芸提了几串葡萄来复诊。缪宝龙马上抓起葡萄就吃，乐得两人在边上偷偷地笑。

缪宝龙说："笑什么？身体情况怎样了？"陆芸说："如果没效果还会再来找你看吗？看你这猴急的样子，我下次来再给你带两串来。"

缪宝龙说："出入平安，吃进去了要正常的拉出来，人身体才会健康。只进不出，会憋死人的。"

༺ 南京微言 ༻

出入平安，便秘是大事。但引发便秘的原因很多，挟症也很多，不能单纯用泻药一通了事。从中医学角度来说，有气虚便秘、阳虚便秘、血虚便秘、精亏便秘、气滞便秘、血瘀便秘等不同。

本章三例便秘案中，张丰炎是气阳两虚挟郁症，柳茹水是脾肾两虚，而陆芸则先因手术引起的身体虚弱而便秘，便秘日久使大肠积热太过，加上体虚无力升清，热邪结于下再而引发淋证。三例病案情况都较复杂，可见便秘治疗之不易。

现在市面上有一些专门通便的产品，实在难以应付众多的复杂病情。希望广大便秘病人一定要注意，不要受一些排毒药广告的影响，盲目地买药吃。本章中的陆芸就是一个典型，自行购买番泻叶泡水喝，不知越喝身体越虚，最后更是引发了淋证，使病情更加麻烦。

出入平安

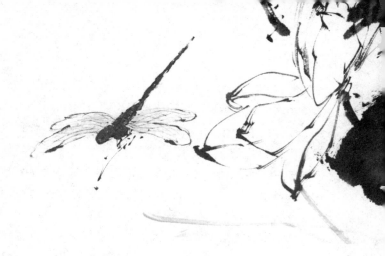

后 记

去年，我出版了《医道求真》《医道存真》《百姓中医实用手册》等书，得到很多同行的认可。于是，有人问：能不能把我的中医历程进行一次较详细的论述？于是成就了这本中医故事集《杏影》。

后来又有些同行提出，叫我把一些中医健康问题进行一次总结性论述。左思右想，我决定把自己曾治疗过的一些病案改编成短篇小说，以求能给关心健康和中医的朋友提供些参考。

我拣选了几十则真实有效的病案进行编写。尽管这些年我所治疗的病人以疑难重症为主，但选择的都是具有社会普遍意义的病案。

治疗慢性病很有意思，刚开始病人都不太愿意多说。治疗有效果后，病人来复诊，话才渐渐地多起来。三四诊后，病人就会把发病原因、治疗求医的历程、前医的处方等全部告知于我。我对于一些较有意义的病案，大多会记录下来。本书中涉及的小故事，多数是根据病人所述求治于我之前的治疗经历，再结合我接诊治疗后的情况进行了一定演绎。

万病都有因，天下没有无因之病，所以我在改写这些病案小故事时着重论述病因。只有懂得发病之因，才能真正地做到防患于未然。要知不同的文化修养，不同的家庭背景，会造成人千差万别的心理，由是造成人的不同社会行为。因此同样的疾病，病因往往不会相同。人要健康，得从病因上去找原因，才能最大可能杜绝疾病的发生。

中医学讲的是天地人三才合一，天有变，地有变，人亦一样随着变。但人变因素最多，所以这本故事集也写了一些关于社会和人性的问题，对于每一个病案的得失都做了真实的记录。

这些病案的病人都是我的网络好友，他们一直关注着我的网络空间。考虑到病人的隐私问题，我换了名字和地名，但小故事一发表，当事人还是一下就看出是自己。也有些当事人私下找我商量，请我不要把疾病发生、治疗等过程写得太真实。但如果太脱离实际，就体现不了疾病的本来面貌，无法发挥中医科普的作用。在此我向各位当事人表示歉意，更希望能得到大家的理解。

中医发展到今天，最大的麻烦在于业内整体水平不足，但还要不断地相互攻击和诋毁。即使对方的技术无可挑剔，也要从言行举止等生活问题上吹毛求疵，花了大量的精力去打口水战。历史告诉我们"存在就是道理"，只言片语无法左右他人。中医的生命在于疗效，如果自己的技术水平不行，每天发牢骚或诋毁他人也是无益，只是在浪费自己的时间和精力。

我真心希望有志于中医的人，能团结起来，多做有意义的交流。相互学习，才能促进中医整体水平的提高。只有团结，中医才能更好地得到发展；只有团结，才能让自己的心胸更加开阔；只有团结，才能让自己更具有勇气和信心。

吴南京　于义乌

丁酉年冬